社会福祉士シリーズ

ソーシャルワーク演習 **21**

相談援助演習

［第4版］

福祉臨床シリーズ編集委員会編

責任編集＝谷川和昭・柳澤孝主

弘文堂

はじめに

　本書は、社会福祉士としての相談援助の実践力を養い適性を形成することを目標にした新たな体系書である。厚生労働省の要請するカリキュラム内容（シラバス）を踏まえて、真に社会福祉士に求められる相談援助にかかわる価値と知識と技術について、実践的に修得できることを志向している。しかし、ここでいう相談援助とは単なる1対1の対人関係のことだけを意味しているのではない。つまり、社会福祉学をベースにした実践をソーシャルワークと呼ぶことができるが、本書はこのソーシャルワークを強く意識したものとなっている。

　ソーシャルワークという営みは個人・家族・小集団・組織・地域社会などを実践フィールドとして、人びとの生活の満足感・幸福感に大きく影響する。人びとの生活の質・生命の質・人生の質を維持し向上させることがソーシャルワークの使命といっても言い過ぎではない。したがって、このソーシャルワークの実践は、個人支援のみをその守備範囲に置いたものではなく、地域支援までをも視野に入れた取組みということができる。そしてその取組み、行為というのは、時空を超えていく、人類の普遍的な営みとして、未来永劫なくなることがないのかもしれない。

　社会で普通に暮らして死んでいけるだろうか。そのような先々の不安を抱いたことがないだろうか。何日後か、何週間後か、何年後か、何十年後かわからないが、必ず誰にでも最期はやってくるのだが、これは人間として生まれてきたからには仕方のないことなのであろう。生きている間は、悔いなく、精一杯に励もうと考えなくてはならない。しかしながら、日々の生活について、特に若い頃に、意外にも何となく時間を浪費してしまったことを悔いてしまうことも、間々あるのではないかと考えられる。

　自分の命は永遠に続く。元気なうちは、そう信じて疑わなかったと思われる。しかしながら、健康であることの有り難さ、あるいは反対に、健康であることの申し訳なさを、誰もがいつかは感じる時がくると考えている。大切に想い慕っていた方々が、止めることの叶わない歳月が流れていくことによって、いつの日にか自分の、自分たちの心の中だけの存在となってしまう。それならば、残された者、託された者が、立ち上がっていかなければならないのである。私たちを幸せにしてもらった分だけのお返しを、私たちは何らかの形で返していかなくてはならないのだと、心に留めておくことにしたいものである。

　人の命には限りがある。遅かれ早かれ命の灯火が消えてゆくことにな

る。そして、それ故に、どうしようもなくなってしまうことがある。立ち上がれないほどに深い哀しみに打ちひしがれることさえある。小説家サマセット・モームは、「人間は、生まれ、苦しみ、死ぬ。それが人間の歴史である」という。しかし、「生まれる」と「死ぬ」の間に、どうしてか「苦しみ」がはまっている。このことについて、読者諸氏の中には疑問を呈する方もおられるかもしれない。ところが、今までの人生を振り返ってみるならば、どんな言葉が当てはまるのか。静かに考えてみると、やはり「苦しみ」以外には何もないのではと思ってしまうのである。

いずれにしても、ソーシャルワークとしての相談援助は、人間のこの「苦しみ」を、時には「喜び」に、時には「分かち合い」に変えることなのかもしれないと密かに思っている。残された者たちは、幾たびも「癒されて」明日への活力、原動力が与えられるに違いない。

そのような活力、原動力となることを願いつつ本書は編まれたのである。

この願いから、本書の内容は、ソーシャルワークの実践とはどのようなことか（序章）、相談援助演習の意義（第1章）、相談援助の共通基盤（第2章）、相談援助の方法（第3章）、総合的・包括的な相談援助（第4章）、地域福祉と相談援助（第5章）、演習・実習体験から学ぶ相談援助（第6章）、ソーシャルワーク・マインドの実践（第7章）、相談援助演習と体験学習の意味（第8章）という目次で構成されており、くまなく演習に取り組めるようにしている。本書を活用して、学習者がそのパフォーマンスを強められ、発揮できるよう祈念申し上げたい。

なお、本書の前身は『臨床に必要な社会福祉援助技術演習』にある。本書では、ソーシャルワーク実践に必要な基礎技術から応用技術を身につけることを目指した、前著の基本的視点を継承・発展させることを意図したことも付言しておきたい。また、初版から11年余の歳月が流れ、その間に大切な人びとを失った。本書の生みの親であり育ての親でもある秋山博介先生もそのお一人である。もっと話せばよかったな、会いに出かければよかったなと、後悔ばかりがこみ上げる。意をくめるよう必要な改訂を行ったことを申し添えておきたい。

2020年1月

責任編者を代表して

谷川和昭

目次

相談援助演習（150時間）〈シラバスと本書との対応表〉

シラバスの内容　ねらい

- 相談援助の知識と技術に係る他の科目との関連性も視野に入れつつ、社会福祉士に求められる相談援助に係る知識と技術について、次に掲げる方法を用いて、実践的に習得するとともに、専門的援助技術として概念化し理論化し体系立てていくことができる能力を涵養する。
  ①総合的かつ包括的な援助及び地域福祉の基盤整備と開発に係る具体的な相談援助事例を体系的にとりあげること。
  ②個別指導並びに集団指導を通して、具体的な援助場面を想定した実技指導（ロールプレーイング等）を中心とする演習形態により行うこと。

シラバスの内容 含まれるべき事項	想定される教育内容の例		本書との対応
1 以下の内容については相談援助実習を行う前に学習を開始し、十分な学習をしておくこと	ア　自己覚知		第2章1・2・11節
	イ　基本的なコミュニケーション技術の習得		第2章3・4・5・6節、 第4章5節
	ウ　基本的な面接技術の習得		第2章7節
	エ　次に掲げる具体的な課題別の相談援助事例（集団に対する相談援助事例を含む。）を活用し、総合的かつ包括的な援助について実践的に習得すること。	● 社会的排除	第4章1・11節
		● 虐待（児童・高齢者）	第4章2・4節
		● 家庭内暴力（D.V）	第4章7節
		● 低所得者	第4章9節
		● ホームレス	第4章9節
		● その他の危機状態にある相談援助事例（権利擁護活動を含む。）	第4章11・12・13・14・15節
	オ　エに掲げる事例を題材として、次に掲げる具体的な相談援助場面及び相談援助の過程を想定した実技指導を行うこと。	● インテーク	第3章1・2・5節
		● アセスメント	第2章8・9節、第3章1・2・5節、第7章2節
		● プランニング	第2章9節、第3章1・2・5節、第7章2節
		● 支援の実施	第2章9節、第3章1・2・5節
		● モニタリング	第2章9・10節、 第3章1・5節
		● 効果測定	第2章9・10節、第3章1・9節
		● 終結とアフターケア	第3章1・2・5節
	カ　オの実技指導に当たっては、次に掲げる内容を含めること。	● アウトリーチ	第3章7節
		● チームアプローチ	第3章6節
		● ネットワーキング	第3章8節
		● 社会資源の活用・調整・開発	第3章10節
	キ　地域福祉の基盤整備と開発に係る事例を活用し、次に掲げる事項について実技指導を行うこと。	● 地域住民に対するアウトリーチとニーズ把握	第3章4節
		● 地域福祉の計画	第5章2節
		● ネットワーキング	第3章3節、第5章3節
		● 社会資源の活用・調整・開発	第5章1節
		● サービスの評価	第5章4節
2 相談援助実習後に行うこと	相談援助に係る知識と技術について個別的な体験を一般化し、実践的な知識と技術として習得できるように、相談援助実習における学生の個別的な体験も視野に入れつつ、集団指導並びに個別指導による実技指導を行うこと。		第6章1・2・3節

（注1）相談援助の知識と技術に係る科目として主に「相談援助の基盤と専門職」、「相談援助の理論と方法」、「地域福祉の理論と方法」、「福祉行財政と福祉計画」、「福祉サービスの組織と経営」、「相談援助実習」、「相談援助実習指導」などの科目。
（注2）相談援助演習の実施にあたっては、相談援助実習指導、相談援助実習の教育内容及び授業の進捗状況を十分踏まえること。

※この対応表は、厚生労働省が発表したシラバスの内容が、本書のどの章・節で扱われているかを示しています。
　全体にかかわる項目については、「本書との対応」欄には挙げていません。
　「想定される教育内容の例」で挙げられていない重要項目については、独自の視点で盛り込んであります。目次や索引でご確認ください。

序章 ソーシャルワークの実践とはどのようなことか

1. 日常生活におけるソーシャルワークの視点

A. 人間の欲求と動機づけ

動機づけ
motivation
行動を一定の方向に向けて発動させ推進し、持続させる過程のこと。内発的動機づけ（心の満足を得るためのもの）と外発的動機づけ（外的な報酬を得ることを目的にしたもの）に分けられる。

動因
drive
動物および人間における動機づけ要因のうち、その生得的・生理的メカニズムに基づく方向づけの機能と活性化の機能を持つ要因。

誘因
incentive
生体の外部にあって、行動を誘発させるものや、行動の目標対象となるものをいう。

マズロー
Maslow, Abraham
Harold
1908 ～ 1970

欠乏動機づけ
deficiancy motivation
マズローの言葉。生理的欲求を中心に、欲求が満たされない状況を充足させようとするときに発生する動機づけ。

成長動機づけ
growth motivation
マズローの言葉。欠乏動機づけが満たされた後では、より高次の自己実現への人間の欲求が働き、これが人間的成長へとつながるものとなる。たとえば、異性への性欲が満たされたあとで働く、相手を愛するという行為にはこの成長動機が働くものと考えられる。

　人間の行動には何らかの動機づけの過程が働いている。この動機づけの過程においては、行動の発現に生体内において直接関与する動因や、行動の持続・維持に貢献する刺激、目標（物）などの誘因が機能している。たとえば、食餌や睡眠といった行動について考えてみよう。ここでは、食欲や睡眠欲といった生理的な一次欲求が食餌行動・睡眠行動の動因として働いている。日本の第二次世界大戦後の混乱期においては、この生理的な一次的欲求をいかに満たすかということが、社会の中で必死に生きる人にとっての、その生きる動機づけの大きな一翼を担っていたと言える。このような状態の中では、衣食住を充実することが人間のニーズとなっているのである。

　自己顕示欲、優越感、支配、親和性、模倣、達成感などの諸欲求は、社会生活の中で獲得される欲求である。こうした欲求が、新たな社会的行動の動機づけの過程の中で、動因や誘因として働く場合もある。いわば社会的動機づけの過程がここでは働くことになる。心理学者マズローによれば、欲求には階層性があり、生理的・一次的欲求が基幹的な部分を構成し、それらが満たされるとより高次の安全欲求→所属・承認欲求→自尊欲求→自己実現の欲求へと段階的に進むということになる。生理的・一次的欲求に近い、より低次の欲求が満たされない場合には、満たされないが故にそれを満たそうという自己充足的な欠乏動機づけの過程が働き、より高次の特に自己実現の段階においてはそれを維持し、さらに高めようという成長動機づけの過程が働くことなる。援助者であれば、こうした動機づけの過程に注目し、たとえば、安全への欲求が強いときには当事者の安全が確保されていない状況を語ってもらい、どんな援助が必要なのか考えることが大切である。こうした欠乏動機づけの過程に注目した上での援助も必要な場合もあれば、一方で人間の尊厳にかかわるような欲求をいかに維持しさらに高めていけるのかを考える、成長動機に注目した援助が必要な場合もあるだろう。

　パーソナリティの発達においては、遺伝的要因、個体的要因、家庭的要因、社会的要因、文化的要因などが働く。ソーシャルワーカーは特に、家

庭的要因や社会的要因、文化的要因に注目し、それらの問題点を適確にアセスメントし、問題のさなかにある当事者が問題解決へ向けて、本来的に振舞えるよう支援していくことが求められる。社会的に適応できない人間は得てして、不安定になったり、劣等感を持ちやすい。反社会的行動や非社会的行動に結びつくこともある。また、欲求不満（フラストレーション）状態に陥ったり、種々の葛藤が生じてしまう場合もある。回避型の葛藤が続くと、心的緊張が高まり、ストレスが発生することになる。ソーシャルワーカーはこうしたメカニズムをも理解できるようにし、当の本人がそうした状態へ適切に対処できるよう援助していくことが必要になる。

　以上のように、ソーシャルワーカーは、人間の生理的、心理的、社会的メカニズムの理解を深め、必要に応じて社会的な支援を中心に推し進める存在であるが、そのためには日頃から人的・物的、その他さまざまな視点からネットワークの構築に努めることが重要である。場合によっては、ソーシャルワーカー自らが、当事者の他ならない"隣る人"になることさえ求められるのである。

隣る人
悲しいときも嬉しいときもいつも隣にいる人のことをいう。
➡ p.240 参照

B. 日常生活における不安と"隣る人"として安心をつくるソーシャルワーカー

　日常生活には、さまざまな不安、不信、負担が溢れている。社会の拡大に伴い、生活問題、社会問題はもとより、個人の問題さえも当の個人の経験の範囲で考えたり、自分の価値観だけで解決を図ることが困難になっている。ブロンフェンブレンナーの提示する、ミクロ－メゾ－エクソ－マクロ・システムに沿って、当事者およびその周辺の人間へと援助することが求められるのも、ある面当然のことと言えよう。ソーシャルワーカーは、これらのことを射程に入れて、利用者にとって次のような存在として援助活動を進めていくことが求められる。いくつかの例を見ていこう。

①現代社会においては、個人が企業の統廃合やリストラなどによって経済的困窮状態に陥ることも頻繁に起こる。そんな場合、その個人の言い分に耳を傾け、少しでも気持ちを落ち着かせることのできる存在が必要である（信頼できる存在）。

②突然の病気やそれに伴う寝たきり状態に際して、当の本人の不安な気持ちを引き受け、ケアできる人を探すなど援助体制の構築を図る（当事者や家族の不安を受け止める存在）。

③居住地、所属などの居場所が変化し、本人が混乱状態にあるとき、落ち着いて物事が受け止められるようにかかわる（戸惑いに対する援助的存在）。

ブロンフェンブレンナー
Bronfenbrenner, Urie
1917 〜 2005

ミクロ－メゾ－エクソ－マクロ・システム
ブロンフェンブレンナーによってまとめられた、人間の生活において機能している微視的システムから巨視的システムを包摂する全体システムのこと。その概念、対象の例示、システムの特徴、ソーシャルワーカーによる支援などもまとめられている。

④問題状況が明確にできなかったり、福祉サービスの活用法がわからなかったり、といった場合に適切な情報を提供し説明する（情報伝達と説明責任を果たす存在）。

⑤身辺整理などの習慣的行為が十分に本人自身によってできなくなった場合の援助体制を構築する（できなくなることへの不安や不満を受け止める存在）。

⑥会うだけで心が落ち着き、安心できる存在。

⑦共感と感情の共有ができる存在。

⑧当事者の気持ちを受け止めて、当事者の価値観に添える雰囲気をつくる。

⑨ノーマライゼーションの考え方に基づいた環境づくりを推進できる。

⑩安心して、さらに信頼しあって暮らせるような街づくりと人間関係の構築を目指す。

⑪社会資源の充実と開発を図る。

⑫人間の喜びや自己実現を支える仕組みをつくる。

ノーマライゼーション
障害のある人に普通の生活をしていただこうという考え方。もし自分がそのような立場であったなら、どうしてほしいかを考えれば自然と導き出される答えだともいわれる。

　このような発想は生態学的な考え方に基づいている。生態学的な考え方を基に社会を考えていくと、人間は常に環境とともに発達しているという捉え方ができる。そこには個体と環境との継続的交互作用がある。より詳しく言うと、人間を中心にした同心円状の関係性を考えることになる。ブロンフェンブレンナーのシステム観を参考に整理しておこう。

　まずミクロな領域では、自分自身や家族の成員間による家族関係など直に接する環境が相当する。ここでは対人関係による相互作用の影響が大きく、個人の成長や発達はこの相互作用がなければ見込めない。メゾの領域では、家庭と学校、学校と近隣などの人間関係が含まれることになる。この領域では、当事者を含む2つ以上のミクロシステムが互いに関連しあうような相互作用が俎上に載る。ミクロシステムとの間に生起する相互作用がメゾへと影響する。また、エクソの領域では、直接には当事者を含めないが、当事者やその家族に多大な影響を与える2つ以上の組織や団体の相互作用を扱うことになる。この相互作用は、ミクロ、メゾの領域に大きな影響を及ぼし、場合によっては阻害したり大きな揺れを生じさせることもある。親の職場、兄弟姉妹が通っている学級、地域に存在する種々の委員会などがこの領域に関連してくる。そして、マクロの領域では、ミクロ、メゾ、エクソ、それぞれの領域に大きな影響を及ぼすものの、それぞれの個々には還元できない思想や社会構造、その他の文化的関係性などがある。ソーシャルワーカーにはこの関係性の中で生起する諸問題、たとえば不適応状態や社会的排除などに焦点を合わせ問題化し、少しずつでもこれらの問題に働きかけ続けることが求められる。

ソーシャルワーカーの支援は、特にミクロ、メゾ、エクソの領域が中心になり、以下のような営みが実施される。①当事者の問題の軽減・不安の除去のためのカウンセリングを含む相談援助、②当事者が求めている状況へ近づけるための直接的サービスの提供、③自分の置かれている立場や環境に納得がいかない人、混乱に陥っている人、病気に罹患している人などへの状況説明や明確化などを含む教育・指導的支援、④社会の拡大に即した地域や行政のあり方、直面する問題に対して支援してくれる機関、などの情報提供支援、⑤家族間交流や自助グループなどによって異なったグループや個人との問題の共有化を図りながら、自らの考え方、認識、価値観の再構築を試みること、⑥ケアマネジメントなどの手法を通して援助活動に貢献する資源の導入や、社会関係の調整・改善、⑦ソーシャルサポート・ネットワークによって、地域にある資源・技能・知識を共有している人間・団体・組織との重層的な連携を強化すること、⑧当事者やその家族の権利を擁護するアドボカシー活動、などである。

現代社会においては、当事者側の要求が多様化していることもあって、専門職側の技術がそれらに追いついていなかったり、理解が不十分に終わっていたりする場合、専門職の援助活動そのものも専門職自身の価値観で、当事者のあり方や社会の潮流までも判断してしまいがちになってしまう。そのため、当事者が不満を抱えたり、自尊心を傷つけられたと感じてしまう場合もある。その結果、信頼関係が損なわれてしまう場合さえ少なくない。これでは、ソーシャルワーカーは"隣る人"になっているとは言えない。

> アドボカシー
> advocacy
> 「代弁」「弁護」「権利擁護」などと訳されている。利用者の利益を守るために、本人の立場に立って、本人に代わり主張することをいう。

2. 専門的なソーシャルワークの視点

2000（平成12）年に社会福祉法が成立した。行政処分としての措置の立場から、利用者主体の選択・利用を重視する立場への移行が、この法律に現れている。ヒューマンサービスという実践も定着しつつある。資源の多様化、保健・医療・福祉、その他関連するサービスの有機的連合、これらを効率的かつ効果的に活用するケアマネジメントの手法がこれまで以上に求められているのもこうした背景を抜きには考えられない。施設福祉が中心となっていた従来の狭義の社会福祉サービスのあり方では、現状の日本社会に対応しきれなくなっている。たとえば、高齢者が多数派になりつ

> 社会福祉法

> ヒューマンサービス

ソーシャル・インクルージョン
あらゆる人々を仲間として受け入れること。

今ここ
here and now
ゲシュタルトセラピーに出てくる言葉で、過去に何をしたのか、それはなぜなのかを問うのではなく、「今ここで」、「いかに」存在し、「何を」働きかけるかということに気づき、体験することを重視する立場である。

アウトリーチ
out reach
接触困難な者に対し、援助者の責任において行われる積極的介入のことをいう。援助者が利用者の家庭や地域なりに出向いていくこと。

アセスメント

自己覚知
self-awareness
援助者が自己の価値観や感情などを深い次元で理解することをいう。

つある現代社会においては、高齢者や障害者を単なる弱者のレッテルの下に福祉サービスを充実させ、社会を運営していくには困難が多すぎる。障害の種別や施設の区分以前に、ノーマライゼーションやソーシャル・インクルージョンの思想にも示されている通り、今こそ、高齢者や障害者を含む当事者の自己実現や自立の道にも通ずる、社会の構成メンバーがともに生きる"共生"社会の構築が必要となっているのである。

ソーシャルワークの視点は、こういった状況を踏まえながら、一人ひとりの当事者の「今ここ」を大切にするとともに、将来の安寧へも確実につながるような展望へとつなげていく必要がある。たとえばソーシャルワーカーは、アウトリーチという手法によって積極的に当事者、家族、近隣、地域のニーズを発見・把握し、アセスメントによってそれらのニーズを確実に分析し、プランを立て、適切な時期に介入する。途中でモニタリングなどの振り返りを実施し、必要があればアセスメントのやり直しやプランの見直しを進めて、援助活動の評価を行い、終結へとつなげる。こうした一定のプロセスの手続きが専門的なソーシャルワーク活動には求められる。そのため、ソーシャルワーカーには継続的な訓練が必要である。

生活問題を抱えつつも何とか将来へ向けて生きていこうともがいている人への共感的態度の形成、さらには信頼関係の構築。適切な面接場面の設定。将来への展望がどうしても開けてこない人へ問題の整理から始めることを試みること。そして問題の立て直し。寄り添い。以上のことを含めたソーシャルワーカーの見立てや問題解決過程におけるきめ細かさは、一朝一夕で身につくものではない。継続的訓練が必要なのである。

また、コミュニケーションに関しては最低限、次のようなことを知っておく必要がある。日常会話が相手にどのような影響を及ぼしているのか、会話内容のどこに相手は関心を持っているのか、自他のコミュニケーション上の癖、会話に表れる自他の価値観や性格特性などである。

援助活動を展開していく上で立てられる仮説、理論的根拠、これらを自覚しておくことも欠かせない。なぜならば、援助活動を進める上でのモデル設計、活用していく社会資源、身につけている知識や技術などのいわば"羅針盤"に相当するものであるからである。もちろん知識や技術を活用する際に、当事者へと一方的に押し付けるのではなく、互いの合意の下に無理なく状況に応じて進めていくことが望ましい。そのための自覚であり、自己覚知なのである。

ソーシャルワーカーとして利用者の生活史、現状、将来のビジョンを的確に把握することも求められる。そうするためには、各利用者を受容し共感する力、チームアプローチの形成、近隣関係の連携と調整を含むネット

ワーキング能力、地域の活力にもつながるコーディネーション力などを日頃から涵養しておかなければならない。また、スーパービジョンによってスキルアップすることも可能である。隔離的な施設収容という時代は遠い過去になりつつある現在、地域社会の中で利用者がいかに自分の価値観で暮らしていくか、住民との"共生"はいかにしたら可能か、これらを本気で考えていくのであればソーシャルワーカーには、そのオピニオンリーダーとしての役割も求められる。高度に専門分化したスペシフィック・ソーシャルワークを展開していくためにも、ここはその土台あるいは基盤にもなり得るジェネリック・ソーシャルワークの立場をもう一度確認しておくことも無駄ではあるまい。

ジェネリック・ソーシャルワークは、包括的な人間理解とその援助を実現すべく、人間の生活のありように注目し、人間と環境との間で形成されるエコ・システムとしての生活全体を把握しようと努める。つまり人間が生活するとき、その中で働く人や環境のシステムの状況とそれらが動いている時間的過程やその変容を理解することがポイントである。

太田義弘（2017）によれば、そのソーシャルワークの特性は、4大構成要素と8構成概念でまとめることができる[(1)]。

第1要素は価値要素であり、次の①と②からなる価値観である。

①視座：利用者中心の支援哲学

②目的：平穏で安定した日常生活の回復と維持から改善と向上を目指す生活状況

第2要素は知識要素であり、次の③と④からなるアイデアである。

③体系：利用者と環境理解への学際的な支援科学の知識、対処方法の組織的構成

④構想：科学知識を実践に具体化した支援への応用

第3要素は方策要素で、次の⑤と⑥からなる調整・評価である。

⑤対策：利用者のニーズと課題への応答

⑥計画：対策推進のための支援計画

第4要素は方法要素であり、次の⑦と⑧からなる実際の効力である。

⑦過程：支援活動経過の科学的考察

⑧効果：支援関係の展開過程がもたらす成果

サービスの利用者の生活改善や、人間性の回復を促すための自助システムが必要になってくることが上の記述からうかがえる。そのために、支援サービスに関する法律や政策の改革、支援サービスを含む諸サービスの向上と改善を求める活動、具体的支援への意見具申、援助活動の問題点を別の角度から検討し直す試み、具体的支援の再構築作業、ソーシャルワーカ

スーパービジョン

スペシフィック・ソーシャルワーク
specific social work
児童、家庭、教育、司法、医療、精神医療などの独立した分野で独自の発展を遂げてきたソーシャルワークのあり方を示すもの。

ジェネリック・ソーシャルワーク
generic social work
スペシフィック・ソーシャルワークそれぞれの分野において共通する問題、概念、知識、方法などジェネリックな（一般的な）側面を重視したソーシャルワークのあり方。

ーはこれら諸々の試みを当事者とともに確認し合い、関係する当局へと進言し、社会改良的な運動を推し進めていく役割をも担っている。

3. 問題解決の視点

A. ライフサイクルと援助過程

[1] ライフサイクルの視点

　人間は、この世に生を受けてから死ぬまでの間、さまざまな人間同士のかかわり合いを経験する。親への依存、親からの自立、新しい家族の形成、子どもの世話、子どもの自立、といったようにライフサイクルが循環していく。自分を育ててくれた家族の衰退（父親・母親の老化に伴う衰退）、父親・母親の子どもへの依存、といった事態も含むライフサイクルの中では、さまざまなドラマが展開されることを、援助者であるならば理解しておくことが大切である。当事者の生活史をきちんと踏まえた上で、その人のアイデンティティや自尊心を尊重し、慎重に援助活動を進めていくことが援助者には求められるのである。

ライフサイクル
life cycle
時間的な経過とともに、人間の一生の間に観察される推移を表したもの。出生から成長、死に至る流れとして定式化され、段階的なライフステージが設定される。

[2] 問題解決の過程

　問題解決の過程とは、前述したライフサイクルの視点を踏まえながら展開していく援助活動の過程の中に、当然のことながら含まれる過程である。ここではケアマネジメントの技法を想定して、その援助過程を整理しておこう。

　まずケースの発見を目指したスクリーニングの過程で、当事者が自分の力でサービスを受けられるかどうかを見極める。当事者やその家族からの情報の中で、困っている点は何か、現在の家族状況はどうなっているか、日常生活における自立度はどの程度なのか、社会的バリアーの有無などを尋ねる。それらを整理し、単純問題、複雑問題、緊急問題、などに分類する。こういったことが、インテーク（初回面接）で初めてわかることもあれば、それ以外の身辺情報で大方を把握できることもある。インテークでは通常、本格的にケアマネジメントの技法を活用するかどうか、他の生活問題の有無、当事者が目下のところ悩んでいる問題は何か、などを当事者から語ってもらった上で決める。そして援助者は、援助活動における約束

インテーク（初回面接）

事を提示しながら信頼関係の構築に努める。

　その後アセスメントにより、当事者の状態像にさまざまな角度から検討を加え、必要な援助の可能性やその援助によって期待できる変化の可能性、当事者の将来期待できる行動上の潜在力の予測、などを査定しておく必要がある。たとえば、学校教育の現場で当事者の状態像を理解するという視点においては、児童・生徒の特性や抱えている障害によって生じる困難や問題を理解することだけでは不十分である。児童・生徒がどのような日常生活を送っており、周囲の児童・生徒との関係構築の状況はどのようになっているか、なども視野に入れながら、今後必要となる援助や当事者の将来問題、行動上の変化の予測、などをライフサイクル上の課題をも含めて総合的に見立てていく必要がある。一定の援助活動の後、必要に応じて再アセスメントを実施し、以前のアセスメントに基づいたプランと援助活動がどの程度成果を上げたのか調査することもある。

　アセスメントの後に、当事者やその家族を交えながら、支援計画づくりつまりプランニングを行う。当事者が地域社会で自立して生活していくために必要なニーズを把握していくことは、プランニング段階でも継続して行う。短期および中長期の援助目標を設定し、ニーズ充足のための社会資源の調整を行い、必要に応じて優先順位をつけたプランを当事者およびその家族に提示する。状況の変化や当事者などの希望に応じてプランの修正も行う。

　当事者とその家族も了解済みのプランを支援活動という形で実施していく。一定の期間の後、モニタリングを実施する。モニタリングでは、当事者のニーズに変化があるかどうか、サービス提供が適当であるかどうか、などを検討し、引き続き当事者の姿や様子をしっかり把握し、見守りながら寄り添い行動も続けていく。援助活動の継続は、プラン（修正プラン）に基づきながら、こうした形で進められていく。当初目標としていたことに一定の成果が収められた場合、当事者が自分自身で問題解決を図れるようになった場合、当事者死亡の場合、などとともに援助・支援活動は終結する。

B. ソーシャルワーカーに求められる臨床トレーニング

　ソーシャルワーカーは、隣る人として活動していくために、まず自己覚知のためのトレーニングが必要である。自分の特性や自分の価値観、性格などをある程度客観的に見ることによって、つまりは自己覚知を深めることによって、偏見なく当事者を見ることが可能となり、その後の援助関係

において感情のぶれや起伏に左右されることなく、支援計画の実行や寄り添い行動を続けていくことができるようになる。

また、基本的な対人関係やコミュニケーション技法の修得によって、当事者との関係の中で安心感や信頼関係の構築がより適切に積み上げられていくことになる。当事者との適切な空間距離の確保、言語・非言語によるコミュニケーションの理解、これらを通して、援助関係上の契約、約束事、ルールづくりなどもよりスムーズに信頼感も失われることなく進めることができるようになるのである。

面接の方法をさまざまな角度から検討し、身につけておくことも欠かせない。構造上の問題としては、いつ、どこで、誰が、どんな頻度で面接を行うのか。相手は当事者だけでよいのか。場合によっては家族が同席することも必要である。また、別々に行うことも考えなければならない。記録の取り方、記録用紙の工夫なども心がけておくことに越したことはない。

秋山博介（2004）は、コーディネーターとしての目標と指針を以下のように述べている。①自分の価値観を知る、②相手の価値観を感じる、③必ず人と人をつなぐ糸口があると信じる、④地位や名称にこだわるのではなく、よりよい方向で人間関係をつなぐ、⑤頭にきたり、傷ついたり、ストレスを感じたら頭の中で10数える、⑥800〜1500メートルの圏内に住んでいる人の関係を理解する（車・所属・家・服装・近隣の人間関係をもとに）、⑦自分の得意・不得意を知る、⑧ディベート、ネゴシエーション、プレゼンテーション力を常につける、⑨ウェイティングモードだけではなくシーキングモードで問題を探す、⑩地域のお世話役の意見、行政の意見、上司の意見を聞きながら、自分の意見もその人にある程度届くように発言力を向上させる、⑪地域の人びとが興味を示したら、より興味が増すように演習や学習活動を企画したり実行する、⑫現在地域の中でどのような活動があり、どのような状況があるのか現状を把握する、⑬地域の人びとが行動したいとき、各地で行われている住民運動や活動を的確に紹介し説明できるようにする、⑭新たな考え方をプレゼンテーションできるように常に力をつけておく、⑮常に向上心をもって問題に対処する、⑯新しい援助技術など地域で使える技は身につけておく、⑰隣人になるとはどのようなことなのか常にシミュレーションし備える、⑱組織の状況を常に把握し、関係調整に備える、⑲人に文句を言われても、その人がそう言いたい根拠を見つけて受容する、⑳使い得る技はすべて使って相手に安心感・信頼感を築かせる、㉑できないことはできないと相手に伝える、㉒やれないのが恥ずかしいのではなくて、聞けないことの恥ずかしさを知る、㉓必ずしも自分の意見が通るわけではない。コネクションを常につくる、㉔常に

ウェイティングモード
waiting-mode
相手が来るのを受動的に待つやり方。

シーキングモード
seeking-mode
対象となる相手に積極的に近づいていくやり方。

新しい発想を持つ。そして周りの人に自分は常に斬新であるか聞く。以上24項目の内容を具体化するためのトレーニングを行い、このような具体的な項目を設けて、自らの技術や見識を充実させることも大切である。

　目標や指針を着実に実行していくためには、たとえば以下のようなトレーニングを実施したり、自分たちなりの考え方の体系を構築していくことも求められる。

　地域機関、施設などで行われている活動をリストアップしてまとめる。これらを精査した上で、自分たちなりのサービス開発技法を考える。利用者へのアセスメント段階では、その利用者の生活問題に対応できるように、生活ニーズとその問題との関連を構造化して把握する。次に、個人から地域、社会へとつながるベクトル上の問題を包括的に検討し、分析を加えていく。観察方法や面接技法の実際に即した工夫、ジェノグラムやエコマップなどのマッピング技法の活用の仕方、具体的生活におけるADLやIADLの把握方法、精神機能、身体機能などの諸機能・能力の把握方法、効果的な援助活動を進めるためのチームマネジメント能力の開発、利用者をめぐる情報へのリテラシー（接近、収集、分析、保護など）能力を高めておく。さらに、人権擁護の立場からすれば、情報管理面においては細心の注意が必要である。以上の技術・方法・知識をどのように活用していけば、利用者の自己決定に基づく援助活動へとつなげられるのか、ソーシャルワーカーは絶えず考えていく必要があるし、抜け落ちないようにする仕掛けや工夫、それにトレーニングも必要である。比較的最近では、コミュニケーションが困難な利用者へのアドボカシーが求められる場合も少なくない。また、利用者自身も気づいていないようなその人の潜在力を見出し、そこに働きかけていくようなストレングス視点やエンパワメント・アプローチを活用した援助活動も求められる。援助プログラムを実行するためには、援助を進めるための面接技法、ネットワーキング技法、ケアマネジメント技法、ネゴシエーション技術などの修得は不可欠である。モニタリングの段階では、ケースカンファレンスや事例検討などの方法を具体化することが重要である。逐語録を含めた記述の方法の向上や、それを分析する能力の開発も図らなければならない。援助活動を全体的に評価していく理論と技術は、将来よりよい適切な援助を続けていくためにも必要となる。援助を終結するに当たっては、利用者の自己決定の原則を遵守したものであるかどうか、細心の注意が必要になってくるだろう。

　複雑で日々変わりゆくこの現代社会にあっては、利用者個人ではどうすることもできない生活問題が多数存在する。こうした困難な問題に対して、ソーシャルワーカー個人の資質だけで対応しようとしても立ち行かな

ジェノグラム
geno-gramm
世代関係図や家族関係図と訳されている。3世代以上の家族にわたって見られる関係性の特徴を図式化したもの。

エコマップ
eco-map
社会関係地図と訳される場合もある。利用者とその周りの人びとや社会資源との間に存在する問題状況を平易な形で描き出すもの。

ADL:
Activities of Daily Living
日常生活動作と訳されている。日常的に簡単に行える動作に関する能力判定尺度。

IADL:
Instrumental Activities of Daily Living
手段的日常生活動作と訳されている。電話、洗濯、買い物、交通機関の利用といった、ADLよりも高い生活動作能力を判断する尺度。

リテラシー
literacy

ストレングス視点
strengths perspective
利用者のできない点や病理・欠陥の部分に目を向け、それを訓練したり治療する立場とは対照的に、利用者の残存能力、潜在力、希望などを積極的に生かし伸ばしていこうとする立場。

エンパワメント・アプローチ
empowerment approach
何らかの問題を抱え無力状態にある者であっても、内的な力を有しているという視点に立ち、その力を引き出し強化することによって、自ら問題の解決が行えるように援助を展開する方法をいう。

いことが多くあることも事実である。チームアプローチやネットワーキングの視点が必要な所以である。その他、地域社会や行政へと働きかけていく力が求められる場面もこの先増えていくだろう。ソーシャルワーカーに求められる技術・方法・知識・倫理は膨大である。地道にそれらを獲得したり洗練させていく訓練を積み重ねていくしか方法はないのである。

注)
(1) 太田義弘「ソーシャルワークの意義と概念」太田義弘・中村佐織・安井理夫編『高度専門職としてのソーシャルワーク—理論・構想・方法・実践の科学的統合化』光生館，2017，pp.19-20.

参考文献
●秋山博介編「臨床心理福祉学—福祉臨床と臨床心理の再考」『現代のエスプリ』452，至文堂，2005年3月号.
●秋山博介「16年度・17年度・18年度・19年度地域福祉コーディネーター講座」横浜市社会福祉協議会.
●黒木保博・山辺朗子・倉石哲也編『ソーシャルワーク』福祉キーワードシリーズ，中央法規出版，2002.
●Maslow, A. H. Motivation and Personality. 1954（小口忠彦訳『改訂新版人間性の心理学—モチベーションとパーソナリティー』産業能率出版部，1987.）
●太田義弘・秋山薊二編『ジェネラル・ソーシャルワーク』光生館，1999，p.6.
●太田義弘「ジェネラル・ソーシャルワークへの再論」『龍谷大学社会学部紀要』第17号，2000，pp.19-21.
●庄治純一・西澤哲編『ソーシャルワーカーのための心理学』社会福祉基礎シリーズ12，有斐閣，2001.
●福祉臨床シリーズ編集委員会編『2013年版 社会福祉士国家試験対策用語辞典』弘文堂，2012.
●柳澤孝主・坂野憲司編『相談援助の基盤と専門職（第3版）』社会福祉士シリーズ6，弘文堂，2018.
●柳澤孝主・坂野憲司編『相談援助の理論と方法Ⅰ（第2版）』社会福祉士シリーズ7，弘文堂，2014.
●柳澤孝主・坂野憲司編『相談援助の理論と方法Ⅱ（第2版）』社会福祉士シリーズ8，弘文堂，2014.

演習問題

①ソーシャルワークを展開する場合、利用者の主訴と客観的な問題の所在が異なる場合がある。そのようなとき、ソーシャルワーカーはどのような点に注意して、援助活動を進めていったらよいだろうか。グループで話し合って、模造紙などにまとめてみよう。
②ソーシャルワークの援助過程において、それぞれの段階で必要な技術・方法をまとめてみよう。

第1章 相談援助演習の意義

1
ソーシャルワーカーが向き合うべき問題を知り、
それにどのように対峙することが期待されているか確かめる。

2
ソーシャルワーカーに必要な相談援助演習では、
そこで何を達成するのかを踏まえ、
適性や学習方法について共通認識を持つ。

1. 相談援助演習の基本的考え方

A. ソーシャルワークをめぐる社会状況

今日のソーシャルワークが必要とされる多くの問題が生じている。個人、家族、集団、組織、地域、制度、全体社会の各レベルで縦断的ないし横断的にそれは起こっていると言ってよい。その規模は、ミクロ・メゾ・マクロといった同心円的対象としての小・中・大のように見て取れ、各円の内外を相互に往き来したり飛び交ったりするというイメージである。

そうした社会状況の問題群の一例を見てみよう。子どもの貧困、いじめ、不登校、ニート（若年無業者）、ひきこもり、8050問題、ワーキングプア（働く貧困層）、ネットカフェ難民、失業者、ホームレス（路上生活者）、多重債務者、セルフネグレクト（自己放任）、行方不明高齢者、孤独死（孤立死、無縁死、独居死）、自殺（自死遺族）、悪質商法による詐欺被害、認知症（若年性含む）、情報難民、介護難民、買い物難民、がん難民、刑務所出所者、犯罪被害者、子ども・障害者・高齢者の虐待、マルトリートメント（不適切なかかわり）、老々介護・認々介護、ダブルケア、ドメスティックバイオレンス、夫婦間コンフリクト、ステップファミリー、ストーカー被害、ハラスメント（嫌がらせ）、ロックアウト解雇、過労死、ポルノ被害（性暴力被害者、性産業で働く女性、少女売春）、依存症（ギャンブル、薬物、アルコール等）、クレプトマニア（窃盗症）、地震・台風・大雨等の被災者、原発（事故）避難者（隠れ避難者を含む）、ハンセン病患者、HIV／AIDS感染者、同和問題、アイヌの人びと、拉致被害者（北朝鮮当局による）、トラフィッキング（国境を越えた人身売買）、国際移民・難民、外国にルーツをもつ人びと（在日コリアン高齢者等）、LGBT（女性同性愛者、男性同性愛者、両性愛者、性同一性障害を含むトランスジェンダー）、Xジェンダー（女性でも男性でもないという立場）、近隣トラブル、ゴミ屋敷住人、以上のようなものが確認できる。

このようにソーシャルワークの問題群は、高齢者介護という狭い範疇に限定して行うものではない。決して対象を何か1つに区切ったものではないということである。ソーシャルワークというのは、言ってみれば、人間一人ひとりが抱え持つ不安、不信、不幸、不条理といった生きにくさ・生きづらさを広く強く深く支えるために誕生した価値・知識・技術の総体と

8050問題
70～80代の親と40～50代のひきこもり当事者が精神的にも経済的にも限界を迎え行き詰まっていく問題。「7040問題」ともいう。

セルフネグレクト

マルトリートメント

クレプトマニア

LGBT

言えるのではないだろうか。あらゆる社会状況、生活問題、生活課題に立ち向かっていくための方法とも言える。

B. 期待されるソーシャルワーク

社会から期待されているソーシャルワークは、どのようなものであるか。国際ソーシャルワーク学校連盟／国際ソーシャルワーカー連盟によって「ソーシャルワーク専門職のグローバル定義」（2014 年 7 月総会で採択）が定められており、「ソーシャルワークは、社会変革と社会開発、社会的結束、および人々のエンパワーメントと解放を促進する、実践に基づいた専門職であり学問である。社会正義、人権、集団的責任、および多様性尊重の諸原理は、ソーシャルワークの中核をなす。ソーシャルワークの理論、社会科学、人文学、および地域・民族固有の知を基盤として、ソーシャルワークは、生活課題に取り組みウェルビーイングを高めるよう、人々やさまざまな構造に働きかける。」となっている。

また、日本学術会議の社会福祉・社会保障研究連絡委員会がまとめた報告書「ソーシャルワークが展開できる社会システムづくりの提案」（2003〔平成 15〕年 6 月）では次のように書かれている。少し長いが引用する。

「ソーシャルワークとは、社会福祉援助のことであり、具体的には人々が生活していく上での問題を解決なり緩和することで、利用者の質の高い生活（QOL）を支援していくことである。そのため、ソーシャルワークは、人々が社会サービスを活用しながら、自らの力で生活問題を解決していくことを支え、人々が生活する力を育むよう支援することを言う。その支援の過程において、必要があれば既存の社会サービスで足りない問題解決のための社会資源の開発をはじめとした社会環境面での改善にも努めることである。また、ソーシャルワークは障害のある人であっても、他の市民と同等のごく当たり前の生活ができるようにするのが当然だとするノーマライゼーションの思想を尊重する。また、人々が健康で文化的な生活が営めるよう、社会全体の中に自立生活上何らかの支援を必要としている人々を、社会の構成員として包みこんでいくソーシャル・インクルージョンの考え方を実現することでもある。このようにソーシャルワークの目的は人々の人権を擁護することにある。ソーシャルワークは、国民の最も身近なところで、セーフティネットの中核を担うものである。」

ソーシャルワークは人びとの人権を擁護し、生活問題を解決・緩和することで、人びとの生活を支援するものである。そのため、社会からのソーシャルワークに対する期待や要請は極めて大きいと言わざるを得ない。

ソーシャルワーク専門職のグローバル定義
2014 年 7 月、メルボルンにおいて採択された新定義のこと。この定義は各国および世界の各地域で展開してもいいことになっている。アジア太平洋地域では 2016 年 6 月、ソウルにおいて「アジア太平洋地域における展開」が採択され、「日本における展開」についても 2017 年 6 月までに国内関係団体によって採択されている。

QOL:
Quality of Life

ノーマライゼーション
障害のある方にも普通の生活をしていただこうという考え方。

ソーシャル・インクルージョン
社会的に包含・包摂・包み支え合うこと。

2. 相談援助演習の内容と方法

A. 相談援助演習の定義

［1］社会福祉士の役割と相談援助演習の位置づけ

　社会福祉士が行う「相談援助」と「ソーシャルワーク」は同義と言える。厚生労働省社会保障審議会福祉部会の「介護福祉士制度及び社会福祉士制度の在り方に関する意見（2006〔平成18〕年12月）」では、社会福祉士に次のような役割を求めている。

①福祉課題を抱えた者からの相談に応じ、必要に応じてサービス利用を支援するなど、その解決を自ら支援する役割

②利用者がその有する能力に応じて、尊厳を持った自立生活を営むことができるよう、関係するさまざまな専門職や事業者、ボランティア等との連携を図り、自ら解決することのできない課題については当該担当者への橋渡しを行い、総合的かつ包括的に援助していく役割

③地域の福祉課題の把握や社会資源の調整・開発、ネットワークの形成を図るなど、地域福祉の増進に働きかける役割

解決を自ら支援する役割
総合的かつ包括的に援助していく役割
地域福祉の増進に働きかける役割

　こうした役割業務を遂行するには多くの講義を受けて知識を獲得し、実習という実技に移って実践力を高めていくことが志向されなくてはならない。相談援助演習はまさに講義と演習の間を取り持ち、中間的・橋渡し的な位置づけを担っている。その意味では、相談援助演習は、「期待されるソーシャルワーク」の実践への鍵となるわけで、社会福祉士養成の指定科目において中軸を占めていると言っても過言ではなかろう。

［2］相談援助演習の定義

　相談援助演習とは、ソーシャルワークに関する講義（理論）を実習または現場（実践）において活用できるように学習または教育（演習）し、実習体験は事例検討などを通して理論を検証することによって、社会福祉士としての実践力を上げることに貢献できる授業（科目）である。

社会福祉士
実践力

［3］相談援助演習の学習目標

　当該演習において掲げておきたい学習目標はおよそ次の通りである。
①ソーシャルワークの価値について知っている

②ソーシャルワークは実践で何を目指すのか述べられる

③ソーシャルワークの基本的な視点について知っている

④ソーシャルワークの知識に基づいて状況を多面的に理解できる

⑤ソーシャルワークで把握した状況を他者にもわかるように説明できる

⑥ミクロ・メゾ・マクロの各レベルで基礎的な介入方法を身につけている

⑦ソーシャルワークの評価によって実践に役立てられる

B. 相談援助演習の視点と方法

[1]「福祉は人なり」と適性

　ソーシャルワークには、職業・仕事という側面、実践する方法という側面、学問研究を行うという側面がある。学問研究に裏打ちされた実践の方法を使ってソーシャルワークの職業・仕事で活躍している魅力的な方々は大勢いる[1][2]。しかし、ソーシャルワークがこれからの社会に十分に定着し、展開していくためには相談援助を担う者の資質（適性）がもっと問われることになる。「福祉は人なり」である。

適性

福祉は人なり

演習問題 1　**ソーシャルワークの適性**

　どんな人（タイプ）ならばソーシャルワークの適性があるのだろうか。ソーシャルワーカーに向いている人（タイプ）と向いていない人（タイプ）について、意見を出し合い対比表を作成してみよう。

考察　**ソーシャルワークの適性判定**

　「適性とは、業務に対する習熟・修得に直接的に関係する能力（知識）であり、業務の遂行・成功に間接的に関係する個々人の心理的特徴（または状態、特性）である。」[3]

　この定義では、前者を"能力的適性"、後者を"非能力的適性"と呼ぶことができるが、自己理解を起点とした双方のバランスの取り方が求められるといってよいだろう[4]。いつか花開くことを信じて。

能力的適性
テストや資格試験が典型的な例としてあげられる。

非能力的適性
性格・興味・関心などが主な要素。

[2] 相談援助演習の方法

（1）交流学習

　相談援助の演習形態は多種多様である。まずは担当教員による説明を聞くこと、利用者や当事者から体験談を聞くこと、実際に現場訪問して見学すること、現場関係者と交流をすること、といった交流学習の方法がある。これらのうち体験談、訪問見学、現場交流は相談援助演習のみに特化

されたものではないが、あり得る方法内容であることをお断りしておく。

（2）文献学習

　次に資料文献を探索・収集・吟味すること、事例研究／事例検討を行うこと、といった文献学習の方法である。ちなみに、一般に、事例研究がソーシャルワーカーの姿勢立場を分析するのに対して、事例検討は利用者の問題状況を分析するという違いがあるが、事例研究も含めて事例検討と称する場合も少なくない（筆者の勤務する大学では検討に研究を含む）。

（3）映像学習

　続いてテレビドラマ／ドキュメント・映画・スライドショーなど視聴覚教材を活用すること、ビデオカメラやスマホで撮影した動画、YouTubeなどを用いること、といった映像学習の方法がある。これらのなかに、いろいろな場面を想定したロールプレイ、ゲーム、グループディスカッション、レポート作成、全体発表、振り返り、等々が入ることが間々ある。

（4）体験学習

　交流学習、文献学習、映像学習を相談援助演習の方法として示したが、これらは学生自らが体験することを通じて、受け身ではない自分の意思で取り組むことが前提である。体験学習としての学習体験が重視される。

演習問題2 　相談援助演習を受ける際のルール、エチケット、マナー

　その昔、「"こころ"はだれにも見えないけれど"こころづかい"は見える。"思い"は見えないけれど"思いやり"はだれにでも見える」、そんなCMが流れていた。この授業のルール、エチケット、マナーをまとめてみよう。

ロールプレイ
ロールプレイング、役割演技法とも呼ばれている。現実に起こる場面を想定して、複数の人がそれぞれ役になりきり現疑似体験を行う。ある事柄が実際に起こったときに適切に対応できるようにする学習方法の1つである。自分と違うある特定の立場の人になったつもりで、ある問題について考え、その役を演じるというところに特徴がある。

注）
(1)　中村剛編『これがソーシャルワークという仕事です―尊厳を守り、支え合いの仕組みを創る』みらい，2016，pp.102-116.
(2)　中島康晴『地域包括ケアから社会変革への道程（理論編）（実践編）』批評社，2017.
(3)　谷川和昭「介護福祉士養成教育における学生の適性」『介護福祉教育』4（1），1999，p.34.
(4)　谷川和昭「コミュニケーションにおける考察の方法」井上深幸・趙敏廷・谷口敏代・谷川和昭『対人援助の基本と面接技術』日総研出版，2004，p.56.

参考文献
●後藤広史・木村敦也・荒井浩道・長沼葉月・本多勇・木下大生『ソーシャルワーカーのソダチ―ソーシャルワーク教育・実践の未来のために』生活書院，2017.
●吉弘淳一・横井一之編『事例で学ぶスーパービジョン―対人援助の基礎知識・技術を通して』建帛社，2015.

第2章　相談援助の共通基盤

1

相談援助を進める上で必要な自己覚知や自他理解、
コミュニケーションを使った関係づくりができるようにする。

2

プレゼンテーション技法、ネゴシエーション技法、
ディベート技法を学び、
コーディネーターとしての意識が持てるようにする。

3

面接技法、記録技法、マッピング技法、評価技法を修得し、
より高い水準の相談援助を進められるにようにする。

4

ソーシャルワーカーが持つべき価値観と
倫理が体得できるようにする。

1. 自他理解と自己覚知

さまざまな臨床場面で、相談援助が効果的に実践されるには、援助者と利用者の専門的な援助関係づくりが極めて重要である。周知の通り、相談援助技術とは社会福祉サービス（ソーシャルワーク）を実践するための技能である。臨床における援助場面では、さまざまなニーズのある利用者とさまざまなレベルでかかわる中で、社会福祉の理論とともに、その技術を適切に活用することが求められる。

社会福祉活動の主流は対人援助であり、援助過程でのアセスメント、介入、モニタリングでは、適切な優れた技術が援助の成否を決める。豊かな援助技術を醸し出す援助者は、一人ひとり違う利用者のニーズを満たし、主体的・自主的選択を支援し、利用者自身の潜在的な能力を引き出し、利用者の権利を擁護することができる。相談援助の学びは臨床上、極めて重要であり、最も有効な道具は援助者自身であることを忘れてはならない。どんな専門的な援助技術よりも、専門的援助技術を効果的に駆使できる援助者本人の人間性が問われているのである。

援助者の人間性を支える本質的な相談援助技術は自他理解能力（自己理解力や他者理解力）であり、時間をかけた十分なトレーニングが不可欠である。まず、第1節では自他理解について、その理論と方法、また、対人援助職として不可欠の自己覚知の考え方を解説する。自己理解は他者理解のための条件だが、2つのテーマは関連深く、両者の方法がスパイラルな相乗効果をもたらすことも考えられるので「自他理解」として扱う。

A. 自他理解（自己理解・他者理解）

相談援助の焦点は利用者の社会生活機能であり、生活の質の向上を目指すことにある。援助技術のレパートリーはケースワーク、グループワーク、コミュニティワークの3つだけでなく、急激な社会変動に対応するため、周辺学問領域からさまざまな種類や数の援助技術が採り入れられている。関連援助技術の1つとして位置づけられるカウンセリングは生活者の心を支えていく方法である。カウンセリング的ケアは質の高い相談援助の視点から重要である。カウンセリング的要素の中で最も注目されるのが自他理解（自己理解と他者理解）と考える。

利用者
利用者は「相談者」「クライエント」とも呼ばれる。グループワークでは、「メンバー」と言われることもある。

専門的な援助関係
援助するという目的のためにつくられる援助者と利用者との関係。利用者が相談しやすい関係をつくるために、援助者は利用者の主体性を尊重したともに歩む姿勢で相互信頼を築く必要がある。

アセスメント
assessment
状況の読み取り（見立て）。査定。診断。評価。利用者に関する情報を収集・分析し解決すべき課題を把握すること。

介入
intervention
目標達成のための対応。援助者が利用者に対して行う問題解決のための支援。地域組織化、社会福祉計画、心理的葛藤状況への援助等、幅広い意味合いもある。

モニタリング
monitoring
利用者の状況を把握するために観察や測定を行うこと。

カウンセリング
counseling
利用者の抱える問題や悩みなどに対して心理的な知識や技術を用いて行う相談活動。心理学的知識や技術を持つ援助者が言語的および非言語的コミュニケーションを通して利用者の行動変容を試みる人間関係。

［1］ 自他理解の定義

　自己理解とは「自分の特徴について能力や適性、興味、職業的価値観等の心理的側面や自分を取り巻く社会的環境的側面から明らかにして理解を深めることで、方法として、観察法、検査法、面接法等がある」[1]とされる。援助者は常に自分を冷静に客観的に見つめる態度が求められる。

　一方、他者理解とは援助者が利用者のことをよく理解すること、非審判的態度で利用者のありのままの姿を受け止めることと考える。他者理解のためには、援助者の自己理解や自己覚知が欠かせない。援助者も利用者も人は十人十色であり、人の心は簡単に理解できるものではない。援助を求める利用者のすべてを理解するのは不可能である。援助者は目の前の相手を少しでもよりよく理解できるようにすることが他者理解と考える。

　対人援助プロセスにおいて、最も強力な手段は、援助者自身であり、援助者が「自分自身をよく理解すること」が最大の課題である。なぜなら、援助者の心理状態（感情、行動、思考）しだいで、利用者を理解するどころか、時には、傷つけてしまう場合もあるからである。援助者の自己理解の程度でしか利用者に対する他者理解は進まないと言われる。

［2］ 他者理解の方法

　他者を理解するためにはまず、援助者の「聴く」という姿勢が大切である。丁寧に素直に利用者をわかろうと努力することが他者理解の第1歩であり、最も大切なことである。「聴く」という行為は他者からの言語内容を頭で正確に受け止めつつ、非言語表現で訴えてくるものを心で感じることである。他者から受け取った言語内容は同じでも、人間はそれぞれ、ものの見方や考え方が違うという前提に立って、他者が使う言葉の意味、すなわち、他者が伝えようとしたことやイメージを心で感じることが必要である。言語表現以上に非言語表現（無意識の身振り、表情など）は多くのメッセージを伝えている。援助者は利用者の表現できない気持ちや考えなどの非言語的なメッセージをつかんでいくことが重要である。

　他者理解の最も本質的手段は「傾聴と共感的応答」という行為である。傾聴にはさまざまな技法がある。「受容」（うなずくなど）、「繰り返し」（相手の話を聴いて、確認の気持ちを込めてそのまま返す）、「支持」（相手の話の中から積極的に賛成を表明する）、「明確化」（相手の考えを汲みながら、わかりやすく先取りして表現する）、「質問」（疑問点を具体的にたずねる）

　以上の技法が有効に機能するためには、援助者の受容的・非審判的態度で利用者を尊重し、利用者の気持ちを少しでもわかりたいという姿勢（ア

自己理解
self-understanding

他者理解
others-understanding

非審判的態度
利用者の態度や判断基準を一方的に非難せず、多面的に受け止める援助者の姿勢。

非言語表現
non-verbal
communication
言語以外の表情、手・足・体全体などの身体的動作のすべて。意図的にせよ、無意識にせよ、言葉よりも素直に自分の感情を表現していることが多いので、見逃してはならない。

傾聴と共感的応答
利用者の話に耳を傾け、利用者の気持ちに寄り添い、抱える問題の内容を正確に受け止め、その理解を利用者に伝えること。利用者を受容し、理解するための援助者の最も基本的な姿勢。

アクティブリスニング
active listening
積極的な傾聴。聞き手は意見をはさまず、相手がどんなことでも話しやすいようにしむける。話し手は自分が受容されたという安心感を得る。

クティブリスニング）も大切である。傾聴技法による援助過程で信頼関係ができ、他者理解も深まるのである。しかし、利用者の気持ちに寄り添い、利用者を理解することはとても難しい。吉岡（2004）はカウンセリング実施上の留意点を３つあげている。これは、他者理解や利用者との信頼的援助関係づくりにも欠かせない。①「相手の心に無神経に入っていかない」こと。聴き手の興味本位で聴き出さない。②「訴えの内容をていねいに吟味し、それらをさまざまな観点から考え、判断し、かかわる」こと。社会福祉サービス（ソーシャルワーク）は生活援助であり、利用者の心だけに焦点を当てられないケースもある。身体援助や、経済援助など総合的視野から考え、チームケアも欠かせない。③「無理をさせない」こと。面接の時間、時間帯、頻度、場所などの細やかな配慮が求められる[(2)]。

[3] 自己理解の方法

　援助者自身の自己理解は常に意識すべきものである。また、カウンセリングプロセスでは、よりよい援助関係の中で、利用者の自己理解の深まりが有効な自己選択や問題解決につながると考えられる。自己理解のセルフプロセスは自分を冷静に客観的に知り（自己知覚）、あるがままの自分を受け入れ（自己受容）、自己を深く見つめるようになり（自己洞察）、無意識に体験している自己の内的感情をはっきり自覚する（自己覚知）過程をたどると考える。援助者自身が自己のとらわれから脱却し、自由になると、援助者の自己像や自己概念の修正が図られ、援助者自身も変化・成長する。自尊感情が高まり、自分の持ち味をよりよく援助関係に活かすことが可能になるのである。

　自己理解を促進するために、自分の自己概念、すなわち、自分に対する見方の強固な枠組み（感情、思考、行動）が周囲の出来事や人間関係に大きく影響する事実を知らなくてならない。また、自己概念は以下の３つの理由から変わりにくいとされる[(3)]。①「変わらない、できない」という信念、認知的構えなど認知的側面が変化を食い止める方向に作用する。②不安、恐怖感、混乱、無力感などの負の情動作用が変化を抑制する。③周囲との相互作用が変化の抵抗として働く。われわれの感情・思考や行動は周囲の人びと、出来事と関連したシステムの中で規定されるからである。自己理解の方法は、第１に、自分の自己概念に気づく作業、自分の実態を冷静に見つめる作業から始める必要がある。自分の実態に気づくことを國分（康）は２つに分けて説明する[(4)]。①抵抗分析／自分の行動パターン、②内容分析／心理内容に気づくこと。①は内・外界に対する心理反応のくせ・偏向に気づくことである。②はどんな劣等感情があるか、どんな超自

セルフプロセス
self-process
成長の過程。グループワークなどでメンバー各人の感じ方や考え方（認知）が変化する過程。

自己概念
self-concept
自分について抱いている概念やイメージのこと。「わたしはこういう人間である」という思いこみによって行動や思考にゆがみが生じる場合もある。

自尊感情
self esteem
自分で自分のことを価値ある存在であると思う気持ち。健康的な自信は自己をケアする原動力となる。

超自我
super-ego
フロイト（Freud, S.）理論において良心的働きをするとされた心の機能。本能的欲求を自制するためのブレーキとして働く。

我に苦しんでいるか、どんなコンプレックス（劣等感）があるかなどに気づくことである。

第2に、先に述べたような自己理解のセルフプロセスをさまざまな機会を捉えて、体験することである。たとえば、広い視野からの自己のよさの発見と伸張作業、自信・有能感・成長する自己を感じる自己効力感の育成、積極的な啓発的体験行動、そして、グループワークなどの集団活動体験の日常化があげられる。

B. 自己覚知

[1] 自己覚知の必要性

対人援助場面では、援助者は自分自身を媒体として利用者を受け止める。援助における自分の反応や自分の行為がどのように利用者に影響を与えるか、積極的に、客観的に自分を見つめ、気づく必要がある。それが「自己覚知」である。尾崎（1997）は対人援助技術における自己覚知の意義について、次のように言う。対人援助技術は「相手に働きかける技術」というよりは、「自分に働きかける技術」であり、まずは、自分に働きかけて相手や援助に対する防衛や構え、先入観や意気込みを自覚し、そこからできるだけ自由になる必要がある[5]。あらゆるレベルの対人援助の基礎として継続的な自己覚知は必要不可欠と考えられる。

自分の性格、行動、話し方など自分についてよく検討し、十分に把握し、自分を客観的に見つめる態度が援助者に求められる。小舘（1999）は自己覚知を深めるための方法を3つ提示している[6]。①人間の行動様式について十分な心理的・精神医学的知識を得る。②自らの感情の傾向を理解する。③偏見と先入観を知る。

援助者が継続的な自己覚知を続けることにより、自分の偏見、価値観、内的反応に常に気づき、自己受容が図られる。自己成長とともに、自分への安心感や信頼感から異なった価値観を持つ利用者への受容・共感につながり、その援助のあり方を見直すきっかけにもなる。

自己覚知、自己への関心に注目した援助活動は利用者との援助関係に安定感をもたらすことになるとともに、援助者の使命感の醸成にも繋がる。

[2] 自己覚知の方法

専門的な援助関係では、援助者と利用者の互いに影響し合う相互作用を援助者は認識し、支援目的達成のために活用する必要がある。その際、援助者は絶えず自己覚知し、利用者へ適切な援助が求められる。しかし、尾

自己効力感
self-efficacy
カナダ人の心理学者バンデューラ（Bandura, A. 1925〜）が提唱した概念。自分がある状況において、適切な行動を成功裡に遂行できるという予測および確信のこと。自尊感情に似ているが、目標がより具体的である。

自己覚知
self-awareness
カウンセリングは相互関係であるので、利用者が自分の抱える問題に気づくためには援助者も絶えず自分自身を見つめなければならない。

崎（1994）は自己覚知の２つの矛盾とその難しさを指摘している[7]。

(1)「客観的理解」という無理

「客観的理解」という考え方には、限界がある。自分の観察から完全に主観を排除することはできない。自己理解の方法は「主観的でよいから、自分を多面的に見ること」である。主観が偏見や先入観に左右されやすいので、さまざまな角度から主観的に自分を見ること、言い換えれば、さまざまな種類の異なった偏見をできるだけたくさん持つことを尾崎は提案している。その際、自分の動機や感情によって自分の見え方は異なると言う。

(2)「欠点を修正する」という無理

これまでの自己覚知では、援助者は自分の欠点を自覚しそれを修正することが目的であると考えられてきた。援助者が専門家として、自分を生かして援助関係をつくり、利用者から影響されて援助者に生じる感情や身体反応（逆転移・対抗感情転移）を活用するためには、欠点ばかりでなく、長所も含めて、ありのままの自分に関心を持つことが重要であると言う。欠点よりも長所を知るほうがいろいろな角度から自分に関心を向けやすいからである。

さらに、尾崎は自己覚知した援助者の個性や持ち味を活かすことを「自己活用」と名づけている。尾崎は自分の感情や感情表現の３つの傾向に注目し、援助関係における自分の特徴に気づいたら、メモを取ることを勧めている。①対人関係における自分の感情のもち方と感情の動き方、②感情表現の特徴や傾向、③社会や世間への見方・感じ方。

自己覚知の具体的な方法について、森本（2004）は４つ掲げている[8]。

①自分で取り組む方法

日常生活の家族や友人との語らいの中から、意見や物事への感じ方の違いから内的感情を常に意識する。自分の感じ方を吟味する。

②ケースを通して自己覚知する方法

スーパービジョンの場で、スーパーバイザーから援助者の気づかない援助の状況を解説・指摘され、利用者の言動への理解などについて助言・指導を受け、自己の生き方、価値観の偏りに気づき、見つめ直す。

また、援助者の情緒的反応をスーパーバイザーから受容されることで、建設的な感情処理ができ、自己肯定感が高まる。

③相談援助演習を通して自己覚知する方法

事例演習や、ロールプレイング演習などで、自分が気づいたこと、感じたことを個人やグループで振り返ることで自分の感情、行動様式、価値観について見つめ直す。

④ワークショップに参加する方法

逆転移・対抗感情転移
利用者がある特定の人物に抱いていた感情をそのまま援助者に向けてくることを転移といい、それを受けて援助者が利用者に抱く感情を逆転移という。利用者の陰性転移を受けて援助者が怒りを爆発させてしまっては援助関係が崩壊する。しかし、「逆転移は援助にとってなくてはならないものであり、援助者の感情がまったく抑制され、取り除かれた援助関係は不毛といってよい」（土居健郎『精神療法と精神分析』金子書房，1961）という見解もある。

スーパービジョン
supervision
熟達者が初心者に診断や面接治療の具体的な技術を教育訓練すること。

スーパーバイザー
supervisor
初心者カウンセラーの臨床活動の報告を受け、技術上のアドバイスをする熟練した臨床家のこと。

集団の相互作用を活かした方法であり、エンカウンターグループ（グループ体験学習の一技法）などに参加する方法がある。集団内で、自分の気持ちを表現し、他者の気持ちと出会い、つながりと自他発見により、自他理解が促進される。

注）
(1) 國分康孝監修『現代カウンセリング事典』金子書房，2001，p.171.
(2) 吉岡久美子「カウンセリング」（第9章第5節）小林芳郎監修，杉本敏夫編『社会福祉援助技術論』保育出版社，2004，p.158.
(3) 阿部吉身「自己理解の促進を主題として」（第6章）福島脩美・田上不二夫・沢崎達夫・諸富祥彦編『カウンセリングプロセスハンドブック』金子書房，2004，pp.122-125.
(4) 國分康孝「自己理解」（第7章）『エンカウンター　心とこころのふれあい』誠信書房，1981，pp.151-152.
(5) 尾崎新『対人援助の技法─「曖昧さ」から「柔軟さ・自在さ」へ』誠信書房，1997.
(6) 小舘静江「援助者の自己覚知」（第3章、第3節の2の7）小林育子・小舘静枝編『保育者のための社会福祉援助技術』萌文書林，1999，pp.53-54.
(7) 尾崎新「"自己覚知"から"自己活用"へ」『ケースワークの臨床技法─「援助関係」と「逆転移」の活用』誠信書房，1994，pp.161-169.
(8) 森本美絵「個別援助技術の技能」（第5章第8節の2）前掲書(2)，pp.102-103.

参考文献 ●野島一彦『エンカウンター・グループのファシリテーション』ナカニシヤ出版，2000.
●國分康孝・國分久子編『自分と向き合う！究極のエンカウンター─國分康孝リーダーによる2泊3日の合宿体験』図書文化社，2004.
●國分康孝・國分久子・片野智治編『構成的グループ・エンカウンターと教育分析』誠信書房，2006.
●片野智治『構成的グループエンカウンター研究─SGEが個人の成長におよぼす影響』図書文化社，2007.
●國分康孝・國分久子『構成的グループエンカウンターの理論と方法─半世紀にわたる探究の成果と継承』図書文化社，2018.
●國分康孝・國分久子・片野智治編『構成的グループエンカウンターと教育分析』図書文化社，2006.

演習問題

①援助者自身の「自他理解」は相談援助を進める上で、どうして必要なのか、まとめてみよう。

②「自己覚知」の4つの方法をもとに、具体的にどのようなものか、各自の体験も踏まえて小グループで話し合ってみよう。

2. SGEを生かした自他理解・自己覚知

本節では自他理解のための演習プログラムの一例を紹介する。エンカウンターグループ（グループ体験学習の一技法）を通して人とのかかわり（出会い、相互反応など）の中で自他理解・自己覚知を進めようとするものである。エンカウンターは必ずしもグループ援助法だけの訓練でなく、個人の自己理解を深め、個人の自己覚知や成長を図る訓練法なのである。

A. 構成的グループエンカウンター(SGE)の基礎理論

構成的グループエンカウンター
Structured Group Encounter: SGE

グループワーク
正式には、social group work と呼ばれる。対人援助において、小集団の援助力を用いてメンバーの問題を解決したり、成長・発達を目的とする集団援助技術の総称である。

グループアプローチ
グループワークとほぼ同義だが、心理学的集団療法の総称。グループメソッドとも言われる。

枠（フレーム）
SGE には「グループのルール」「グループサイズ」「グループの構成員」「時間制限」「エクササイズをする際の条件」という、主に5つの条件がある。

心的外傷
psychic trauma
トラウマ。心に強烈な衝撃を受けたことにより、それが無意識下に抑圧され、長期にわたって障害をもたらすことがある。

SGE の7つの手順

SGE とは、正式には構成的グループエンカウンターと呼ばれるグループワークの1つである。活動のねらいを明確にしたプログラムの中で集団のメンバー同士が本音で感情交流するふれあい体験を通して自他理解を深め、自己の行動変容と自己成長を目指す意図的なグループアプローチであり、教育的な実践技法である。SGE では参加者集団に親和性・凝集性が高まり、安定した人間関係が保たれ、参加者の意欲が向上し、自他理解や自己変革が大きく促進されるメリットがある[1]。

わかりやすく言えば、いくつかの条件（構成）のもと、集団の中で、心と心の本音のふれあい体験を通して、自分自身に気づき（自己理解や自己覚知）、相手のことも深くわかるようになる実践技法である。そのねらいは2つある。1つは本音と本音の感情交流体験であり、意図的なふれあい体験が心の癒しになる。2つは自他発見と自他理解である。本音を語り、相手の本音に触れることにより、今まで気づかなかった自分や他者に気づき（自他覚知）、深い自他理解・自他受容が自己肯定感や生き生きした信頼体験を生むと考えられる。

エンカウンターグループの中で、SGE は構成法に特徴が見られる。構成とは枠を与えるという意味である。さまざまな枠（フレーム）を与えて、その範囲内で心のふれあい交流をするからである。枠があるほうが表現しやすく、心的外傷も予防でき、決められた時間内でプログラムを完了できるメリットがあり、プロのカウンセラーでなくてもリーダーとして実践可能である。

SGE の展開では、次の7つの手順を踏むことが基本である。①エクササイズ（課題）のねらいの提示、②インストラクション（指示、説明）の

実施、③デモンストレーション（お手本）の実施、④エクササイズの展開、⑤インターベンション（介入）の実施、⑥シェアリング（わかちあい）の実施、⑦フィードバック（定着）の実施。特に、④と⑥が重要であり、課題をした後、十分に気持ちをわかちあい、伝え合うことが行動変容と自己成長を生むと考えられている(2)。

　SGE のグループプロセスの中では、第1節で述べたような参加者の自他理解のセルフプロセスがエクササイズを通して促進される。参加者のふれあい（リレーション）や自他発見が次の3つの段階を経て、進む。①信頼関係づくり（居場所、安心感の醸成）、②自己開示（自己の気づきを率直に語り合い、自他理解が深化する）、③自己主張（自分自身の幅広い理解、自己の価値観の見直し）また、エクササイズを通して、参加者の3つのセルフプロセス（自他覚知、自他理解、自他受容）が螺旋状に繰り返されることで、参加者個人の成長が図れると考えられている(3)。

自他理解のセルフプロセス
自己および他者に対する理解への自己変容過程。

自他発見
ふれあいを通して自他のかけがえのなさを確認しあう一方で、自己盲点に気づくこと。

B. 自他理解、自己覚知のための SGE 演習プログラム

　各エクササイズ終了後、「感じたこと」「気づいたこと」をペア以上のグループで話し合う。プログラム順にやってもよいが、グループの実態に合わせ、いくつかのエクササイズをリーダーが選択して実施してもよい。

[1] リレーションづくりから他者理解と他者受容

（1）**フリーウォーク**／周囲の雰囲気から起こる感情（気持ち）を体感する。無言でグループ全員が室内を歩き回る（約1〜2分、各自のペースで）。

（2）**ひたすら握手**／できるだけ多くの人と知り合う（自己開示）。

　リーダーの合図で、相手を見つけて2人組になり、相手の目を見て名前（またはニックネーム）を言い握手する。リーダーはどんどん相手を変えていけるように指示する（約1〜2分）。

（3）**質問ジャンケン**／お互いに質問し合うことで、わかり合う。

　2人1組になり向かい合う。ジャンケンをして勝った人は負けた人に1つだけ質問をする（約2〜3分）。答えたくない質問には「パス」と言い答えなくてもよい。

　（別パターン）2人1組で、ジャンケンで勝った人は、1分間、関心を持ってさまざまな質問をする。負けた人は答え続ける。次に交代して行う。

（4）**他者紹介**／メンバーの多様な面を知り、紹介した、された前後の気持ちの変化を味わう（自他肯定、自他受容）。

（3）のエクササイズ終了後に続けて行う。2つのペアが4人1組になり、自分のパートナーを1人1分で他のメンバーに紹介する（6人1組以上でも可能）。

（5）肩もみエンカウンター／自己開示の促進、信頼体験。

（3）の2人組で、ジャンケンをして、負けた人が勝った人に優しい気持ちで肩をもむ、またはたたいてあげる（雑談しながら約2〜3分、次に役割を交代する）。

［2］ 自己理解と自己受容

（1）印象を語る／防衛規制を取り払い、本音で語り合い、自己理解を深める。

［1］の（5）の2人組で、［1］のエクササイズで感じた、相手の何らかの印象をお互いに素直に伝え合う（約2〜3分）。

（2）将来の願望／将来のねがいを意識化し、表現し合うことで自己理解を深める。

4人1組で輪になり、1人1つずつ時計回りに、いまここで自分がしたいことや将来なりたいことを思いつくままにあげていく。時間がある限り、何ラウンドもする（約2〜3分）。

（3）私はわたしよ（私は人と違います）／自尊感情を高め、相手の個性も尊重する（自他理解、自己開示、強化法）。

8人1組で輪になり、1人1つずつ時計回りに、「私は人と違います。なぜならば、〜だからです」というパターンで、文章を完成させながら発言する。

（4）二者択一／自己選択により、自己の価値観に気づき、また、グループメンバーの価値観の違いから自他理解を深める（自己受容）。

2人1組〜8人1組で輪になり、1人1つずつ時計回りに、二者択一シート（山か海か、社長か副社長か、男か女か、などを書いて印刷したもの）から1つ選択し、その理由を簡潔に言っていく（時間は集団規模で判断する）。

［3］ 自己覚知

（1）トラストウォーク／ボディコンタクト体験での自己や他者への気づきから信頼感を培う。

2人1組で、1人が目を閉じて、もう一方の人が誘導する。時間で役割を交代する（約2〜5分ずつ）。リーダーは行動範囲や誘導の仕方、危険防止の指示を的確に伝える。

強化法
reinforcement
望ましい行動に対しては、ほめる・ほうびをあげるなどすることにより、積極的にその行動の頻度を高め、定着させていく方法。

28

(2) **簡易内観**／感謝の念を体験しながら、自己への深い気づきを味わう。内観とは、他人から受けた愛情を確認する作業。この演習は1人で静かに落ち着いて「自分がしてもらったこと」「して返したこと」「迷惑をかけたこと」の3つを身近な人について思い起こしていく。各自、落ち着く場所や姿勢を探してから始める（約15〜20分）。

　グループ規模の実態に応じて、内観体験で気づいたこと、感じたことを語り合う。無理をして語らなくてもいい。

(3)**コラージュ**／作業のプロセスや完成した作品からの自己への気づき。

　関心のある写真やイラストなどを切り抜き、用紙に好きなように貼る（一人作業または共同作業）。

　作品完成後、お互いの作品を見合い、気づいたこと、感じたことを言い合う。

注)

(1)　中村正巳「集団を動かすパフォーマンス─SGE体験」『パフォーマンス教育』第4号，パフォーマンス教育協会，2005，pp.53-54.

(2)　中村正巳「SGEを生かしたふれあい体験集会の実践報告」紀要『清明』第2号，栃木県立小山北桜高等学校，2004，p.49.

(3)　國分康孝監修『現代カウンセリング事典』金子書房，2001，p.21.

参考文献
●國分康孝他編『構成的グループエンカウンター事典』図書文化社，2004.
●國分康孝他『エンカウンターとは何か─教師が学校で生かすために』図書文化社，2000.
●國分康孝・片野智治『構成的グループ・エンカウンターの原理と進め方─リーダーのためのガイド』誠信書房，2001.
●片野智治『構成的グループ・エンカウンター』駿河台出版社，2003.
●國分康孝・國分久子監修／明里康弘『どの先生もうまくいくエンカウンター20のコツ』図書文化社，2012.
●國分康孝・國分久子監修／明里康弘『どんな学級にも使えるエンカウンター20選─中学校ワークシート方式による繰り返しエンカウンター』図書文化社，2007.
●片野智治『教師のためのエンカウンター入門』図書文化社，2009.

演習問題

①SGE（構成的グループエンカウンター）とは何か、わかりやすくまとめてみよう。

②「自他理解、自己覚知のSGEプログラムのいくつかをグループで体験し、気づいたこと、感じたことを話し合ってみよう。

3. コミュニケーション技法

A. ソーシャルワーク実践における関係づくり

[1] ソーシャルワーク実践における援助者の基本的姿勢

ソーシャルワーク実践は、クライエントが自らの力を最大限に発揮し、生活問題に対処する能力（コーピング能力）を養えるよう、援助者は「注意深い受動的な姿勢」を持つ。しかし、この姿勢は決して何もしないということではなく、必要があればすぐに行動できるようにしながらも、余計なことはせずにいるということである。すなわち、クライエントのニーズに耳を傾けながら、クライエントに寄り添い、見守り続ける姿勢である。

ソーシャルワーク実践は、クライエントが抱える問題の解決を援助するという目的を達成するためになされる行為の総称である。たとえば、インテーク面接、アセスメント、社会資源の活用などである。それらの行為は、すべてクライエントと援助者の出会いから始まり、その関係を通じて実行される。クライエントと援助者の良好な関係はすべてのソーシャルワーク実践の基礎となるものである。良好な関係のもとでは、期待される以上の効果をあげ得るし、逆の場合は効果をあげないだけでなく、トラブルが発生することもある。サービスを必要とするクライエントと援助者の信頼関係（ラポール）を通して展開される援助のことを専門的援助関係と言う。

[2] 専門的援助関係とは

専門的援助関係は、クライエントである「あなた」と援助者である「私」との二者関係である。「あなた」と「私」がどのようなかかわりを取るか、すなわち、どのようなコミュニケーションをするかという極めて具体的なものである。さらに、クライエントと援助者の関係が良好であるかどうかの指標は、「あなた」と「私」の二者間に感じられる「雰囲気」である。

たとえば、病院の医療ソーシャルワーカー（以下、MSW）を、医師から勧められてクライエント（女性：50歳）が、訪ねてきたとする。クライエントとMSWの視線が合う。「この女性はとても深刻そうだ。身体の具合が悪い上に、何か問題があるのだろう。何とかできるだろうか」という思いがMSWに浮かぶ。同時にクライエントの女性は「このMSWは

コーピング
coping
発生したあるいは発生するストレスを解消することを目的とした行為。

インテーク
受理面接の同義語として用いられる。受理の可否についての決定と信頼関係を基盤とした専門的援助関係を形成することが主な目的である。

専門的援助関係
友情などに基づく一般的信頼関係とは異なり、サービスを必要とするクライエントのニーズに基づく援助関係である。

頼りなさそうだけど、話は聴いてくれそうだ」と感じているかもしれない。ここでは、言葉が発せられる以前に、1つのコミュニケーション交流が生じている。そこでMSWが「どうされましたか？」と第一声を発し、クライエントが「外来に受診しているのですが、医者から検査入院を勧められて、医療費と仕事のことで……」と話し始める。MSWは「これは私も役に立てそうだ」とほっとして聴いている。このようにしてクライエントとの「関係」が始まる。さらに、クライエントとの言語的・準言語的・非言語的コミュニケーションのやり取りを通じて、この「関係」は発展していくのである。これらのことからもわかるように、専門的援助関係は、援助者からクライエント、あるいはクライエントから援助者への一方的な関係ではなく、相互交流的な関係であり、互いに影響を及ぼす。それと同時に、この関係は「静的」な関係ではなく、「動的（ダイナミック）」な関係であり、コミュニケーションのやり取りに伴って変化をする。

　また、「クライエントであるあなた」と「援助者である私」は、どちらも独自の考え、感情、個性を持った人間であり、主観的価値観を持った存在である。すなわち、クライエントと援助者の専門的援助関係は、互いに個性を持った人間同士の相互関係であることから、両者は平等である。このような関係を「間主観関係」あるいは「人間関係」と呼ぶことができる。一方で、援助者には援助者として期待される役割があり、クライエントにはクライエントとしての役割があることも事実である。専門的援助関係は、異なった役割を担う人間の間の役割関係としての側面も持っている。

間主観関係
intersubjective
relationship

　よい専門的援助関係が機能するためには、「役割関係としてのクライエントと援助者との関係」と「人間関係としてのクライエントと援助者との関係」の間に一定のバランスが保たれていることが望ましい。しかし、この両側面にはしばしば矛盾と対立が生じる。たとえば、長期的にみればクライエントの対処能力の向上に役立つが、現在のクライエントにとっては苦痛に感じることがらを、援助者として勧めなければならない場合もある。このような場合は、援助者は矛盾を避けず、それをクライエントとともに抱える覚悟が要求される。その矛盾の中に何らかの解決策が見出されることを援助者は忍耐強く待つことが必要である。

役割
role
個人が特定の社会状況もしくは集団の中で占める地位に伴って期待される行動パターン。

B. 良好な専門的援助関係づくりに必要なコミュニケーション

[1] 援助の態度を実現するコミュニケーション

　ソーシャルワーク実践においては、クライエントと適切なコミュニケー

ションを取る能力は、良好な専門的援助関係を構築するために不可欠である。そのために、コミュニケーション技法を身につけておくことは大変重要な意味を持つ。コミュニケーションは、互いに情報を伝え合ったり、意見を交換しあったりするだけでなく、その根底となる重要な要素は、人の心と心が触れ合い、人格と人格が交わる中で、互いを受容し共感し合うことである。

[2] コミュニケーションの基本的事項

(1) 言語的メッセージ、準言語的メッセージ、非言語的メッセージ

コミュニケーションにおいて「あなた」と「私」の間で取り交わされるメッセージ（情報）には、大別して、言葉によるもの（言語的メッセージ）と言葉によらないもの（非言語的メッセージ）がある。

非言語的メッセージを発信する手段として、身振り、手振り、アイコンタクト、位置や姿勢の取り方など、多様なものがある。また、言葉の強弱や長短、声の抑揚は必ず言語に伴うものであり、言葉で伝えられている内容にメッセージを加えるものなので、準言語的メッセージという。二者間のコミュニケーションでは、言語そのものを通じて伝達される情報量よりも、その背景にある準言語的・非言語的メッセージがより多くの情報を伝えていると言われている。非言語的メッセージを介して伝わる情報の特徴は、主として「関係性」に関するものである。認知症の方や重度の障害を持つ方との交流は、非言語的メッセージを通じて可能な部分も多い。クライエントの身体に優しく触れ、丁寧に語りかけ、視線を合わせながら話を熱心に聴くことで、言語的な交流が難しいクライエントとの間でも専門的援助関係を築くことが可能になる。

(2) メッセージとメタ・メッセージ

非言語的メッセージと言語的メッセージが矛盾している場合、非言語的メッセージのほうが大きい効果を与える。たとえば、クライエントが深刻な話をしているときに、援助者が目も合わせず「大丈夫ですよ」と抑揚なく言った場合、「大丈夫ですよ」という安心と保証を与えるはずの言語的なメッセージは、援助者の非言語的に発している「あなたの話には興味がない」というメッセージによって打ち消されてしまう。非言語的メッセージは、言語的メッセージ「大丈夫ですよ」についてのメッセージを伝えているので、メタ・メッセージ（メッセージのメッセージ）であるということになる。多くの情報はメッセージとメタ・メッセージの両方を含んでいる。これが極端な場合は、この例のようにダブルメッセージ（矛盾した2つのメッセージが同時に発せられる）ということになる。専門的援助の場

面ではメッセージ（言葉）とメタ・メッセージ（態度）は一致していることが求められる。

(3) コミュニケーション技法の階層構造

ソーシャルワーク実践におけるコミュニケーションには、以下の3つの目的がある。①良好なクライエント－援助者の専門的援助関係の樹立（ラポールの形成）、②クライエントからの情報の収集、③クライエントへの説明、である。しかし、これらは個々に独立した要素ではなく、連続的、相補的な関係にある。

これらの目的を実現するために、コミュニケーション技法の一つひとつを修得し、さらにその機能を構造化して理解しようとするとき、アイビイ，A.が提唱した総合的カウンセリング教育法であるマイクロカウンセリングの考え方が非常に有効である（**図2-3-1**）。

ソーシャルワーク実践で最も基本的な機能は、良好なクライエントと援助者の専門的援助関係を築くことである。このために必要とされるのは、クライエントと援助者の間に受容的なリラックスした雰囲気をつくり出すための基本的な態度、非言語的メッセージの一群である。アイビイ，A.はこれを「かかわり行動」とした。適切なかかわり行動により言語的なコミュニケーションを支える背景（コンテクスト）が形成される。これなくし

マイクロカウンセリング
アイビイ（Ivey, A.）によって体系づけられた。面接を細部まで分解し、技法に名称を与えた。スキルを総合的に捉え、個々のスキルは教育・訓練によって学習可能なものであるとした。

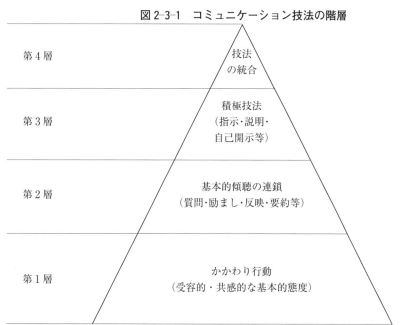

図2-3-1　コミュニケーション技法の階層

第4層	技法の統合
第3層	積極技法 （指示・説明・自己開示等）
第2層	基本的傾聴の連鎖 （質問・励まし・反映・要約等）
第1層	かかわり行動 （受容的・共感的な基本的態度）

出典）アイビイ，A.E. 著／福原真知子・椙山喜代子・國分久子・楡木満生訳『マイクロカウンセリング―"学ぶ-使う-教える" 技法の統合：その理論と実際』川島書店，1985，p.8を参考に筆者作成。

てはどのような言語的な技法も効果を発揮しないため、基本的な態度である「かかわり行動」を最も基底に位置づけた。このような態度に支えられるように第2層ではコミュニケーション技法のほとんどすべてが含まれ、さらに援助者からのクライエントへ働きかける第3層を形成し、それらすべてを修得してはじめて、第4層の技法の統合が可能になるとした。

C. かかわり行動—受容的な雰囲気をつくり出す態度—

かかわり行動とは、クライエントと援助者のコミュニケーションを確立し、効果的な面接を行うための基本的な態度のことである。その多くは、言葉によらない非言語的メッセージとして、両者の間に取り交わされるものである。

[1] 場所・時間

構造化された面接においては、クライエントが援助者の場所を訪れることになる。面接する場所の配色、椅子や机の配置、騒がしさなどすべてのことがクライエントの気持ちや面接の雰囲気に影響を与える。原則として、面接する場所は、プライバシーが保て、誰かによって会話が妨げられることがないことが望まれる。さらに、面接時間についても面接の雰囲気に影響することがある。食事時間帯や業務終了時間が迫っていては、落ち着いて話ができない。また、面接内容によっては、面接後にクライエントが手続きなどの行動をしたり、援助者が他の関連機関に連絡調整などができる配慮も必要である。

また、生活場面で行う生活場面面接という方法も重視されている。生活の中で生じた出来事が利用者にとって重要な意味や影響がある場合、あるいは利用者の日頃の言動を再考するのに良い機会である場合に活用する。その場で利用者や周りの人に話を聴き、状況を一緒に考え、理解し、問題状況や利用者の認識・行動の変化を促すというものである。生活場面面接を行う際の留意点としては、プライバシーへの配慮と、構造化された面接に移行することが必要だと判断される場合、クライエントに承諾を取ることがあげられる。

[2] 位置、距離

クライエントと援助者の互いの位置関係も重要な要素である。面と向かった位置関係を「対面」の位置と言う。真剣に話を聴こうとすればこの位置関係を取ろうとするが、アイコンタクトが取れ過ぎ、緊張感のある位置

ともなる。横並びの位置を「情」の位置と言う。アイコンタクトがなく、かなり接近しても危険を感じることが少なく、気を許して話をする位置である。一方で、情を寄せ合う位置であるため個人的な感情交流も起こりやすいことに留意しなければならない。人にとって後ろは「恐れ」の位置である。黙って後ろに立たれると嫌な感じを受ける。車いす介助などの際はこの位置関係が基本であるため、適切な姿勢や視線などによって対応する必要があろう。初めてクライエントと接する時や互いに緊張しない位置としては、斜め 45 度くらいから接すると視線に「ゆとり」が生まれる。位置もどのような意図でクライエントとかかわるかによって、選択していくことが望まれる。また、人間同士の親密さは身体間の距離に表れる。親しい人になるほど物理的距離は短くなる。これを対人距離と言う。

［3］ 表情、視線

　初めて会う人同士が互いの印象を形成するのは、顔の表情が重要な要素となる。感情が表に現れる表情を見て、自分への評価や会話を楽しんでいるかなどの反応を読み取る。援助者は、受容や共感を表情で示すことが求められる。また、相手の目を見て聴き、話すように心がけることが基本であるが、100％視線を合わせて話すと相手が圧迫感を感じることがある。状況によっては、意識的に視線をはずすことも必要である。さらに、援助者は、面接における記録の取り方に注意を払う必要がある。すなわち、記録を取ることを重視するあまりクライエントに視線を向けなければ、「話を真剣に聴いていない」などという不信を与えることもあろう。さらに、クライエントの非言語的メッセージを見逃すことにもなりかねない。

［4］ 身体言語（gesture ジェスチャ）

　身振りや手振り、癖などに表される非言語的メッセージである。たとえば、困ったときに頭をかく、緊張していると咳払いをするなどである。多くの場合、本人はこのような動作を意識していない。身体言語は顔の表情との組み合わせでさらに多くの意味を伝えることになる。援助者は自分自身の身体言語の特徴を自覚し活用することができれば、コミュニケーション場面の雰囲気をより効果的なものに変えることができる。また、クライエントの身体言語表現を観察すると、心理状態を把握することができる。

［5］ 言葉遣い、声の調子（抑揚）

　言葉遣い、声の調子は、発せられる言葉に伴って伝わる重要な準言語的メッセージである。クライエントと援助者は対等な人間関係であり、上下

対人距離
interpersonal distance
ホール（Hall, E. T.）は、対面した二者間の物理的距離を心理的距離と結びつけ、大きく4つに分類している。
①親密距離（intimate distance）0 〜 50 cm：ごく親しい間柄。②個人的距離（personal distance）50 〜 120 cm：互いの身体が触れ合うことも可能な個人的な距離。③社会的距離（social distance）120 〜 360 cm：事務的な仕事上の役割関係の距離。④公衆距離（public distance）360 cm〜：互いに関与の外側にある距離。

表情
expression

視線
eye contact
アイコンタクト。

身体言語
gesture
ジェスチャ。

インフォームド・コンセント
説明と同意のこと。

インフォームド・チョイス
説明と選択のこと。現在の動向では、利用者主体、自己決定あるいは福祉サービスの構造の変化から、インフォームド・チョイスを主体に進められる傾向がある。

傾聴
クライエントが求めているものをクライエントの立場から理解すること。すなわち、クライエントの訴え、気持ち、表情をありのままに聴き取ろうとするものである。

関係ではない。丁寧な言葉遣いをすることは、「あなたと私は対等です」というメタ・メッセージを伝えることになる。また、インフォームド・コンセントあるいはインフォームド・チョイスの考え方が導入されている現在では、専門用語は避け、クライエントに伝わりやすい言葉を確認しながら使っていくことが求められる

［6］言語的追跡

　相手の話についていく態度のことである。援助者から話題を飛躍させないよう話の流れを読み、相手が十分に話していないうちに一方的にコメントをしたりしないという態度である。傾聴の基本となる態度とも言える。

参考文献 ● 斎藤清二『はじめての医療面接―コミュニケーション技法とその学び方』医学書院，2000.
● 福島統『医療面接技法とコミュニケーションのとり方』メジカルビュー社，2003.
● 柳澤厚生編『ナースのためのコーチング活用術』医学書院，2003.

演習問題

①ペアを組んで向かい合い、相互に感情を込めた表情をつくり、その感情を当ててみよう。なぜそのように思ったのかを具体的に相手から聴き、自らの非言語的コミュニケーションの特徴を知ってみよう。

②同じ言葉（言語的コミュニケーション）をさまざまな準言語的・非言語的コミュニケーションを使って話してみよう。ペアを組んで、聴いている方はどのような印象を持つか、どのような場面や状況にふさわしいか話し合ってみよう。

　たとえば「ごめんなさい。」「うれしいよ。」「困ります。」「辛いよ。」等、喜怒哀楽を表現する言葉を使ってみよう。

③ペアを組んで距離を取って向かい合い、1人が留まり、もう1人が相手に向かって近づいてみよう。留まっていた人は圧迫感を感じるところまで距離が詰まったところで「ストップ」と言おう。2人の距離を測り、対人距離について話し合ってみよう。

④ペアを組んで、「正面」「横並び」「後ろ」「斜め45度」の位置を取ってみよう。どのような場面や状況にふさわしいか話し合ってみよう。

4. プレゼンテーション技法

A. プレゼンテーションとは何か

　プレゼンテーションは、商品の説明や企画の提案など、ビジネスの場面で多く用いられる明確な目的を持ったスピーチと捉えられることが多い。一般的な定義として、以下を挙げる。

プレゼンテーション
presentation

　プレゼンテーションとは、「正確な情報を、それを求めている人々に、必要な時に、適切な形で、適切な場所で伝えること」（武田秀子編『ビジネスプレゼンテーション』実教出版より）。

　プレゼンテーションの目的は以下の2つに大別される。
①相手に何らかの行動を起こさせるために行うもの（「説得型」）。
②相手に情報を正確に伝えるために行うもの（「情報提供型」）。

　商品を買ってもらいたい、企画を採用してもらいたい、といった目的から行うものは「説得型」、介護保険の新しいルールについて正しく理解してもらいたいという目的から行うものは「情報提供型」に分類できる。

　また、より広くとれば、初対面の人たちに対する簡単な自己紹介やあいさつなどもプレゼンテーションと捉えられる。これらは情報提供というよりも、むしろ自分という人間に対する相手の警戒感を除去し、好印象を持ってもらうためのものである。いわば「好感獲得型」といえるだろう。

　このように見ていくと、プレゼンテーションが企画、営業、マーケティングなどの特別なビジネス分野に閉じたものでないことがわかる。また、政治や企業統治の分野で求められてきたアカウンタビリティ（説明責任）が、近年は社会のすべての分野で要求されるようになってきた。相談援助の業務においても、援助の効果や、そのための費用についての情報の開示や説明を、関係者や社会に対して行うことが求められている。プレゼンテーションの技術を磨くことは、すべての社会的活動を行う者にとって、必須のことなのである。

アカウンタビリティ
accountability

B. コミュニケーションの視点から見たプレゼンテーション

　私たちは、相手に何かを伝えるとき、言語というコードを主に使って行っている。たとえば「ネコ」と発音すると、それを聞いた相手には「ニャ

コード
code
記号。

ーとなく動物」が浮かぶ。ネコ（猫）とは何か、その概念全体を説明することは容易ではないが、とりあえずその概念に「ネコ」という音（あるいは漢字）をあてて示すことで、ある種の動物のイメージを相手に与えることが可能となっているのである。

　しかし、その言語をメッセージとして受け取った相手が、どのようなネコをイメージするかはわからない。三毛猫かトラ猫か、あるいはマンガのキャラクターが頭に浮かぶ人がいるかもしれない。記号の解読に大きく影響するのがコンテキストである。コンテキストとは、そのときの会話の流れ、話し手や聞き手の過去の経験、話している場面や場所、タイミングなど、コミュニケーションに影響を与え得る背景のことである。人は主に言語というコードを用いて情報を伝え合っているが、伝えたい情報の記号化、伝えられた情報の解読にあたっては、その人自身が持っているコンテキストが大きく影響しているのである。

コンテキスト
context
文脈。

　コミュニケーションが記号を介して行われている以上、そこにある種の誤解が生まれるのは必然ともいえる。この誤解を少しでも減らす上で効果的なのが、フィードバックである。これはメッセージの送り手に対して受け手が逆に情報を返還する行為である。「それ、どういうこと？」と聞き返せば、話し手は今のメッセージがうまく伝わっていなかったことに気づき、別の言い方で説明するだろう。このように会話のキャッチボールをすることで、コミュニケーションの宿命である誤解の要素が少しでも減るように、私たちは無意識の調整をしているのである。

フィードバック
feedback
反応。

　コード、コンテキスト、フィードバックについてまとめる（図2-4-1）。

図2-4-1　コミュニケーションのしくみ

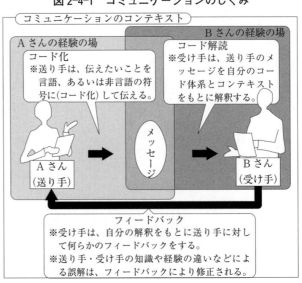

出典）武田秀子編『ビジネスプレゼンテーション』実教出版，2003，p.37.

このようにコミュニケーションのしくみを考えると、プレゼンテーションの難しさが浮き彫りになる。一般にプレゼンテーションでは、話し手は一定時間話しっぱなし、聞き手は聞きっぱなしで、情報の一方通行になることが多い。コミュニケーションを円滑にするためのフィードバックを受けることが難しい状況なのである。相手の反応に合わせて臨機応変にメッセージを変えていくことが困難なプレゼンテーションの場合は、最初から聞き手に合った話を綿密に構成しておく必要が出てくる。

C. プレゼンターの心構え

プレゼンテーションを行う人（＝プレゼンター）には特に以下の3つの心構えが大切である。

①目的と状況を十分意識すること。

②タイムマネジメントに気を配ること。

③聞き手のプロフィール、ニーズを十分に分析して臨むこと。

人前でまとまった話をするときには、必ず事前に「何のために話すのか」を確認して臨む。できれば文章の形で書き出すとよい。そしてその目的が与えられた状況（＝場面）、すなわち持ち時間、場所、聞き手の人数や知識レベルなどに照らして達成可能であるか、十分に吟味する。

また、冒頭で「何分ぐらい話すのか」を聞き手に伝え、その時間の約束を必ず守るように心がける。人に与えられる時間は誰でも1日24時間平等である。他人の時間を1分たりとも無駄にしない気構えをもちたい。何となくダラダラ話したりしないで、きちんとタイムマネジメントするのは話し手の基本的責務なのである。

そして、最も重要なことは聞き手にとって「プレゼント」と感じられるような話をすることである。宮台真司はコミュニケーションにおける「表現」と「表出」の明確な違いを強調している。「表出」とは、自分の言いたいことを言ってすっきりすることである。一方の「表現」は相手にどのように伝わるかを意識し、相手に合わせた形で表す行為である。プレゼンテーションは表現行為であって、決して表出行為であってはならない。

相手に合った話をするためには、まず相手を知ることが第一である。聞く人たちの大まかな年齢層や性別、テーマについての知識レベルなどはぜひおさえておかなければならない。社会福祉に携わる者ならば、聞き手は何らかの障害のある人なのか、健常者なのか、障害があるとしてどの程度の時間なら話を聞いて理解してくれそうか、といったことにも気を配る必要があるだろう。また、より一般的な聞き手の分析としては、テーマにつ

タイムマネジメント

宮台真司
1959〜
社会学者。

いての予備知識のレベルと、聞きたいという動機付けの度合いで分類する手法がある。海保博之による分析例を参考までに挙げておく（**図 2-4-2**）。

図 2-4-2 プレゼンテーションの聞き手の類型例

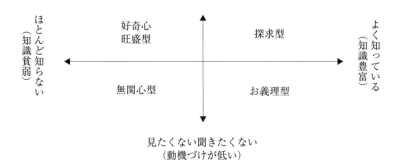

見たい聞きたい
（動機づけが高い）

ほとんど知らない（知識貧弱）

好奇心旺盛型　　　　　　　　探求型

無関心型　　　　　　　　お義理型

よく知っている（知識豊富）

見たくない聞きたくない
（動機づけが低い）

出典）海保博之編『説明と説得のためのプレゼンテーション』共立出版，1999，p.6.

D. プレゼンテーションの具体的手順

実際にプレゼンテーションを実施するための手順について、内容構成、表現技術、ビジュアルエイド（視覚教材）、質疑応答、環境設定の5つの視点から概観する。

ビジュアルエイド

［1］内容構成

基本的に導入・本論・結びの3部で構成する。時間配分は、たとえば10分間話すのならば、導入2分、本論7分、結び1分のように、導入に少し長く時間をかけて、聞き手の「聞く態勢」を確立するのがよい。

(1) 導入

冒頭ではまずフルネームで名乗り、あいさつをする。多少、前フリのようなテーマに関係のない話をして、場を和ますのもよい。次に、何のためのプレゼンテーションなのか、目的を説明する。その後、所要時間と全体の概要を説明し、質疑応答は最後に受ける旨、ことわっておく。これで導入は終了だが、一番重要なのは、プレゼンテーションの概要をきちんと説明しておくことである。聞き手は、話の「先が見えない」と興味を失いやすいし、時間も長く感じてしまうものである。最初に全体像を示して、聞き手に心の準備をさせたほうが、その後の展開もスムーズにいく。

(2) 本論

本論の組み立て方には以下（次頁）のようなものがある。基本的に聞き手の集中力は時間とともに落ちていくのが普通なので、大事なことは出し

惜しみせず、前倒しで伝えていくのがよい。

①過去→現在→未来

②既知→未知

③概要→詳細

④結論→理由

　時系列で伝えていくと、誰でも過去・現在・未来の順番は理解できるので、聞き手にわかりやすい印象を与えることができる。また、既知のことを先に説明することで安心感を与え、そこから新しい情報に移れば、聞き手に受け入れられやすい。概要や結論を先に言うのは、いずれも聞き手が「先に聞きたい情報」だからである。概要が理解できると詳細が知りたくなる、結論を聞かされると「なぜそうなのか」理由を知りたくなる。そうした聞き手の心理に合わせた組立をすることが重要なのである。

（3）結び

　全体の簡単なまとめ、傾聴のお礼などでさらりと終わらせるのがよい。原則的に新しい情報は入れない。結びの部分であまり多く話すと、聞き手に「くどい」印象を与えてしまうことが多いので注意が必要である。

［2］表現技術

　表現技術とは、構成した内容をどのように伝達するか、話し方・伝え方の部分である。コミュニケーションにはさまざまなチャネルがある。話すときの表情、声の調子、間の取り方、身ぶり、服装など、複数のチャネルを駆使して情報を生き生きと伝えたいものである。表現技術は言語表現と非言語表現に大別できる。

（1）言語表現

　効果的に伝達するための言語上、修辞上の工夫として以下が挙げられる。

①比喩の活用

②例示の活用

③つなぎ言葉の活用

④用語の選択

　比喩とは、身近なものにたとえることで情報をわかりやすくする手法である。「標高〇〇キロメートル」と言う代わりに「富士山と同じくらいの高さ」と表現すれば、聞き手にとってイメージが湧きやすいだろう。

　例示は具体的な事例を挙げて、一般概念を補強する手法である。小学生に著作権の概念を説明するとき、「著作権とは、著作者に独占的に与えられる権利であって、特段の手続きを経ることなく……」などと説明するだ

過去→現在→未来
時間の順に話を展開していくやり方。

既知→未知
聞き手に馴染みのある内容の後で、新しい情報を提示するやり方。

概要→詳細
全体の大枠を明示した後で、細かい点を説明していくやり方。

結論→理由
結論を簡潔に示した後で、それに至る経緯・事情を説明するやり方。

チャネル
channel
回路。

言語表現
verbal

非言語表現
non-verbal

けではわかりにくい。実際にどんな行為が著作権侵害にあたるのか、事例提示が必要となる。

つなぎ言葉とは、「たとえば」「しかし」「つまり」「要するに」など、話がどちらに展開するかを予測させるナビゲーションの言葉である。こうした言葉を大きな声で、間を取りながら発することによって、聞き手にとってわかりやすい話（先の読みやすい話）をすることができる。

用語の選択も重要である。自分にとって馴染みのない言葉が多く出てくるプレゼンテーションは聞きにくい。福祉の専門家だけを相手に話すときと、一般の人に話すときでは、使うべき用語も違ってくる。この言葉を使って相手にわかるか、常に意識して用語を選択していく必要がある。

(2) 非言語表現

言語によらないチャネルを生かした表現技術には、以下のようなものがある。

①身ぶり・姿勢
②表情
③アイコンタクト
④服装・髪型
⑤声の大きさ・調子

身ぶり
gesture

姿勢
posture

身体表現
body language

身ぶりの重要性は意識されることが多いが、同じくらい姿勢も重要である。腰の位置を決め、胸をはって顎をひいたポーズで堂々と話す。ところどころに自然な動きを入れる。動く、動かない両方の身体表現を組み合わせることが肝要である。

好意の返報性
人は自分に好意を示してくれた相手に好意をもちやすいという心理上の傾向を表した言葉。

アイコンタクト
相手に視線を送ることで何らかのメッセージを送る行為。

表情は明るく、笑顔を忘れないようにしたい。人は自分に好意的に接してくれる人に対して、その好意を返したいという心理が働く。これを好意の返報性という。常に友好的な雰囲気を保ちながら話すことが大切なのである。

アイコンタクトとは、話しながら目で合図を送る行為である。聞き手は話し手が「自分の方を見ている」と感じると、緊張感を持って話を聞く。あまり威圧感を与えないように気を配りながら、巧みに目を配り「あなたに話しかけているのですよ」というメッセージを送るようにしたい。

服装や髪型も、聞き手に対して何かを語りかけていると考えるべきである。職業人としてその職業に相応しい身だしなみにするのはもちろん、プライベートも含めて社会人としてTPOに合わせたスタイルを心がけるべきである。

TPO:
Time Place Occasion

声の出し方、話し方は大きめ・ゆっくりめを心がけたい。話し手は自分の「知っている」ことを話す。一方聞き手は「知らない」ことを聞くので

ある。このギャップを埋めるために、話し手は自分がちょうどよいと思うよりもあえて少しゆっくりと、大きめの声で話す方がよいのである。

［3］ビジュアルエイド

　人間は情報を手に入れるとき、その多くを目（視覚）から得ており、その割合は80％以上になるとも言われている。スピーチだけで済ませるのではなく、何かを効果的に見せることによって、プレゼンテーションの効果は大いに高まる。視覚にうったえる補助資料をビジュアルエイドと呼ぶが、これは提示資料と配付資料に大別できる。

①提示資料（PC資料の投影、書画カメラ、ホワイトボードなど）
②配付資料（レジュメ、配付用商品サンプルなど）

　提示資料には、多くの聴衆の目を引きつける効果がある。最近では、パソコンのプレゼンテーションソフトを利用して、スライドを作成するのが主流となっている。こうしたソフトを使って資料をつくるときの注意点としては、あまり多くの情報を1つのスライドに入れすぎないように、キーワードを中心にシンプルにまとめることである。グラフやイラストなどを織り込むと、より印象的なスライドにすることができる。

　インパクトが大切な提示資料と比べ、記録・保存の意味のある配付資料は、正確性・詳細性を重視する。レジュメ類は聞き手が持ち帰るものなので、著作権などにも配慮しながら正確な資料をつくる。また、話すと煩雑になるような細かなデータは表でまとめ、「詳しい予算計画はお手元の資料でご確認ください」などと説明するやり方もある。

［4］質疑応答

　質疑応答は、プレゼンテーションが終わってからまとめて受けるほうがよい。話の途中で質問を受けると、全体の予定が狂ってしまうからである。質問はプレゼンテーションの内容をより正確に深く受け止めようとする聞き手側の能動的な行為であるから、つねに肯定的に受け入れ、真摯な態度で答えることが求められる。

　質問をされたら、すぐに答えるのではなく、質問内容を自分の言葉に置き換えて言い直しを行う。このプロセスを経ることで、質問の取り違えが防げるし、また、質問者以外の聞き手も質問内容が何であるかを確認することができる。

　自分に知識や情報が不足していて、質問に答えられないというケースもあり得る。その場合は、ごまかさずに正直にそのことを伝えるほうがよい。ただし、わからないと開き直るのではなく、「今、データがありませ

ビジュアルエイド
visual aid
視覚教材。コミュニケーションの助けとなるような、視覚にうったえる資料のこと。

んが、来週までにお調べして回答します」などと期限を区切ってフォロー
の約束をするとよい。

［5］環境設定

　大切なプレゼンテーションの場合は、事前にしっかりと会場の下見をす
る。マイクやプロジェクターなどの設備のチェックをきちんとし、本番で
戸惑わないようにしたい。また、対人距離もコミュニケーションに大きく
影響するので、座席のレイアウトなど、会場全体のセッティングにも気を
配るようにする。可能ならば、その会場を使って本番通りの時間をとって
リハーサルを行うとよい。

参考文献　●大島武『プレゼンテーション・マインド「相手の聞きたいこと」を話せ！』マ
キノ出版，2006.
●海保博之編『説明と説得のためのプレゼンテーション―文章表現、図解、話
術、議論のすべて』共立出版，1995.
●佐藤綾子『自分をどう表現するか―パフォーマンス学入門』講談社現代新書，
講談社，1995.
●カーネギー，D. 著／市野安雄訳『話し方入門』創元社，2000.
●松尾太加志『コミュニケーションの心理学―認知心理学・社会心理学・認知工
学からのアプローチ』ナカニシヤ出版，1999.
●山本清『アカウンタビリティを考える』NTT 出版，2013.
●レイノルズ，G. 著／熊谷小百合訳『プレゼンテーション Zen ―プレゼンのデ
ザインと伝え方に関するシンプルなアイデア（第 2 版）』丸善出版，2014.
●箱田忠昭『あたりまえだけどなかなかできないプレゼンのルール』明日香出版
社，2008.

演習問題

①あなた自身をプレゼンテーションする場合の構成を考えてみよう。自分
　の「これまでのあゆみ」「現在の問題意識」「将来の希望」というように
　時系列にしたがって話を組み立てよう。
②自分自身も健康で、家族にも障害を持つ人がいない若者に対して「介護
　保険制度」の重要性を理解してもらいたい。どんな出だしで話を始めた
　らいいだろうか、考えてみよう。
③感じのよい話し方をするためには、どのようなことに気を配ったらよい
　だろうか。大切だと思うポイントを 10 個挙げ、それについて周りの人
　と話し合ってみよう。

5. ネゴシエーション技法

A. 社会生活とネゴシエーション

ネゴシエーションにあてはまる直接的な訳語は「交渉」である。そして交渉という言葉から想起されるのは、利害が異なる立場同士の人たちがお互いの妥協点を探る様子であり、その前提として対立の構図がある。こう見ていくと、社会福祉の文脈の中でネゴシエーションが機能する場面は比較的少ないと言えるかもしれない。

しかし、仮に立場上の対立の構図がない、本来協力して仕事を進めるべき人たちの間でも、考え方や方針の違いは存在し得るだろう。そのような状況は当然克服されなければならない。そこで、意見の交換を通じて譲るべきところは譲り、お互いに納得できる合意点を見出すネゴシエーションが重要になるのである。この場合は、協調関係にあるべき人たちの意見のすり合わせであるから、交渉というより「調整」という日本語のほうが近いかもしれない。

ネゴシエーションの視点が重要なのは、そこに妥協という要素が含まれるからである。「意見が違うなら『説得』してみよう」という気持ちで話し合いに臨むとしたらどうだろうか。それは、相手の意見を自分の意見に100％変えようとする試みである。相手の考えだけを変えさせるという一方的な考え方では、両者の意見を統一することは難しい。どのあたりまでなら譲れるか、自分の方も妥協して合意点を探る、この心構えを忘れてはならない。「足して二で割る」「おとしどころ」などは日本で以前から使われてきた表現だが、こうした協調主義的姿勢の重要性を示していると言えるだろう。

ネゴシエーション
negotiation

B. 説得のメカニズム

一方的に相手を説得しようと試みることの問題点について先に触れたが、ネゴシエーションにおいて、相手に対して説得力のあるメッセージを発することは本質的に重要なことである。人を説得するとはどういうことか、コミュニケーション研究の視点から見ていこう。

［1］権威の効果

　同じことを伝える場合でも、話し手が専門家として名高い場合などは、そうでない場合よりも説得効果が高まると言われている。権威のある送り手（信憑性の高い送り手）のメッセージのほうが、説得効果が高い（態度の変化が起こる確率が高い）ことは、実証研究でも明らかになっている。しかし、こうした権威による効果は、時間の経過により薄れるという結果もまた、観測されている。送り手の魅力や権威による説得効果は説得直後には高いが長続きしない。これはスリーパー効果と呼ばれている。

［2］脅しの効果

　「このままタバコを吸い続けると、肺ガンになる確率が○％ですよ」という脅しは、ヘビースモーカーを禁煙に導くだろうか。脅しの効果は実はあまり高くないと考えられている。たとえば、仕事を発注する側の強い立場の人が「この条件のままでは、もうおたくとは取引できない」と脅せば、それなりの効き目があるだろう。しかし、それは心から説得されたものではない。脅しをかけられると、人は恐怖の刺激の方に反応してしまい、論理的に考えて納得しようという姿勢が生まれにくくなる。肝心のコミュニケーションの内容が過小評価、あるいは無視されてしまうために中枢的・本質的な態度変容に至らないことが多いと研究者たちは考えている。

［3］報償の効果

　相手に何らかの報償を与えて、その代わりに意見を受け容れてもらおうという試みもしばしば行われる。こうした付加価値の効果は、説得内容について受け手の知識があまりない場合は効果的だが、受け手側に強い興味やこだわりがある場合は効果が薄いと言われている。しかしながら、現実のネゴシエーションの場面では、このように何らかの付加価値によって相手を説得しようとすることが多い。仮に相手が心から納得していないとしても、現実的には、交渉の妥協の足がかりとして、こうした付加価値の提示がしばしば行われ、それなりに効果をあげるのである。

［4］精緻化見込みモデル

　人が説得されるときのメカニズムには、2つのルートがあると言われている。相手のメッセージを処理した結果、テーマについての自分の捉え方・考え方（認知構造）そのものが変わる場合は、心から納得した状態であり、これを中枢ルートと呼ぶ。その一方で、話し手の権威や魅力、脅し、報償などの、説得内容とは直接的にはかかわらない情報によって、受

け手の態度が変わる場合もある。これを周辺ルートと呼ぶ。これら2つの
ルートの関連性を明示したものが、精緻化見込みモデルである（図2-5-
1）。周辺ルートで説得された場合は、その効果は日が経つに連れて薄れる
と考えられている。ネゴシエーションを周辺ルートでまとめた場合には、
必ず文書などで記録し、合意点を「心」のレベルから「約束」のレベルに
移行しておく必要がある。

周辺ルート

精緻化見込みモデル
elaboration likelihood
model

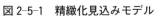

図2-5-1　精緻化見込みモデル

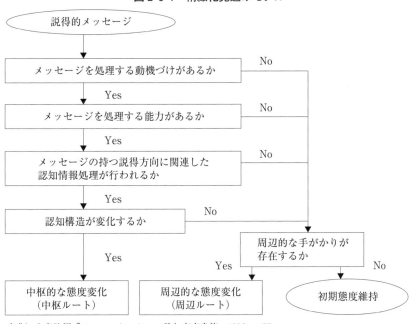

出典）中森強編『コミュニケーション論』東京書籍，1998，p.77

C. ネゴシエーションの手順

[1] 事前準備

　本格的なネゴシエーションを行う場合、「当たって砕けろ」ではだめ
で、事前に周到な準備をしておく必要がある。

　第1に、関連状況を把握し、関係人物について十分に調べておく。特に
意思決定において最も大きな影響を与える人物（キーパーソン）について
詳細な情報があると、戦術上も有利である。

キーパーソン

　第2に、話し合いの中で確認しておかなければならない事項をリストア
ップし、漏れがないようにしておく。

　第3に、交渉のストーリー、議論の流れをシミュレーションしておく。
ここで最終的な合意点のイメージをもち、そのための譲歩案なども考えて
おくことが大切である。ただし、相手のあることなので、実際の交渉現場

では、当初の計画にこだわりすぎず、臨機応変に対応するようにしないと話はまとまらない。

　最後に、細かな環境要因を精査しておく。交渉には心理的要素も大きく影響する。交渉する場所、交渉者の数、タイムリミット、第三者の参加・不参加など、意思決定に影響を与える可能性のあるものについて確認しておくことを忘れないようにしたい。

[2]　ネゴシエーションの過程

グラハム
Graham, J. L.

　実際の交渉現場ではどのように話を進めればよいのだろうか。グラハムは合意形成に至るまでの4つのプロセスを示している。

①第1段階：雑談による探り合い

②第2段階：テーマおよび関連事項についての情報交換

③第3段階：説得

譲歩と合意

④第4段階：譲歩と合意

　いきなり説得工作に入るのではなく、事前に十分な情報交換のプロセスをもち、お互いに誤解のないようにしておくことが大切である。また本題に直接関係のない探り合いのコミュニケーションは、ネゴシエーション全体の雰囲気づくりに役立つ他、相手の性格の特徴や、今回の話し合いに対する姿勢を探る上でも重要である。

　第3段階では、お互いに相手を説得しようと自説を展開するが、どちらかの意見がそのまま通ることは通常あり得ない。そこで、第4段階としてお互いに100%を得ることは無理という前提で、妥協点を探っていくことになる。

[3]　ネゴシエーションのフォロー

　何らかの意見の違いがあって、それをネゴシエーションによって解決したとする。もちろん合意された内容がお互いに遵守されているかをきちんと確認していくことが、その後のフォローとしては最重要となる。

　ただ、それだけでは十分とは言えない。ビジネス、あるいは社会的活動の一般的慣習としても、日本では基本的に「長いお付き合い」が大切とされてきた。勝つための戦術を駆使し、心理戦を制して、一度のネゴシエーションで成功を収めることも、時には大切である。しかし、とりわけ社会福祉の分野では、相手の立場を十分に考えて、長期的に良好な人間関係を維持していくことを忘れないようにしたい。

D. ネゴシエーションの戦術

ネゴシエーションを有利に進めるために有効とされるいくつかの戦術がある。日常の社会生活上に応用できるものを2つ概観しよう。

[1] 新たな視点の提示（option）

争点が1つしかないと交渉はまとめにくい。たとえば商品の卸価格の交渉であれば、売り手は少しでも高く、買い手は少しでも安く、と考えるため妥協点を探る際は綱引きのような心理状態になる。そこで、売り手側が「わかりました。それではその価格で結構です。その代わり、あと20ケース多く買ってもらえませんか」と提示したらどうだろうか。視点、争点を追加で示すことによって、「価格で譲る代わりに数で意見を通す」といった新たな妥協点が見出せることがある。

[2] 長期的信頼の積み上げ（credible reputation）

「あのケアワーカーは、この問題についてはとても頑固で譲らない。でも、その他のことについては、とても柔軟に対応してくれる」。こうした評判は、長期的な信頼につながりやすい。自分という職業人のこだわり、ポリシーをしっかりともち、それを明快に、また根気よく伝え続けることが大切である。そして一度決めたポリシーを常に貫く態度を長期的に継続すると、一定の尊敬が生まれ、その姿勢が他人に尊重されやすくなる。

参考文献
- ●ジンバルド，P. & イブセン，E. B. 著／高木修訳『現代社会心理学の動向　態度変容と行動の心理学』誠信書房，1979.
- ●グラハム，J. L. 著／窪田耕一訳『アメリカ人の交渉術―日本式とどこが違うか』東洋経済新報社，1987.
- ●中森強編『コミュニケーション論』新現代図書館学講座〈15〉，東京書籍，1998.
- ●佐藤優『交渉術』文春文庫，文藝春秋，2011.
- ●リチャードシェル，G. 著／成田博之訳『無理せずに勝てる交渉術―段階的なアプローチが分かりやすい』パンローリング，2016.
- ●葛西伸一『すぐに使える！ ビジネス交渉14のスキル』経法ビジネス新書，経済法令研究会，2016.
- ●荘司雅彦『説得の戦略―交渉心理学入門』ディスカヴァー携書，ディスカヴァー・トゥエンティワン，2017.

①仲のよい3人で来春に卒業旅行に行くことになっている。あなたはアジアの国々を周ってみたいが、後の2人はそれぞれヨーロッパとアメリカを希望している。3人で気持ちよくアジア旅行をするためには、どのように話したらよいだろうか。考えてみよう。

②脳梗塞の後遺症に悩むAさん。ご本人は回復のために意欲的だが、奥様は「もう年齢も高いし、リハビリなんてあまり意味がない」と考えているようである。リハビリの重要性を理解してもらい、ぜひ奥様にももっと積極的に取り組んでもらいたいが、どのように説得したらいいだろうか。考えてみよう。

③社会福祉の分野で働いていく上で、あなた自身が「これだけは譲れない、とても大切なことだ」と考えるこだわり・ポリシーを10個考え、重要な順に書き出してみよう。

6. ディベート技法

A. ディベートの基本ルールと効用

ディベートに「討論」という訳語をあてたのは、福沢諭吉であると言われている。ただし、日本語の討論や討議は「特定の問題について議論すること」という意味で、その形式については問われないのに対し、外来語のディベートをそのまま使う場合は、細かなルール・手順が決められている。こうしたゲーム、あるいは競技としてのディベートの特徴を見てみよう。

①あるテーマ（論題）について肯定側・否定側に分かれて議論する。

②参加者は自分の意見に関係なく、どちらかのサイドに割り振られる。

③話す順番や制限時間が細かく決められている。

④必ず勝ち負けを決める。判断は第三者（ジャッジ）が行う。

初めてディベートに参加する人は、細かいルールがあるのはいいとしても、自分の意見に関係なく「肯定側」「否定側」のどちらかに割り振られる（たとえばくじ引きなどで）ことに抵抗を感じることが多い。しかし、これには意味がある。人は自分の頭の中に仮説があると、それを支持する証拠にだけ注意が向き、仮説に都合の悪い証拠には注意を向けにくくなるという傾向を持っている（これを確証バイアスと呼ぶ）。自分の意見と切り離して、この主張を通すにはどのような証拠を集めればよいかと客観的に臨むことで、論理性を養うことができるのである。

主なディベートの論題には、何らかの方針・ポリシーについて、その是非を議論する政策論題と、価値判断を問う価値論題がある。「日本は遺伝子組み換え食品の販売を禁止すべきである」は政策論題、「イヌよりもネコの方がペットに向いている」は価値論題の例である。実際の意見としては「どちらとも言えない」と考える人もいるのが通常であるが、ディベートでは必ず肯定・否定のどちらかの側に属さなければならない。人工的に対立の構図をつくり、論理性で相手に勝つためにどうすればよいかと思考をめぐらす過程にはさまざまな教育効果があるとも言われている。

ディベート
debate

政策論題
policy debate

価値論題
value debate

B. ディベートの流れ

ディベートの流れは、全体の所要時間によって異なるが、ここでは標準

的なフォーマットとして、全国教室ディベート連盟が主催する「ディベート甲子園」（中高生のディベートの全国大会）のものを紹介する（この中で各チーム1分ずつ2回まで「準備時間」を取ることができる）。

肯定側立論	6分
質疑応答	3分
否定側立論	6分
質疑応答	3分
否定側第一反駁	4分
肯定側第一反駁	4分
否定側第二反駁	4分
肯定側第二反駁	4分

　肯定側にとっての立論とは、与えられた論題に対して自分たちのチームのプランを提示する過程であり、以下のように行う。

①現在このような問題が存在する（発生過程）。

重要性　②その問題は極めて重要である（重要性）。

③その解決のために、あるプランを提案する。

解決性　④このプランを実行すれば、先に述べた問題は解決する（解決性）。

　一方の否定側は、肯定側の主張を否定しなければならない。以下のように立論する。

①肯定側のプランを採用すると、このような問題が起きる（発生過程）。

深刻性　②それは非常に深刻な問題である（深刻性）。

　肯定側はプランを採ることによって問題が解決することを主張し、否定側はプランを採ると逆にデメリットがあることを主張する。また、否定側はプランを採っても何もいいことがない（メリットがゼロである）ことを主張する戦術を採ることもできる。

　反駁は、それまでに出た議論について反論したり、比較したりする過程である。ここでは新しいプランや論点は出してはいけないことになっており、お互いの立論の優劣について議論を深めることになる。

　たとえば「日本はサマータイム制を導入するべきである」という論題ならば、肯定側は

①サマータイム制のない現状で、多くの経済チャンスが失われている。

②その額は試算によれば○○億円にも上り、極めて多大である。

③5月〜9月の5ヵ月間をサマータイム期間とし、夏季の夜を明るい環境で多く人が楽しめるようにしたい。

④このプランの導入により、レジャー産業を中心に大きな経済効果が期待できる。

否定側はこれに対し、プランを採った場合のデメリット（たとえば健康への影響、子どもの非行化との関係など）を主張していくことになる。反論しないと認めたことになってしまうルールなので、相手の主張をよく聞き、勝敗の判定者（ジャッジ）に対して自説の優位性を絶えずアピールしていかなければならないのである。

C. 論理的思考

ディベートの勝敗は話し方の巧拙で決まるのではない。あくまでも双方の主張について、論理的に筋が通っているか、強い論拠があるかなど、その内容が精査されるのである。ここで問われる「論理的に主張できる能力」は、競技ディベートをやらない人にとっても極めて重要な社会的スキルであると言えるであろう。ここでは論理的思考について考えてみよう。

［1］帰納法と演繹法

帰納法とは、個々の事実から何らかの因果関係を見出し、そこから一般原理を導き出す方法である（**図2-6-1**）。逆に、演繹法は一般原理から個別的な事実を導く（**図2-6-2**）。

帰納法

演繹法

図 2-6-1　帰納法の例

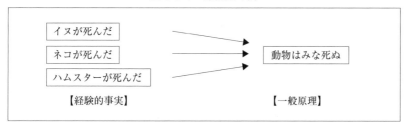

図 2-6-2　演繹法の例

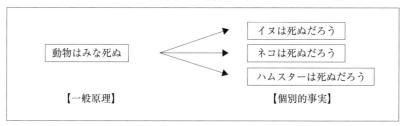

こうした思考法は、本当に一般原理や個別的事実を導くときだけでなく、人に対して物事を説明するときにも有効である。たとえば、ケアマネジャーが介護者に対して何らかのプランを提示する場合を考えてみる。

「このプランでやることになっているので、○○様もこれでお願いします」という演繹法で言うよりも「私が担当したケースでは今まですべてこのプランでうまくいっています。これはかなり有効なやり方なので、○○様もこれでいきましょう」と帰納法で言う方が説得力は高まるであろう。

［2］ トゥールミンの議論モデル

　イギリスの論理学者トゥールミンの考案した議論モデルは、スピーチやディベートのテキストにしばしば引用される。彼は、ある主張がなされるためには、それを支える根拠としての証拠が必要であり、さらに証拠から主張を導く理由が必要であるとした。彼はその他の要素として、理由を下支えする理由の裏付け、理由の確かさの程度を示す限定語、あてはまらないケースをあらかじめ除外しておく反証を提示している。このモデル自体にはいくつかの批判があるが、その基本構造は、私たちが物事を論理的に考える際の基礎として有効であると言えるだろう（図2-6-3）。

図2-6-3　トゥールミンの議論モデルの基本構造

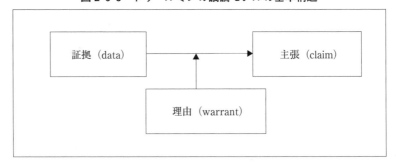

［3］ 論理性を高めるためには

　図2-6-3の論理構造から、ディベートに有効な論理性の高い主張を展開するにはどのような要素が重要か、考えていこう。

（1）証拠（data）の強さ

　証拠には、たとえば統計データ、実例、意見などが挙げられる。強い証拠であるためには、出典への信頼性が確かであることが必要となる。政府や公的機関が出している統計類は、一般に多くの人が信頼をおいており、有効であると言えるだろう。意見の出所としては、その分野の専門家、その問題の当事者、あるいは世論一般などが考えられる。専門家の場合はその権威がある程度問われることになる。世論の場合は、その調査方法や調査機関が信頼性に影響するし、どの程度の人がその意見なのか、数の力が重要になるだろう。また、社会福祉の分野もそうだが、社会情勢は日々変

トゥールミン
Toulmin, Stephen
1922 ～ 2009

主張
claim

証拠
data

理由
warrant

理由の裏付け
backing

限定語
qualifier

反証
rebuttal

化し続けている。証拠となる情報はできるだけ最新のものを揃えるように心がけたい。

（2）理由（warrant）の確かさ

　証拠から無理なく主張が導き出せるのか。理由付けの確かさも重要である。たとえば「インド人は時間にルーズだ」という主張を導くのに、「自分の友人のインド人女性はいつも待ち合わせ時間に遅れる」という証拠のみを提示するのはどうだろうか。この場合は、証拠そのものが力不足であるのに加え、たった1人のインド人の事例をインド人全般の傾向に広げる過度の一般化が行われている。思い込みが働くと、論理性が妨げられてしまう。常に一歩引いた客観的な目で自分の展開する論理の正当性を検討する心構えが必要である。

思い込み
assumption

参考文献　●安藤香織・田所真生子編『実践！アカデミック・ディベート―批判的思考力を鍛える』ナカニシヤ出版，2002.
●小野田博一『論理的に考える方法―判断力がアップし本質への筋道が読める』日本実業出版社，1998.
●橋本恵子『論理表現の方法』創言社，2006.
●本田一広『実践ロジカルシンキング―ロジカルシンキングを活用すれば仕事の生産性はこんなに高まる』中央経済社，2004.
●茂木秀昭『ビジネス・ディベート』日経文庫，日本経済新聞社，2012.
●ミント，B.著／山崎康司訳『考える技術・書く技術―問題解決力を伸ばすピラミッド原則』ダイヤモンド社，1999.

演習問題

①「生活保護の受給資格を緩和し、もっと多くの人が保護を受けられるようにするべきだ」というテーマでディベートをする場合、あなたが肯定側だったら、どのようなデータを集めるか。考えられるものを3つ挙げてみよう。

②①のテーマで、あなたが否定側だったら、緩和した場合のデメリットをどのように主張するか、考えてみよう。

③演繹法と帰納法の例を、それぞれ1つずつつくってみよう。

7. 面接技法

A. 面接の目的

[1] 面接は何のためにあるのだろう

今までにみなさんは、どのような面接を経験しただろうか。就職面接、病気治療のための医師との面接、法律相談、進学のための面接などはそれぞれに目的を持った固有の面接である。福祉臨床で扱う面接とは、広義の社会福祉を範疇として、心の中、特に生活上にさまざまな問題を抱えている人（クライエント）が、ワーカーとの言葉のつながりによって、あふれんばかりの心を開放することにある。そしてそれにより、できるだけ早くクライエント自身で問題の焦点に「気づき」、その解決に向けて社会資源を介在させ、ニーズに合致しているのかどうか検討し、傾聴、共感しながらワーカーと一緒に歩むプロセスである。言い換えれば、問題を解決するのはあくまでもクライエント自身であり、クライエントの自己決定を尊重し自己責任を促しながら自己実現に向かって進んでいく。

面接時に、クライエントの表情・眼の動き・言葉・動作・服装・アクセサリーなどに現れる無意識的・意識的な主張表現をワーカーがどのように理解し、「ありのままのクライエント」をどのように受け止めるかも面接を進める上で大切な方向づけとなる。その上で、相手の気持ち、感情に寄り添いながら、傍観者としてではなく相手の立場に添って、自然体で面接を進める。

イメージとしては、クライエントの言葉と感情（気持ち）の2種類の贈り物がワーカーの中に入ってくるような感じで受け止める。笑いながら悲しい言葉を表出するときもあれば、泣きながら楽しい言葉を表出することもある。

また、ワーカーは常に「どのような意味があってこのような質問をするのか」「何のためにたずねるのか」を考え面接に臨まなければならない。

よい面接を進めるためには、クライエントの「今、ここでの像」を見過ごさない観察力の深いワーカーの姿勢と、しっかりと一語一句クライエントが話す言葉と感情を受け止め、「問題の所在はどこにあるのか」「クライエントが今何を求めているのか」「クライエントにとって適切な援助は何か」を専門的に判断していくことが重要である。クライエントが無意識

社会資源
クライエントのニーズ充足のために活用される物的・人的資源を総称したもの。

共感と同情の違い
共感（接点は1ヵ所）専門職

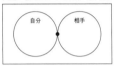

同情（接点は大部分）友人

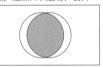

※共感はクライエントが経験したことと同じような体験があっても、それは同じではないことを常に自覚し、自分の心の中にある感情を表出させるのではなく、目の前にいる人に対して常に聴く姿勢をもつこと。それが同情になるとき、必ず「私も…」という言葉が出る。専門職はできる限りクライエントの話を限られた時間の中で聴くことが大切になる。もし、専門職が「私も」という言葉を使ったなら、その後に出てくるのは専門職の過去の体験談である。時には専門職者が自身の辛い体験を涙で語ることになる。相手の感情にまき込まれないように常に自己一致をさせる。

自然体
ワーカー自身が、クライエントに対する偏見・先入観、感情の一面だけに捉われず、心の余裕を持って自然な息づかいで話す姿勢が重要である。

的・意識的に表出する感情の揺れ幅をしっかりと感じ取り、そのままを受け入れていく姿勢も大切である。

　また相談内容は非常に多岐にわたるものであり、さまざまな分野に精通した専門的な知識と経験が問われることになる。特に、福祉臨床における面接は、心理学的・社会福祉的見地に基づいた知識・情報・助言を提供し、問題解決につなげていく人間的アプローチである。

[2] カウンセリングにおける面接

　カウンセリングは一般的にカウンセラー（相談者）とクライエント（来談者）の間における会話を通じて、クライエントへの情報の提供、問題解決への助言、クライエント自身の深層心理まで扱う治療技術である。特にロジャーズの「クライエント中心療法」が有名である。クライエントを社会環境の中に存在する人間として捉えながらも、その個人、人格そのものに焦点が当てられる。つまりカウンセリングでは、発達上におけるさまざまな課題に直面して、悩み・恐れ・抑圧などの問題を抱え込んでしまった人びとに対し、専門的な知識と技術を訓練した者が言語的および非言語的コミュニケーションによる相互関係作用を重視し、心理的な視点から治療にあたる。クライエント自身が自分の問題と向き合い、あるいはそれを認めながらありのままの自分を導き出すとともに、新たな生き方を発見し、自分の力で歩んでいけるよう援助する。特に、傾聴・受容・共感することは、クライエント自身を癒し、その内にある問題解決への意欲と成長発達を促すことにつながる。またカウンセリングは、クライエントの思い込みによって形成された自己概念と自分自身が経験したあるがままの自己との間にずれが生じ、それが「不一致」「不適応」「ひずみ」の原因であることを気づかせ、面接を通じてそのずれを徐々に一致させていくことにより、人格の変容を促すことを目的とする。カウンセラーとしての基本的な姿勢は、①人と人として根源的に同じレベルに立脚する関係、②人間の中にある潜在能力を常に捉える、③今、眼の前にいる人間の感情に寄り添い、しっかりとついていく、④カウンセリングの限界を理解する、⑤カウンセリングの枠組みを意識づけする。

　以上の5点を踏まえ、究極的には、クライエントの「生命」を守ることを前提としながら、受容、共感的理解、自己一致を通して、傾聴を行う。

[3] ケースワークにおける面接

　ケースワークは、地域社会を構成するすべての人間を対象とし、さまざまな環境に目配りするが、とりわけ社会生活上の不安定さを感じている人

人間的アプローチ
福祉臨床は、人間の尊厳・平等性・主体性などを根幹に、クライエントの内にある可能性を導き出す実践的なかかわりである。

ロジャーズ
Rogers, Carl Ransom
1902 ～ 1987

クライエント中心療法
クライエントとの非言語的・言語的な会話によって、クライエントが癒されていく効果の重要性を述べている。

受容・共感
受容（無条件の肯定的配慮）とは、条件づけで相手を認めるのではなく、人間そのものを価値ある存在としてあるがままに受け入れる。共感とは、クライエント自身が生活を重ねていくことで経験してきた体験や内的世界をクライエントの見地から理解していくこと。

自己一致（純粋性）
カウンセラー自身が今、クライエントを通して、自分自身の内的な感情を鋭敏に感知しながら、感情の起因を整理していくこと。

ケースワーク
パールマン（Perlman,H. H., 1966）は、ソーシャル・ケースワークとは、「個人が社会人としての機能を果たそうとする際に起こる種々の問題をよりよく理解し援助するために、社会福祉機関によって用いられる過程」とした。

と深くかかわっていく。特徴としては、クライエントの問題解決に向けて「社会資源」が介在することである。この社会資源（社会サービスを含む）によって、クライエントが主に抱えている生活問題にアプローチしていくことを目的とする。特に社会資源を介在させていくときには、単独ではなく連携の中で社会資源を捉えなければならない。

　ケースワークの対象となる問題性（生活）とカウンセリングの対象となる問題性（心の内面）は、問題自体の出発点は違ってはいるが、問題について「悩む」という観点においてはオーバーラップしている。つまり、その人が、どのレベルにおいて、どのような側面（外的・内的）に対し不都合さ、不快さを感じているのかによって、解決へのアプローチの方法が異なってくる。

　実際の相談内容を考えるとき、クライエントの問題をケースワークの枠組みで捉えるのか、それともカウンセリングを設定して面接に臨んだほうがよいのかの判断には性質上の困難がつきものであり、その枠組み判断がクライエントの今後に及ぼす影響が大きいと感ずる。たとえば、社会福祉の領域の相談（経済的な問題を抱える家族）であったとしても、クライエント自身の心理的援助への視点が必要になるかもしれない。また、自分の将来について人間関係を要因とする職業選択で悩み、相談に訪れた場合、単に社会環境の調整を図ることが解決に繋がることもある。つまり、ケースワークとカウンセリングの相違点は、「スキルとしての受容・共感」によってクライエントの問題を解決する過程がケースワークであり、社会福祉援助者が生活問題を中心に個別援助を行うこととなる。一方「本質としての受容・共感」によってクライエントの問題を治療する過程がカウンセリングであり、臨床心理関係者が心理的な問題を中心に援助をする。援助者として「今、眼の前にいる人」の現在の状態をどのように理解し、どの公的福祉相談機関で相談援助に乗るのが必要なのかを的確に判断しながらも、あくまでクライエントの感情に寄り添うことを前提に、社会資源を介在させていくことが大切である。

B. 面接に入る心構え

[1] 少しの情報が自分を安心させる

　ワーカーとしての面接経験の度合いによって、面接の前に不安を感じたり緊張したりしてしまうことがある。特に、面接経験の少ないワーカーにとっては、不安が表情や言動にまで無意識に影響を及ぼし、偏った見方をしてしまうことがある。これを軽減するためにも面接に来るクライエント

の情報を少しでも持っておくとよいこともある（自分の経験などによる思い込みよりも常に確認。たとえば、電話、手紙、第三者からの情報収集など）。

[2] 面接に来るクライエントの心情を考えること

　クライエントが面接を受けに機関等に来るということをワーカーがどのように理解すればよいのかを考える。クライエントは、悩みを抱えて感情が錯綜していることが多い。また、機関に入るところを知り合いの人に見られないかという不安を多少なりとも持っている。そのような気持ちで来訪するクライエントの感情をしっかりと受け止めてかかわることが大切である。

　面接室に入るときのクライエントの心情を考えてみよう。どのようなワーカーさんだろうか、話しやすいだろうか、話を聞いてもらえるだろうか、自分の話を軽蔑されないだろうか、問題を解決してもらえるだろうか……。心の中に不安と期待が溢れていることをワーカーが理解することが大切である。その上で、来訪を歓迎する気持ちで自然体でかかわる。

[3] ソーシャルワーカー自身の心の整理と自己健康管理

　ワーカー自身の感情や心の葛藤を整理し、クライエントを待つことが必要である。ワーカーも人間であるから、仕事に入る前に家庭のこと、友人関係のトラブル、身体の不調など、気持ちの整理とともに心の切り替えをしなければならない。クライエントを迎える前に自分自身の感情を明確にする必要がある。クライエントの言動によって、無意識の感情が意識上にのぼり、ワーカー自身の感情の乱れを誘導し、クライエントに対して客観的にアプローチできなくなることがある。それを避けるためにも、面接に向かう前に自分自身に問いかけ、問題があれば処理する必要がある。

C. 面接での出会い（インテーク）

[1] 物的環境からのアプローチ

　クライエントがリラックスして話せる環境になっているかを再度チェックしてみよう。クライエントの座る場所にも配慮しながら考えていく。自分がクライエントの立場なら、どの位置に座りたいか？またその理由は？ということを常に自分に問いかけながら面接を進めていく。

面接に向かう心構え
自分の心の中にある悩み・不安を明確化し、ゆっくりと長く深呼吸し、専門職として面接に臨むために切り替えをしていくことが必要である。たとえば専門職が無意識に「なんか」という言葉を発するときは、自分の心の中に悩みが詰まっている状態が多いので、自分の中にある悩みを確認する必要がある。「なんか」という言葉は、悩みと向き合うことを無意識に避け、オブラートに包み、見えなくしてしまう危険な言葉である。自分の心の中を整理して、余裕をもってクライエントとの面接に臨むように心がけたい。

面接の環境
クライエントとの面接を行う部屋は個室であり、空間的な閉塞感を伴うことがあるので、絵、花瓶、ティッシュ、お茶、カレンダーなどをさりげなく配置することも必要に応じて行う。

位置的効果
クライエントの座る位置によってコミュニケーションを効果的に行うことが可能である。真剣な込み入った話は正対の位置が相手をよく観察でき、表情や眼のちょっとした動きを捉えやすい。緊張感を和らげるにはテーブルの角を挟むように座る位置が効果的。これは商談や楽しい話に向く。

［2］面接での心の挨拶

　ドアがノックされる。クライエントの眼はワーカーを見ることができる
か、それともチラッと見てから周りの環境を観察するのか、うつむきかげ
んで入ってくるのか……。さまざまな行動や表情を想定しながら、言葉で
の挨拶とともに心の挨拶をする必要がある。最初の出会いですべての面接
が終わってしまわないように、ワーカーは最初の出会いを特に大切にし、
あらゆる配慮を想定しなければならない。その上で来訪してもらったこと
について、しっかりとねぎらうことが大切である。

　「今日はよくいらっしゃいましたね」「遠いところをありがとうございま
す」「電車は混んでいませんでしたか」「こちらにどうぞ」。面接の最初のや
りとりはクライエントへのねぎらいとリラックスを促す言葉がよいだろう。

［3］ ゆったりとした会話と自然体で聴くこと

　クライエントにすぐに話を求めるのではなく、インテーク段階の目的を
踏まえ、ワーカーの自己紹介、面接の目的、時間配分などについて丁寧に
簡単に話をする。特に、守秘義務についてはその責任の所在を伝え、クラ
イエントがこの場の限られた時間で安心して話ができるよう配慮する。

　クライエントは悩みが心の中であふれんばかりなので、「どこからでも
結構ですのでお話ししやすいところからお話ししてください」「できるこ
とを一緒に考えていきましょう」の言葉を聞いたとたん、言葉があふれ出
す場合もある。その言葉が意味するさまざまな感情を考え、一言一句聞き
漏らさないようにワーカーの心の中にしまっていきたい。クライエントの
呼吸が速くなったり、涙があふれてきたりするときは、クライエントがそ
れぐらい重荷を抱えていたと考えて、自然な流れに沿ったゆったりした会
話を心がけよう。

D. 傾聴の方法

［1］ 傾聴（敬聴）

　表情やしぐさも情緒の表出として受け止めながら相手と波長合わせをし
ていく中で、複雑な感情に徐々に言葉が与えられていく。こちらに伝えら
れる言葉を「贈り物」と考えるつもりで、じっくり、しっかり聴くことが
傾聴である。一般的に「聞く」はさまざまな音をただ入れることであり、
音や声などを耳で感じ取ること。「聴く」は限定的に捉えるという意味で
あり、心を落ち着けて理解して心の中に入れることである。

インテーク段階の目的
①クライエントからの情報を収集、②相談内容の確認、③提供できるサービスを説明、④相談内容が機関で対応可能か否かの判断を、信頼関係を結びながら進めていくことである。

守秘義務
ソーシャルワーカーの倫理綱領の前文の中にクライエントの秘密保持がある。ソーシャルワーカーは、クライエントや関係者から事情を聴取する場合も、業務遂行上必要な範囲にとどめ、プライバシー保護のため、クライエントに関する情報を第三者に提供してはならない。

波長合わせに必要なこと
クライエントが歩んできた生活状況、感情、どのようなことを援助してもらいたいのかというニーズなどについて、前もって想定し理解をしておくこと。また、ワーカー自身がクライエントに対する援助に際して自分自身の感情がどのように動いていくのかを予測し、その対応を心理的なアプローチから準備しておくこと。

［2］ 傾聴をする前の心構え

傾聴の前提となる姿勢とは何か。相手が障碍を持っていようがいまいが、高齢であろうがなかろうが、幼児であろうがなかろうが、その相手が「命」を持つ1人の人間であることに敬意を持って接する気持ちが大切である。

援助者自身の内的状態も「傾聴」を行う上では重要になってくる。つまり援助者自身に心の余裕がなければ、相手の言葉が心の中に入ってこないので、クライエントが「ワーカーさん、ちゃんと聞いてくれているのかな」「真剣に聞いてくれているのかな」という状態に陥ってしまうことがある。その心の余裕の部分が、相手が話す言葉を入れる空間となる。その空間をつくれるように、専門職としての自覚と切り替えのスイッチが必要となる。

そのためにはたとえば援助者自身が抱えている個人的な悩み（家族の問題、経済的問題など）を自己覚知した上で、心の中から取り出すようなイメージを持ち、それをもう1つの心の箱や空間にしまっておくように意識づけを行う。また、仕事場に入る手前で、何らかの鎧などを着る意識をもち、ゆっくりと長く呼吸をして切り替えることが効果的である。仕事が終わって仕事場を出るときには、その鎧を脱いでそこに置いておくようなイメージを持つことが、自分自身の心のバランスを保つ秘訣となる。

つまり、援助者として、相手の悩みと向き合うときの前提として、自分自身の心の中にある個人的な気持ちや感情の整理を行うことが、相手にとって敬意を払うことにつながる。「傾聴＝敬聴」なのである。

［3］ 傾聴のためのポイント

ワーカーとしての傾聴のポイントをまとめると、

①相手が、安心して話せる環境にあるのかを常に考える。

②相手の眼を見て話すことが基本。眼を見るのが苦手な場合は、相手の鼻の付近を見るようにして話すとよい。クライエントの話の進展によって自然な視線を心がける。

③相手の話す言葉を電光掲示板のようにゆっくりと自分の中に入れていくイメージで聴く姿勢を持つ（ワーカーは、ゆっくりと呼吸しながら、言葉の一つひとつを飲み込んでいく）。

④相手が話す内容を、ワーカーの心の中にあるたんすの引き出しにまとめて整理をするような意識でしっかり覚えておく。

⑤相手が放つ言葉の周りにある感情を傾聴する（その際に、相手の微妙な表情、身振り、しぐさ、声の抑揚などを手がかりとする。つらいという

障碍
「碍」という用語は、電流が支柱に伝わるのを防いだり、支持するために鉄塔や電柱などに取り付ける磁器に端を発する。「防止」するイメージとして「害」より「碍」という用語が近年多く使用されている。

あいまいな言葉に注意する
以下の言葉は日常生活の中でよく使われる抽象的な用語である。聞きのがさないで具体的に聞いてみることも大切。
たまに、きっちり、ちゃんと、しっかりと、前に、ずっと、ちょっと、あんまり、なんか、なんとなく、しばらく、さまざま、普通……。
以上の言葉に対しては、「もう少し具体的に聞かせていただいてもよろしいですか」とその場に応じて聴くことも必要な場合がある。

相手の眼を見る
じっと見つめられると相手が話しにくい場合もあるので配慮を要するが、基本はしっかり聴いているという思いをさりげなく眼や態度で伝えること。

呼吸を意識づけする
クライエントが自分の悩みを話し始めるとき、無呼吸状態に陥ることがあり、顔が硬直する場合がある。ゆっくりと合いの手を入れながら呼吸を整えていく必要がある。呼吸を整えることで、ワーカー自身の情緒の安定を促すとともにクライエントの呼吸を整えることができる。

⑥相手が沈黙した場合、その沈黙が何を意味し、相手がどのような状態であるのかを含む、非言語的な側面を総合して推測する必要がある。

E. 面接の具体的技法

[1] 促しの技法

非常に重要なスキルである。話をスムーズに促すために言葉と言葉の間にはさむ潤滑油のようなイメージである。「う～ん」「はい」「うん」「そお」「へえ」など、あいづちをはさんでいくことによって、クライエントの呼吸が整い、話がしやすくなる。これはふだんの会話の中で意識せずに行っているものであるが、面接の場面ではワーカーは自然体の中にも専門職として意識づけを行う必要がある。促しによって、クライエントの表情、態度にどのような変化が現れるのかを常に考える。

[2] 繰り返し

いわゆる「おうむ返し」の技法であるが、クライエントへの共感につながる大切なスキルである。

クライエントの話の語尾を繰り返すことで、そのままの言葉（言葉の多様性）が受け入れられたことをクライエントに意識づけることになる。違う言葉で同じ意味を返してあげることもクライエントの「気づき」の助力となるので意識づけをすることが必要である。ワーカーは、日常生活の中でも常に感性を研ぎ澄ませ、言葉で伝えることを考えておくことが大切である。

[3] 効果的な質問

「開かれた質問」「閉じられた質問」を効果的に会話の中に入れながらクライエントが答えやすいかかわりを持ちながら深めていくこと。「開かれた質問」は、「今日お昼ご飯にどんなものが食べたいですか」「中華料理の餃子がいいかな、それとも焼肉……」というように食べるものの内容や種類が情報として得られることになる。クライエントが自由に答えることができ、自己理解を深めていくことができる。「閉じられた質問」は、「お腹すいてますか？」という質問に対して、「はい」「いいえ」のように簡単に会話が終了する。場合によっては、質問そのものが、クライエントに対して抑圧的になってしまい、クライエントのペースで話せなくなってしまう

ことがあるので配慮が必要である。

　この両方の質問を通してクライエントの心の疲れを感じながら効果的な質問を行う。開かれた質問ばかりでも疲れることがあるので、閉じられた質問も入れながら進めていくことも必要である。

［4］感情の反射

　クライエントがむきだしの感情を伝えたときに、ワーカーがその感情をオブラートまたは柔らかい風船ガムに包んでクライエントに返してあげるイメージ。つまり、クライエントの情動的な言葉に留意しながら、感情を反映させる。

　たとえば「将来のことを考えると不安で、何とかしなければならないと感じるのですが、何をしたらよいのかわからないのです」と言われたとき、「ご心配なのですね、どうしたらよいのか混乱しているのですね」「どうしたらよいのか困っておられるのですね」などと返す。

［5］要約・明確化の技法

　クライエントが、自分のあふれんばかりの感情を、堰を切ったようにワーカーに話し続けることがある。悩みを持っている人が話をしているときの感情は、とにかく自分自身で抱えていることが苦痛で、自分ではどうしようもないとの思いを持ち、誰かに聞いてもらうことで肩の荷を軽くしたいという気持ちが強い。クライエントが話す言葉を整理できないときは、要約の技法を使いながら、たんすの引き出しをつくってあげるつもりで接するとよい。また、クライエントが抱える曖昧な点をはっきりさせるために、もう少し詳しく話してくれるように促す。これによってクライエントは、眼の前にいるワーカーが自分の話をしっかり聴いてくれているということを確信することができる。

感情表出
時には涙を浮かべながら、また時には声を荒げながら、また時には笑顔を見せながら、クライエントのさまざまな感情が表出される。これは問題解決への糸口となる大切な表情である。クライエントがこれまで抑えていた感情が人前でさらされることによる後悔、恥ずかしさといった感情に流されてしまわないよう、ワーカーは細やかな配慮をする必要がある。

［6］沈黙の技法

　面接の中でクライエントが沈黙してしまうことがある。この沈黙は重要な解決への「気づき」であるとともに、ワーカーとしては慎重なかかわりが必要である。どのような質問をされたことでクライエントが急に黙ってしまったのか、その意味をワーカーは考える必要がある。「答えたくない」「何を答えていいのかわからない」「質問の意味がわからない」「今の質問よりさっきの答えが気になる」「答えようと考えている」など。このような状態が長く続くなら、ワーカーはクライエントが沈黙することの意味を考え、少し時間をおいて違う視点でアプローチを行う。時にはその沈

沈黙
早い段階での沈黙は、雰囲気がリラックスできるものであるかを考えて対応する必要がある。解決を焦って性急になっていないか、あるいはその逆に自分を振り返り、別な視点を模索している積極的な沈黙なのかを見極めて接することが必要である。

黙を破るのではなく発言を促すような言葉を入れる。「難しいことですね、答えるのが辛いですね」「無理に答えを出さなくてもいいですよ、ゆっくり考えましょう」「今何が気になっていますか、できればお話ししていただけませんか」「話題を少し変えてお話を続けてもいいでしょうか」など、方向性を修正することが必要である。

F. まとめ

ワーカーは常にストレスを自己管理し、バーンアウトにならないよう、日頃からの訓練が必要である。その方法としては、①スーパービジョンを受ける、②ケース会議による意見の収集と方向性の獲得、③自主的な勉強会、研修会の参加、などがある。また、面接では言葉の前に感情が重要な解決への指標となるため、転移・逆転移が起こる可能性が常にある。特に逆転移はワーカー自身の問題であり、クライエントに過度に親切にしたり、逆に会うことがつらくなり、忙しさにかこつけて回避してしまったりする。しかしながら逆転移が全くよくないということではなく、逆転移が起きていることを理解しながら、解決の方向性を考察していくことが大切になる。これを解決するためには、あるがままの自己を客観的に自己分析しながら、今の自分に何ができるのかを考える必要がある。

転移・逆転移
面接が継続され感情が行き来するうち、クライエントはワーカーに対してより強い感情や態度を向けるようになる。これが転移である。逆転移とは、ワーカーがクライエントに対して表す無意識的な感情表現である。専門職としては逆転移を全否定して面接を進めていくのではなく、少しの逆転移がクライエントの治療に際して有効な効果をもたらす場合があることを知っておく必要がある。

参考文献 ●村瀬孝雄・村瀬嘉代子編『ロジャーズ―クライエント中心療法の現在』日本評論社，2004.
●水野喜代志編『社会福祉援助技術演習―福祉・介護を学ぶ人々のために』保育出版社，2006.
●横井一之・吉弘淳一編『保育ソーシャルカウンセリング』建帛社，2004.
●伊藤淑子『現代日本の社会サービス』現代経済政策シリーズ 4，日本経済評論社，2001.

演習問題

① 「つらい」「悲しい」「楽しい」という言葉を、意味は同じでも違う言葉で表現してみよう。

② 眼をつぶり、鼻から空気を吸って、ゆっくりと長く口からはいてみよう。どのような身体上の反応と、心の内面を感じ取ることができるだろうか。

③ 二人一組になって、相手のよいところを相手の眼を見ながら伝えてみよう（相手は「ありがとう」だけを言って自分の中にその言葉をのみ込めばよい）。

8. 記録技法

A. 記録の意義と目的

社会福祉学は「実践の科学」ともいわれている。ソーシャルワーク実践で得られた経験知を理論化し体系化するには、実践の足跡ともいえる記録が重要な役割を果たす。また、ソーシャルワーク実践の質を高め、何よりも利用者の QOL 向上を図るためには、ソーシャルワーカー（以下、ワーカーという）は実践の振り返りとして、客観的かつ明確な記録を残すことが求められる。

QOL:
Quality of Life
「生活の質」「人生の質」「生命の質」などと訳され、利用者の満足感・安定感・幸福感を規定している諸要因の質を指す。

[1] 利用者へのよりよい援助のため

利用者の QOL 向上にとって、ワーカーの質の高い援助は大きな意味を持っている。よりよい援助を行うためには、一連の援助過程において、利用者やそれを取り巻く環境に関する総合的理解や判断が必要となる。利用者に関する記録をまとめることにより、情報が整理され総合的理解や判断が可能となる。また、利用者への援助にはさまざまな援助者や関係者がチームとして関わっていることが多い。そのため、情報の共有は不可欠であり、その手段としての記録は大きな役割を担っている。さらには、利用者の権利擁護や利益優先の確保を証明する際にも、記録は重要な資料となる。

[2] ワーカーの専門性の向上のため

ワーカーが専門職として向上していくためには、まずワーカー自身が記録などにより実践を振り返り、援助過程やその効果の分析・評価を行うことが基本となる。また、スーパービジョンやケースカンファレンスなどを通じて学習を積むことも必要であるが、それらの検討資料などとしても、記録は重要である。また、ワーカーの養成教育や現任訓練などにおいても、記録は重要な教材として位置づけられる。さらに、実践を理論化し体系化していくためにも、記録を科学的に分析していくことが求められている。

スーパービジョン
supervision
スーパーバイザーが援助者であるスーパーバイジーの事例内容や援助方法などについて適切な援助指導を行うこと。機能として、管理的機能 教育的機能、支持的機能の3つがある。

ケースカンファレンス
case conference
事例の援助過程において、適切な援助を行うために、その事例の援助に携わる関係者が集まり検討する会議のこと。

[3] 機関および施設などの社会的責任のため

機関や施設などにおいて取り扱う記録は、その組織の援助機能を高める

説明責任
accountability
サービス提供の根拠やその過程について、利用者や社会の要請に応じて、資料の開示を行いその正当性を証明すること。

ことにつながり、社会的にも大きな役割を果たすことになる。また、他の機関や施設などと連携する際にも、情報共有を図る上で重要な資料となる。さらに、地域社会や一般市民に対して「説明責任（アカウンタビリティ）」を果たし、理解を求める際にも証拠資料となるのである。ただし、その際利用者の個人情報の保護は十分に確保されていなければならない。

B. 記録の種類

　ソーシャルワークに関する記録は、その実践の場である機関および施設などにより数多くの種類が存在する。それらを記録を書く主体によって分類すれば、①援助者の記録、②利用者の記録、③他の専門職の記録、の3つに大別される。

［1］援助者の記録

　援助者の記録としては、機関および施設などであらかじめ様式化されている、業務日誌などの運営管理記録や、ケース記録に代表される援助記録などを含む「業務記録」がある。その中でも、①ケース記録、②報告書、③通信文、の3種類がワーカーにとって重要である[1]。

（1）ケース記録

　ケース記録とは、利用者個々の状況と援助にかかわる情報が記された一連の記録を指す。ケース記録は、①フェイスシート：ケースの概況、②アセスメントシート：事前評価結果、③プランニングシート：援助目標・課題や援助内容・方法、④プロセスシート：援助過程、⑤モニタリングシート：中間評価や経過観察、⑥エバリュエーションシート：事後評価、⑦クロージングシート：援助終結結果、などにより構成されている[2]。

（2）報告書

　報告書とは、機関および施設の内外との情報交換やコミュニケーションを図るための記録である。関係機関への紹介状や経過記録、ケースカンファレンスの資料などがこれにあたる。

（3）通信文

　通信文とは、利用者および家族、関係機関や関係者にあてた手紙や電子メールやファックスなどによる連絡文などの記録である。

［2］利用者の記録

　利用者の記録とは、利用者自身つまり当事者やその家族らが記した記録のことを指す。それには、援助者と利用者がやりとりを行う連絡帳や施設

における文集や報告書など、援助者も目を通すことができる記録がある。また、一方で利用者自身が書いた日記や作文などの援助者の目を通さない記録もある。これらの記録は、利用者側の視点から記されており、ワーカーが実践を振り返る際に、多くの示唆を与えてくれるものである。

[3] 他の専門職の記録

　ソーシャルワーク実践においては、多くの専門職との協働作業が必要となる。医療・保健・教育・労働などに関する他の専門職の記録を、ケースカンファレンスなど業務の上で目にすることもある。これらの記録から学ぶべきことも多く、自分自身の実践に活かすことも重要である。

演習問題 1

①個人的な日記とソーシャルワーク実践における記録との違いについて考えてみよう。

②私たちが記す実習記録とワーカーが記すケース記録との違いについて考えてみよう。

③記録の目的を確認し「記録とは何か」について話し合ってみよう。

C. 記録の内容

　ソーシャルワーク実践の記録として、どんな内容を記すかについては、ワーカーの所属する機関および施設などや対象とする利用者や援助内容によっても異なってくる。ケーグルは、記録内容は時間的経過の中で具体的に記すべきであるとして、ソーシャルワーク実践が進むにつれ、記録の焦点も変わっていくとしている[3]。ここでは、ケーグルの考え方を参考にして、援助過程に沿った段階別における記録内容について表す。

(1) 初期段階

①利用者の特徴：利用者の基本的属性などの情報

②援助開始の理由と経路：サービス利用の理由や紹介・斡旋の状況

③利用者の過去および現在の状況：利用者の生活史や現況把握

④社会資源と問題点：利用者に有効な社会資源の把握とそれを活用する上での問題点

⑤アセスメント：一定の判断基準による利用者の状態、ニーズなどを分析した事前評価

ケーグル
Kagle, Jill Doner
ソーシャルワーク記録に関する文献や論文を数多く著している。記録研究における中心的な研究者の一人。

基本的属性
氏名、性別、年齢、家族状況などの基本的な情報。

社会資源
social resources
福祉ニーズを充足するために活用される施設・機関、個人・集団、資金などの総称。

アセスメント
assessment

⑥援助計画：援助目標や課題、援助内容や方法

（2）実施段階

①経過報告：援助計画に沿った援助活動の経過

モニタリング
monitoring

②モニタリング：サービスの適正実施の確認や中間評価

（3）終結段階

①援助終結の理由：サービス終了にいたる理由と経過

エバリュエーション
evaluation

②エバリュエーション：援助目標の達成度の確認や援助過程全体の事後評価

③アフターケア：援助終了後の利用者に対する経過観察

④フォローアップ：アフターケア後の利用者に関する状況把握

D. 記録の方法

　記録の方法には、筆記によるものの他、録画や録音といった機器によるものがある。ここでは、一般的な記録方法である、筆記による方法を①記述式、②項目式、③図表式、の3つに分けて説明する。

［1］ 記述式

（1）叙述体

　叙述体とは、事実をありのままに記述する文体である。

①圧縮叙述体：事実や状況を要点だけをまとめて記述した文体

②過程叙述体：ワーカーと利用者のやりとりを時間的経過に沿ってまとめて記述した文体

③逐語体　　：ワーカーと利用者の会話をありのままに再現し、一言一句そのまま記述した文体

（2）要約体

　要約体とは、事実やその背景の要点をワーカーの考察を通じ、整理し記述する文体である。

（3）説明体

　説明体とは、事実に対するワーカーの解釈や見解を説明する文体である。この文体を用いる際は、事実と説明を明確に分けて記述することが求められる。

［2］ 項目式

　項目式とは、あらかじめ記録様式などに想定される事実や解釈が項目として設定され、選択肢への記入や短文を用いて表示する記録方法である。

この方法は、ケース記録におけるフェイスシートやケアマネジメントにおけるアセスメント様式などに活用されている。

［3］図表式

　図表式とは、事実や解釈を視覚的に把握し理解することを容易にするために、記号や図表を用いて表示する記録方法である。図表式には、①ジェノグラム：数世代にわたる家族関係を表示する、②ファミリーマップ：家族構成員の力関係や関係性を表示する、③エコマップ：利用者および家族とそれを取り巻く環境との関係性を表示する、など数種類の様式があり、これらの図式方法はマッピング技法と呼ばれている。

演習問題2

　下記の事例の逐語記録をそれぞれの文体に書き直してみよう。

①逐語記録をもとに過程叙述体による記録を作成してみよう。

②逐語記録と過程叙述体による記録をもとに圧縮叙述体による記録を作成してみよう。

③逐語記録、過程叙述体および圧縮叙述体による記録をもとに要約体による記録を作成してみよう。

④それぞれの文体による記録の違いを確認し、記録の書き方のポイントについて話し合ってみよう。

　次の事例は、家庭訪問時の面接の記録である。

事例　男性独居高齢者の在宅生活

　Aさんは、75歳の男性で一人暮らし。脳梗塞後遺症による右上下肢麻痺があり、要介護度1の認定を受けている。妻に先立たれているが、できる限り在宅で生活しつづけたいとの希望を持っている。この記録は、地域包括支援センターの相談員が、現在の状況を把握するために家庭訪問を行った際の面接記録である。

相談員　一人で暮らしていくことに不安はありませんか。

Aさん　不安というのは考えていないですね。いざとなったら、死んだ妻のもとにいけると思えば嬉しいですから。

相談員　奥様が、やはり今でも心の支えですか。

Aさん　ええ（涙）。だけど今はいないから、そんなあれではないんです

ジェノグラム
genogram
ボーエン, M. によって開発された方法。「世代関係図」「家族関係図」と呼ばれ、3世代以上の拡大家族内にわたって見られる関係性の特徴や問題の連鎖などを表す図式法。

ファミリーマップ
family map
「家族図」と呼ばれ、家族成員間に見られるコミュニケーションや情緒的結びつきなどを表した図式法。

エコマップ
eco-map
ハートマン, A. によって開発された方法。「生態地図」「社会関係地図」と呼ばれ、家族とそれを取り巻く人びとや社会資源の間に見られる相互関連状況を表した図式法。

マッピング技法
社会福祉援助活動において、それにかかわるさまざまな人びとや社会資源あるいは家族関係内の相互作用をわかりやすい形で描き出す図式法。

が。やはりいるといないのでは違いますね。でも、一人暮らしでも私には近所の人たちがそばにいてくれますから。

相談員 近所の方々とのお付き合いはいかがですか。

Ａさん 近所の人はみんないい人なんです。みなさんよくしてくれます。

相談員 そうですか。具体的には、どのような形で協力してくださっているのですか。

Ａさん 何かあればすぐに飛んできてくれるし、いつも目を光らせていてくれるという安心感があります。だからみなさんに迷惑をかけないように、6時に起きると、すぐに雨戸を開けるんです。そうすると、今日は大丈夫だな、ということになります。雨戸が閉まっていると、どうしたんだろう、とみんなが心配すると思うんです。

相談員 ご近所の方々のそういうご協力があるのは、いつ頃からですか。

Ａさん うちの妻がみなさんと仲よくしていたので。

相談員 奥様がいらしたときから、お付き合いがあったのですか。

Ａさん 妻が話をしていれば、私もその話に入ったりしていました。だから、今でも近所の人は、私のところは一人だけど入りやすい、と言ってくれるんです。

相談員 それは昔からのお付き合いがあったから、ということですね。

Ａさん そうです。それに、退職してから地域の中のボランティアもさせてもらっていたし。だから、そういう付き合いもできるだけするようにしています。

相談員 こういう関係があるのは、やはり一人暮らしをするには大きいですか。

Ａさん それは、大きいですよ。

相談員 ご近所付き合いができるかどうかは、大事なことですね。

Ａさん そうですね。私がこうやって一人でいられるのも、そこに大きな意味があるわけです。

出典）西口守『男性独居高齢者の生活困難の特性と保健福祉サービスのあり方に関する研究』2006，pp.32-33 を筆者が一部加筆。

E. 記録における留意点

［1］記述内容

　記録においては、利用者の状況にしても、またソーシャルワーク実践の過程にしても、まずは客観的な事実を書くことが基本である。そのためには、知識と経験に培われた確実な観察力が求められる。さらに、その事実

に基づいてワーカーの主観的理解や専門性を持った解釈・判断が記される
ことになる。

［2］記述方法

　記録は正確に内容を伝えることが重要であり、的確な文章表現が求めら
れる。それには、まず文法などをふまえた正確な日本語の文章表現が基盤
となる。また、表現上の課題として、読み手を意識した読みやすい記録を
心がける必要がある。さらに、客観的事実とワーカーの主観的判断を意識
的に区別して記述することも求められる。

［3］個人情報保護

　記録は個人に関する情報そのものであり、記録の作成や管理は十分注意
されなければならない。記録を作成する際は、個人情報の利用目的を念頭
におき必要最低限の情報を記録することにとどめなければならない。ま
た、記録を管理する際は、記録の電子化に伴い、徹底した管理体制と守秘
義務の遵守が求められる。

演習問題❸

　演習グループの中の2人にあるテーマに沿って5分間会話をしてもら
い、その会話の観察記録を書いてみよう。
①2人のやりとりをできる限り正確に記録してみよう。
②2人の心理状態も場面を捉えて記録してみよう。
③それぞれが記した記録をつき合わせて、その共通点や違いなどを確認し
　正確な記述の方法について話し合ってみよう。

注）
(1)　幸重忠孝「第2章　記録とは何か」岩間文雄編『ソーシャルワーク記録の研究と
　　実際』相川書房，2006，pp.23-25.
(2)　佐藤直子「第13章　記録と評価」福祉臨床シリーズ編集委員会編『臨床に必要
　　な社会福祉援助技術—社会福祉援助技術論』福祉臨床シリーズ2，弘文堂，
　　2006，pp.186-187.
(3)　ケーグル，J. D. 著／久保紘章・佐藤豊道訳『ソーシャルワーク記録』相川書房，
　　2006，pp.27-29.

参考文献　●社会福祉教育方法・教材開発研究会編『新社会福祉援助技術演習』中央法規出
　　　　　版，2001.
　　　　　●北島英治・副田あけみ・高橋重宏・渡部律子編『ソーシャルワーク演習（上）』
　　　　　社会福祉基礎シリーズ4，有斐閣，2002.

9. マッピング技法

A. クライエント理解に繋がるジェノグラムとエコマップ

　マッピング技法とは、問題に対して、利用者の家族関係、クライエントにかかわる人や環境（社会資源）、家族関係の交互作用を図式化し，客体化できる記録技法である。

［1］ジェノグラム

ジェノグラム

　ジェノグラムは、家族関係の歴史的文脈を示すもので、三世代以上の人間関係を盛り込んだ家族関係図のことを指す。**図 2-9-1** は、活用方法と意味を示したものである。

図 2-9-1　ジェノグラムの活用法と意味

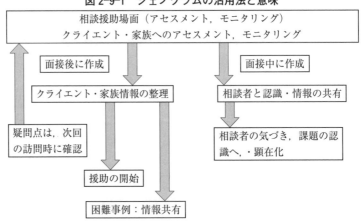

出典）早樫一男『対人援助職のためのジェノグラム』中央法規出版, 2016,
　　　p3. を筆者が，再整理したもの

　記載方法：男性は□、女性は○で表す。面接や情報提供を通じて年齢が分かっているときは、□・○の中に記入する。また、クライエント本人は、□・○を二重にして記入し、死亡した場合は、□・○の中に×をつけるか塗りつぶして記入する。ジェノグラムは、**図 2-9-2** に例示する。下記に例示した事例は、夫婦世帯に男児を得た事例である（M は、結婚をした時期を表し、大枠の○は、同居していることを示している）。

図 2–9–2　ジェノグラムの事例

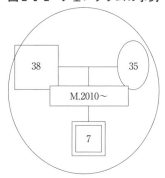

演習問題 1　自分の家族のジェノグラムを実際に書いてみよう。

［2］エコマップ

　エコマップは、クライエント・家族との環境（社会資源）とのかかわり
を把握するための援助の道具（tool）である。また、エコマップをツール
として使用する意義は、4 点挙げられる。①面接時に把握した情報を図式
化することでクライエント・家族と社会環境とのかかわりの濃淡を把握し
やすいこと、②情報を整理することで、介入方法や援助計画を作成しやす
いこと、③面接の道具としての有効性があること、④事例検討会やスーパ
ービジョンの際に活用できること、である。

　ジャーメインは、交互作用が適応的（adaptive）な方向に向かっている
とき、人間の成長、発達、情緒的・肉体的な満足感が助長され、支えられ
るとしており[1]、交互作用を促進させる支援の必要性があることを示唆し
ている。また、ジャーメインは自力で問題解決を遂げていく力を「対処能
力」と呼び、4 つの構成要素を示している。①関係性、②力量、③自律
性、④自己評価である。その内、「自律性（autonomy）は、…自分の内面
的・主体的な力で、自己の位置を知り、機会を選び、自らの意思で問題を
克服して自分の求める生活を築いていく力である」と[1]としている。

　佐藤は、支援者が面接時にクライエント前で作成する意義について「ク
ライエントが話す内容を支援者が正確に把握できていることを伝える」[2]
ことであるとしているように、ラポールを形成し、クライエントと協働作
業を行うことで、クライエント自身もまた、自己と向き合うことを支える
支援に繋がる。

　まとめると、支援者は、エコマップ作成を通じて、クライエントとのか
かわり方が問われ、クライエント自身が自己と向き合えるのかどうかが問
われる。また、繰り返し作成することにより、モニタリングや見落として

エコマップ
eco-map

いた社会との関係性を再発見する機会となる。

演習問題2　自分のエコマップを実際に書いてみよう。

B. 事例を通してエコマップを作成する

［1］事例

Bさん（70歳）女性は、自宅で義父と二人暮らし。Bさんは、店舗付き住宅を建てたことを契機に、義父と三人暮らしとなった。その後、夫が亡くなってからおよそ9年後に、仕事中顧客との接客のなかで、間違いをおこすことが度重なり、従業員から姪に連絡が入る。病院を受診すると、認知症と診断される。しかし、現在も在宅生活は、継続している。

生活歴　Bさんは、3人兄弟の次女として生まれた。18歳で関東の大学に進学し、医療職となる。28歳で結婚し、61歳の時に夫が病気のため亡くなった。子どもは、いない。田舎の兄夫婦・姪・甥、東京での親戚との交流が多い。また、大学時代の友人とは、交流がある。

ADL　移乗、移動、立位に大きな問題は生じていない。しかし、11年前に自転車で転倒してからは、長距離の歩行による移動は、難しい。認知症発症後は、自営業の店舗を閉じたため、自宅にいることも多くなってきていた。

生活状況　現在は、市が行っている「おたっしゃ見守りネットワーク」での見守り活動の支援、お達者クラブの音楽サークル・書道教室に参加する生活をしている。当初、家に身内以外が自宅に入ることに拒否感がみられたが、姪や地域包括支援センターのケアマネジャー（以下、CM）等のかかわりにより、段階的にサービス体制を確立し、現在では、ヘルパーが週に2回は入れるようになってきた。

演習問題3　自営業を閉じる前と支援開始後のエコマップを作成しよう（図2-9-3、図2-9-4）。

［2］考察

Bさんは、支援開始時は疾患に対する不安や苛立ちから身内以外の人を受け入れなかった。しかし、職業歴を活かし、医師を通じた声掛けにより徐々に他者の意見に耳を傾けるようになってきた。そして、姪・親戚・CMのかかわりのなかで、インフォーマル・サービスを積み上げ、最終的には、ヘルパーの援助が開始された。支援者は、クライエント自身が課題

おたっしゃ見守りネットワーク
life model
G市が始めたネットワークで、民生委員や町内会のネットワークだけでなく、医療機関・薬局・コンビニ等に参加を呼びかけ、さりげなく高齢者を見守っていただき、異変を早期に発見していくことで、高齢者の方に住み慣れた地域でいつまでも生活を続けていただくための事業のこと。

74

に向き合える支援が求められる。そのためには、エコマップを一緒に記入することや繰り返し作成する必要がある。

図2-9-3　自営業をしていた時のエコマップ

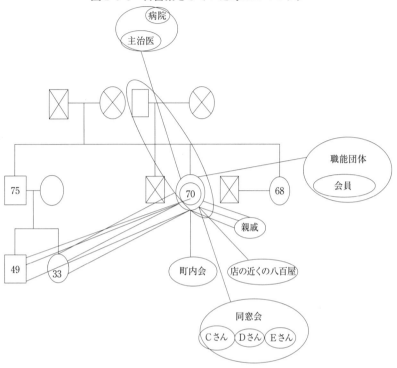

図2-9-4　支援開始後のエコマップ

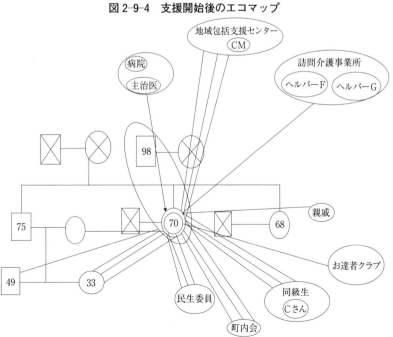

［3］まとめ

　ジャーメインは、人間生活に安定と充足感について以下のように述べている。「人間のニーズを満たす環境であるとともに、人間がたとえ「対処能力」をもっていても、対面する「環境」が「人間」のニーズに応える力「応答性」（responsiveness）をもたない場合は、それが人間を寄せつけないか、住む人間に不便・苦痛・悪影響を与えるという結果になる」[1]としている。しかし、2者間の距離を縮めても、決してそれによってクライエントを依存的な受け身の立場に立たせないことがパートナーシップにとって必要としている。また、佐藤は、〈ちがい〉を大切にした支援の必要性を述べている。本気になって「今」という時を大切にしながら、クライエントにかかわっていくことが問われている。つまり、他者との〈ちがい〉を共有化しながら「ともにいる」ことにより可能になる[3]としており、〈つながり〉を大事にした関係ではなく、かかわりながら応答性（response）に基づく＜ちがい＞を問いかける支援という相互性のあるかかわりが求められる。

　まとめると、クライエントが、課題に向き合うためには、支援者がクライエントと「ともにいる」、〈ちがい〉を問える関係を作りあげる必要がある。そのためには、マッピング技法における"ジェノグラム""エコマップ"をクライエントの前で記入すること、繰り返し作成することによりツールに意味づけを行う必要がある。また、支援者は、ツール作成を通じて、クライエントとのかかわり方を評価したり、クライエント自身が自分の課題に向き合う苦しさを軽減していく役割があることが示唆される。

注)
(1)　ジャーメイン，C. B. 著／小島蓉子訳『エコロジカル・ソーシャルワーク—カレル・ジャーメイン名論文集』学苑社，1992, p.188, pp.226–228, p.228, p.232.
(2)　佐藤まち子「第9章　面接技術」日本医療社会福祉協議会編『保健医療ソーシャルワークの基礎—実践力の構築』相川書房，2015, p.153.
(3)　佐藤俊一『対人援助職の臨床福祉学—「臨床への学」から「臨床からの学」へ』中央法規出版，2004, pp.30–31.

10. 評価技法

A. 評価の意義と目的

　一般的に評価とは、ある事実に対して客観的な基準や尺度により分析・考察し一定の判断を行う行為を指す。ソーシャルワーク実践における評価は、利用者あるいは家族、集団、地域の福祉向上のために、また福祉専門職としての資質向上のために重要な役割を担っている。さらに、福祉専門職が担っている社会的責任の上からも、有効的かつ効率的な実践が求められており、評価はソーシャルワーカーが修得しておくべき重要な技法の1つである。

［1］利用者の状況をよりよく理解するため

　援助者がよりよい援助を行うためには、利用者やその人を取り巻く環境に関する的確な総合的理解や判断が必要となる。そのためには、客観的な基準や尺度による分析・考察が求められる。アセスメントと呼ばれている事前評価などがこれにあたる。また、モニタリングにおける利用者の状況や環境の変化を把握することも必要となる。

アセスメント

［2］効果的かつ効率的な援助のため

　ソーシャルワーク実践は、利用者の問題解決や改善という目的のために行われる。その目的に対して、結果はどうであったのか、また援助方法は適切であったかなどを分析・考察することが必要となり、エバリュエーションと呼ばれている事後評価などがこれにあたる。その実践に対する評価は、そこで行われた援助の総括であるとともに、その後の実践における効果的かつ効率的な方法を探るためにも重要となる。

エバリュエーション

演習問題 1

①自分自身の生活に関係することで、どんな評価があるか考えてみよう。

②その評価は客観的で信頼がおけるものかどうか考えてみよう。

③ソーシャルワーク実践における評価がなぜ必要なのか話し合ってみよう。その評価における問題点や困難性について話し合ってみよう。

B. 評価の種類

　ソーシャルワーク実践に関する評価は、その評価の対象や目的によって
いくつかの種類がある。ここでは、①評価対象、②評価目的、の2つの分
類方法によってその種類を整理する[1]。

［1］評価対象による分類

（1）プログラム評価

プログラム評価
program evaluation

　プログラム評価とは、サービスを提供しているプログラムが、効果的か
つ効率的に機能しているかどうか評価することである。機関および施設な
どで実施されている、コスト評価や事業評価などがこれに含まれる。

（2）実践評価

実践評価
practice evaluation

　実践評価とは、援助者が実践そのものの結果を評価することである。現
在、効果的かつ効率的な援助が行われているか、また行うことができたか
を判断する上で重要であり、援助者の専門性の向上につながるものであ
る。

［2］評価目的による分類

（1）事前評価—アセスメント

　事前評価とは、利用者の問題解決や改善のために、情報収集・分析を行
い具体的な援助方針や計画を作成するための判断材料となる評価である。

（2）中間評価—モニタリング・プロセス評価

プロセス評価
process evaluation

　中間評価とは、援助計画に基づいた実践が、有効かつ適切に実施されて
いるのかを確認し、利用者の状況や問題・課題、そしてニーズの変化との
関係も把握するための評価である。この評価を実践にフィードバックする
ことにより、よりよい実践につなげていくことができる。

（3）事後評価—エバリュエーション・効果測定

効果測定
summative evaluation

　事後評価とは、援助過程の終結期において、援助終結の内容を確認した
り、援助に対する評価や効果測定のために行われる評価である。利用者の
問題解決や改善の目標が達成されたかどうか、その要因が何であったのか
を判断するために活用される。

C. 評価の方法

　評価を行う際には、あらかじめ十分に考えておかなければならない事柄
がある。どのような考え方で評価するのか、評価者は誰なのか、評価の手

法、測定方法はどうするのか、といった評価の方法についてである⁽²⁾。ここでは、前述の実践評価の中でも中間評価や事後評価を中心に述べることとする。

[1] 評価の視点

　実践評価にあたっては、利用者を評価対象とする場合、援助者は評価を受ける利用者の立場に立ち、単なる「評価対象」として見るでなく、問題解決や改善の方向に向けてともに歩む協働者としての視点を持つことが必要である。評価結果によって、利用者に対して批判や非難を向けることがないようにしなければならない。また、エコシステムの視点や利用者の生活全体を理解する視点など、ソーシャルワークの視点も求められる。

エコシステム
eco system
利用者とそれを取り巻く環境との相互作用関係で状況を捉え援助を行う視点。

[2] 評価者

(1) 評価対象者自身

　評価対象者を利用者とする場合、その利用者本人が評価を行うことをいう。また、援助者を評価対象とする場合、援助者本人が評価を行う。

(2) 評価対象の関係者

　評価対象者を利用者とする場合、その利用者の家族や援助者などが評価を行うことをいう。実践評価の場合、援助者による利用者に対する評価が一般的である。また、援助者と利用者と協働で評価を行う場合もある。さらに援助者を評価対象とする場合、上司や同僚などが評価を行うことになる。

(3) 外部の関係者

　評価したい事柄に関する外部の専門家などが評価を行うことをいう。第三者の視点から、専門的に評価が行われるため客観性や信頼性は高くなるが、評価に要する時間や経費の面で課題がある。

[3] 評価の手法

　評価の手法は、評価対象や問題、目標が設定可能かどうか、量的あるいは質的なデータの測定が可能かどうかなどにより、いくつかの種類がある。ここでは実践評価で比較的活用されやすい、①事例研究、②目標達成スケール、③単一事例実験計画法、の３つの手法を取り上げる⁽³⁾。

事例研究
case study

目標達成スケール
goal attainment scaling

単一事例実験計画法
single-system designs

(1) 事例研究

　実践事例を具体的にさまざまな角度から分析・考察し、その援助実践の実態を把握するとともに、その実践結果や方法について援助過程を通して検討する方法である。実践現場では、スーパービジョンやケースカンファレンスにおいても多く活用されている。

(2) 目標達成スケール

　目標達成スケールとは、目標について実践の結果、どれだけ近づいたかを測定する方法である。さまざまな領域や分野で用いることが可能であり、単数から複数まで適用することができる。ただし、単純にその測定結果と援助実践の効果とを結びつけて考えることはできない。実施方法は次の通りである。

①援助目標を実現するための複数の具体的な目標を設定する。

②それぞれの目標について、－2から＋2までの予測される5段階の目標達成レベルに応じた結果を想定する。

　　－2：想定される範囲内でもっとも望ましくない状態

　　－1：期待される結果よりも多少悪い状態

　　　0：期待される結果

　　＋1：期待される結果よりも多少よい状態

　　＋2：想定される範囲内でもっとも望ましい状態

③それぞれの目標の重要度を1から10で表す。

④援助開始時にそれぞれの目標ごとに測定を行っておく。

⑤援助終了時や援助過程において、それぞれの目標ごとに②で想定したどの結果にあてあまるのか測定する。

⑥それぞれの数と目標の重要度を掛け合わせた数を合計する。

⑦必要に応じて複数回測定をする。

演習問題2

　下記の例を参考にして、自分自身の生活の中で1つの課題を想定し、目標達成スケールの方法に沿って作業をしてみよう。

①課題に沿った目標を複数設定してみよう。

②それぞれの目標に対して、5レベルの結果を想定してみよう。

③実際にやってみて、その結果について測定してみよう。

参考例

　　課題：「1ヵ月後にある事例に関するレポートを提出する」

　　目標：①その事例の記録を読みこむ　　　　　　　　（重要度：10）

　　　　　②その事例に類似した事例の情報収集をする　（重要度：8）

　　　　　③その事例に関する参考文献・資料を読む　　（重要度：6）

(3) 単一事例実験計画法

　単一事例実験計画法とは、援助開始前の問題状況と援助開始後の問題状況を継続的に測定し比較することにより、援助の効果を測定し評価する方法である。一人の対象者から実施でき、さまざまな対象者や実践現場で適用することが可能である。ここでは、単一事例実験計画法の中でもわかりやすい2つの種類を挙げておく。

① A―Bデザイン

　アセスメント時にあたる介入前の問題状況を測定し、それをベースライン（A）とする。そして、介入時の問題状況を測定し、それをインターベンション（B）とする。AとBを比較する。

② A―B―A―Bデザイン

　介入前の問題状況を測定したものをベースライン1（A）とし、介入時の問題状況を測定したものをインターベンション1（B）とする。その後介入を一時停止し、ベースライン2（A）を測定し、再び介入後、インターベンション2（B）を測定する。それぞれを比較する。

［4］ 測定方法

　評価をする際に、その測定方法は重要な手段となる。測定方法には、客観性や妥当性が求められるが、心理検査などの標準化されたテストによるものであれば、その結果の信頼度は高まる。しかし、必ずしも評価対象や目的に合致したテストがあるとはいえないため、その評価にあった個別化した測定スケールや行動観察による記録などの方法によって測定される場合が多い。その場合、結果の信頼度を高めるために、スケールの設定の仕方や評価者の力量が大きな課題となる。

心理検査
心理学的測定法で個人の心理特性を測定するものである。知能検査、性格検査、発達検査などがある。

行動観察
behavioral observation
客観的に観察が可能な動作を選択し、その生起する時間、回数や頻度、間隔などを測定する

注)

(1)　高良麻子「第4節　実践評価の方法」社団法人日本社会福祉士会編『新社会福祉援助の共通基盤（下）』中央法規出版，2004，pp.213-214.
(2)　遠藤克子「評価の意義と方法」福祉士養成講座編集委員会編『社会福祉援助技術論Ⅰ（第3版）』社会福祉士養成講座8，中央法規出版，2006，pp.277-279.
(3)　社団法人日本社会福祉士会編，上掲書，pp.225-228.

参考文献 ●平山尚・武田丈・藤井美和『ソーシャルワーク実践の評価方法―シングル・システム・デザインによる理論と技術』中央法規出版，2002.

11. 価値と倫理

A. 意識的な行為であるソーシャルワーク

[1] さまざまに展開される福祉活動

　私たちが暮らす社会には、さまざまに展開される福祉活動がある。たとえば市民によるボランティア活動やNPO法人による活動、当事者による活動である。さまざまな市民が、当事者が、問題意識や活動目標を共有して、それぞれの社会経験を生かしながら活動している。これらの活動には、また必要な専門職が加わることも多い。社会福祉士や精神保健福祉士など社会福祉の専門職だけでなく、たとえば看護師、保健師、医師、作業療法士、理学療法士、教師、弁護士などの専門職が、市民として、その専門的知識や技術を生かし、活動を支えていることも少なくない。

　いずれも自分たちの住む社会に対して問題意識をもち、自分たちの住む社会をよりよくしたいと願い活動する。このように福祉活動とは、社会福祉の専門職のみが行うものではなく、あらゆる市民が参加する活動である。そして、これらの福祉活動はソーシャルワークが追求する目標と重なることも多い。

[2] ソーシャルワーカー養成教育と国家資格

　困っている人の力になりたいと行動したこと、この社会のありように対して、何らか関与し変革を起こしたいと行動したことが、ソーシャルワークの起源であった。そのような市民としての活動が、次第に組織化され理論化されて、活動に必要な専門知識が体系化された。意識的な行為である専門技術となった。ソーシャルワーカーがもつべき価値、人びとと社会環境に関する知識と理論、その関係性に着目して介入する視点やスキルの獲得が、ソーシャルワーカー養成教育の内容である。

　しかし時代は常に動いている。その時代その時代に求められる先駆的で優れた福祉活動は、その時代ごとに次々と生まれてくる。困難な社会問題に対して効果ある福祉活動の試みが、社会福祉を専門としない人びとによってなされることも少なくない。ソーシャルワーカーは、ソーシャルワークの専門性をさらに高めるために、謙虚に、社会福祉を専門としない人びとの活動にも学ぶが、そのことはソーシャルワークの専門性の低さを示す

ボランティア活動
volunteer activity
市民の自発的な活動で、金銭的な見返りを求めず、地域社会を住みよくする、他者を支えるなどの社会的活動にかかわること。自発性、継続性、無償性、公益性。福祉だけでなく環境保護、教育、文化など広い分野で活動がある。

NPO法人
non profit organization
ボランティア活動など社会貢献活動を行う、営利を目的としない団体の総称。特定非営利活動促進法（1998）に基づく法人で、特定非営利活動法人のこと。保健・医療または福祉の増進を図る活動や学術、文化、芸術またはスポーツの振興を図る活動、子どもの健全育成を図る活動などがある。

専門性
社会福祉学は、法則発見を重視する認識科学部門より特定の対象のあるべき姿、あってほしい姿を構想設計・評価する設計科学部門の性格が強い。

ものではない。社会福祉の専門職には、あらゆる先駆的で効果的な福祉活動を普遍化し普及させていく継続性がある。

ソーシャルワークの起源は市民活動であったが、専門職として国家資格化された今日は、市民活動また活動家らがソーシャルワークと意識していない行為とは区別しておきたい。そして他の専門職や活動家の優れた実践を、敬意をもって学びたい。もちろん市民や他の職種がソーシャルワークを意図して活用する場合もあるだろう。意図されるのであれば、その活動はソーシャルワークということになる。ソーシャルワークは、その意図をもってなされているか否かが重要なのである。

国家資格は、社会福祉の援助を必要とする人びとが受けようとする援助の質を最低保証するためにあり、不利益を受けないためにある。社会福祉士という国家試験に合格さえすれば何かができるようになるのでなく、社会福祉士と名乗るための最低限度の知識と技術と倫理を持っていることを保証しているに過ぎない。

社会福祉士はソーシャルワーカーとしてのスタートであって、養成課程においては、資格取得後に自らが主体的に専門性を高めることができるような学習方法を身につけておいてほしい。そして全体を包括的に俯瞰する視点を獲得してほしい。目前の相談者の訴えだけにとらわれるのでなく、その人の背景にある生活史や環境、時代の変化などにも感受性を高く持つことが求められる。時代にあわせて法も頻繁に改正されていく。学校で学んだ知識や技術が卒業後には合致しなくなることも多い。国家試験に合格することではなく、本当の福祉の専門職になることを目指そう。

[3] ソーシャルワークの価値

ソーシャルワーカーとして、すべての人びとをかけがえのない存在として尊重し、自由・平等・共生に基づく社会正義を実現しようとする意志を持ち続けることがソーシャルワークの価値である。ソーシャルワークの価値を体得するには実習や演習を通して、実際に倫理や原則を実行できるソーシャルワーカーとしての信念を獲得することが必要になる。そのことは取りも直さずソーシャルワーカーとしてのアイデンティティを形成することに他ならない。

人生とは、自分が思い描くように、何事も願うままに叶うものではない。人は何らかの制約や困難のなかで、自分の人生を生きている。ソーシャルワーカーは、生活の困難さや生きにくさを抱える人びとを援助するが、生活問題をすべて解決できる全能な専門職ではない。おそらくそのような専門職は存在しない。当事者の、困難さから逃れることのできない、

ソーシャルワークの価値
ソーシャルワークの目的は、価値により説明される。ソーシャルワーカーとして何を大切にし、どのような方向性を望ましいと考えて援助するのかが、ソーシャルワークの価値といえる。実践における行動原則を導く価値には、自己決定の尊重、プライバシーの尊重、秘密保持などがある。

ソーシャルワーカーとしてのアイデンティティ
自分なりのソーシャルワーカー像とソーシャルワーカーとしての価値・信念を獲得することで、福祉の専門職として揺らがない自己を確立すること。

その辛さを理解して何もできなくてもそばに寄り添い続けること。何もできない無力感から逃げずに向き合うこと。社会福祉の専門職として限界はあるが限界を恐れず、困難さから逃れることのできない当事者を孤独にしないこと。それがソーシャルワークの価値である。失敗からも学ぶことがソーシャルワーカーの成長を助けてくれる。

B. ソーシャルワークの価値、倫理上のジレンマ

[1] ソーシャルワークの価値と倫理綱領

　日本社会福祉士会は、倫理綱領の前文において、「すべての人が人間として尊厳を有し、価値ある存在であり、平等であることを深く認識する。われわれは平和を擁護し、人権と社会正義の原則に則り、サービス利用者本位の質の高い福祉サービスの開発と提供に努めることによって、社会福祉の増進とサービス利用者の自己実現をめざす専門職である」と言明している。

　利用者本位とは、ソーシャルワークサービスを利用する人の意向にただ従うのでなく、その人が自己実現できるように、真に、その人の身になって援助することで、ソーシャルワークの根本的な価値の1つである。理念は、あるべき方向性を示すが、実現の難しいものも多い。さまざまな人間関係は、援助関係だけにとどまらず、同僚との関係、上司との関係、他部署との関係、他機関との関係など、多岐にわたる。

[2] 倫理綱領および行動規範、価値を支えてくれる知識

　ソーシャルワークは、個人の生活上に現れる生活問題を支援する。この生活問題には、個人が社会と取り結んでいる社会関係が反映される。社会環境に生じるさまざまな社会問題が、個人の生活と相互に関係し合いながら、ある文脈を持って個人の生活上に発生してくる。この理由から、生活問題とは、個人的な努力での解決が困難と考えられ、社会福祉援助の対象となる。

　ソーシャルワーカーとして、社会福祉士として常に個人と社会との関係性を意識し、個人と個人を取り巻く社会環境を分析的に理解させてくれる一般システム理論を用いて、ジェネラリスト・ソーシャルワークの理解を深めてほしい。相談に訪れる人の背景や行動を理解するために関連領域のさまざまな知識もどん欲に学んでほしい。それらの知識はあなたのソーシャルワーカーとしての価値を支えてくれる。

　時代とともに啓発される新しい価値や視点の理解などを含め、具体的に

一般システム理論
人の諸欲求は相互に関連し、欲求を満たす諸システムも相互に関連している。1つのシステムとの関係は、他システムとの関係にも影響を及ぼす。

ジェネラリスト・ソーシャルワーク
ピンカスとミナハンの統合理論、ゴールドシュタインのユニタリー（一元化）モデル、ジャーメインらのエコロジカル・アプローチなど、社会環境における個人と諸システムとの関係に着目し、総合的包括的に把握する視点をもつ。

ソーシャルワーカーがとるべき態度や行動について定めているものが倫理綱領と行動規範である。

　日本社会福祉士会は、社会福祉士の倫理綱領に基づき、社会福祉士が社会福祉実践において従うべき行動を、社会福祉士の行動規範として示している。行動規範は、利用者に対する倫理責任、実践現場における倫理責任、社会に対する倫理責任、専門職としての倫理責任から構成されている。利用者に対しては、利用者との関係、利用者の利益の最優先、受容、説明責任などが12項目にわたり示されており、実際に援助する際の原則が掲げられている。また利用者に関する行動規範だけでなく、専門職としての質の向上や他の専門職との連携・協働、ソーシャル・インクルージョン、国際的な視野に立つソーシャルアクションなど、社会福祉士及び介護福祉士法に示されている業務範囲より、明らかに広い範囲を示している。

[3] ソーシャルワーカーの倫理とジレンマ

　倫理学者のレヴィナスは、人間が人間に対する関係、我が汝に出会う関係にこそ倫理の出現があるといった[1]。社会学者のバウマンは、このレヴィナスの言葉、「困っている人がいれば理由なくその人を助けることが倫理的なのであり、助ける理由を問うた瞬間に倫理的ではなくなる」という観点から考えると、ソーシャルワーカーは自身のなかに官僚化という内在化した障害があることに気づくべきだと警告した。バウマンの警告する障害とは、ソーシャルワーカーが社会制度のなかで相談に訪れた人びとをサービス提供の要件を満たすか否か、制度に合致するか否かをアセスメントしなければならないことを指している。

　ソーシャルワーカーは社会制度のなかで働く限りこの役割、困難さを避けることはできない。したがってソーシャルワーカーが倫理的であろうとするならば、この困難さにまず気づき、アセスメントの結果、援助の結果が果たして本当によかったのか、正しかったのかをソーシャルワークの価値に照らして振り返り問い続けることが必要になる。

　レヴィナスは倫理の本質的な理解を深めるためには、何が正義なのかを問うことが重要だとも言っている。社会学者の大澤は正義の理論には、さまざまあるといい、功利主義、リベラリズム、コミュニタリアン、アリストテレス主義などの正義の理論をあげる[2]。平和学において正義は、「合法的な」という意味と「正当な」という2つの意味があり、「正当な」という意味には何が善きことなのか、善く生きるとはどういうことなのかという哲学的な問いを含むのだと説明する。そして、「正当さ」とは、その人の立場や利害により異なるのであって、1つの正解があるわけではな

バウマン
Bauman, Zygmunt
社会学者。『個人化社会』青弓社、『コミュニティ―安全と自由の戦場』筑摩書房、『リキッド・ライフ―現代における生の諸相』大月書店、『リキッド・モダニティ―液状化する社会』大月書店など。

紛争解決学 PIW モデル
立場 positons、利害 interests、ニーズ needs における「正しさ」を対話して葛藤解決するモデル。

く、立場や利害により異なる多様な「正しさ」があることに気づくことが重要だと説く。

　ソーシャルワーカーが倫理的であるには、ソーシャルワークの価値を深く吟味して何が正義かを常に考え、倫理的であるために自他に問い、我と汝という対話がクライエントとの間に真に取り結ばれていたかを振り返り続ける必要がある。

　価値と倫理の理解においては、社会正義に関する認識が日本のソーシャルワーカーに不十分だったのではないか、問題提起されている[3]。

事例　生活保護の相談に来た 30 代後半の女性と男性のケース

　30 代後半の女性 A さんが夫からの暴力を訴えて来所しました。仕事が見つからないので生活保護を受給できないかとのことです。実は同じ理由で 30 代後半の男性 B さんも妻からの暴力を訴えて相談に来ました。

　両者とも夫婦世帯で子どもはおらず、受診しており PTSD があるため、主治医から軽度作業などなら仕事をしてもよいが無理しないように指導されているそうです。

演習問題

①あなたは、A さんと B さんに対して、生活保護の必要性をどのようにアセスメントするか考えてみよう。

②もし、あなたが A さんと B さんへの保護の必要性を異なるように評価しているとしたら、それはなぜそう評価したのか考えてみよう。

③ソーシャルワーカーとしての価値に照らすと、あなたは倫理的にどのように評価すべきか考えてみよう。

注）
(1)　レヴィナス，E. 著／内田樹訳『観念に到来する神について』国文社，1997，p.273.
(2)　大澤真幸『「正義」を考える―生きづらさと向き合う社会学』NHK 出版新書，NHK 出版，2011，p.339.
(3)　中村剛「社会福祉における倫理の本質と内容」『社会福祉研究』第 127 号，公益財団法人鉄道弘済会，2016，pp.21-28.

参考文献 ●バートレット，H. M. 著／小松源助訳『社会福祉実践の共通基盤』ミネルヴァ書房，1978.
●日本ソーシャルワーカー協会倫理問題委員会編『ソーシャルワーク倫理ハンドブック』中央法規出版，1995.
●リーマー，F. G. 著／秋山智久監訳『ソーシャルワークの価値と倫理』中央法規出版，2001.
●国際ソーシャルワーカー連盟（IFSW）「ソーシャルワークの定義」日本社会福祉士会　会員のしおり，2006.
●日本社会福祉士会倫理委員会編『社会福祉士の倫理―倫理綱領実践ガイドブック』中央法規出版，2007.
●梅﨑薫『修復的対話トーキングサークル実施マニュアル』はる書房，2019.

第3章　相談援助の方法

1

プロセスを踏まえた援助視点を確認し、
伝統的3方法（ケースワーク、グループワーク、
コミュニティワーク）から学び取れるものを吸収する。

2

単なるサービスの組み合わせでない
ケアマネジメントの実際に学び、
チームアプローチ、アウトリーチ、ネットワーキングによる
トータルな生活支援ができるようにする。

3

解決を必要とする課題を認識し、
利用者援助に役立つ調査が実施できるようにする。

4

有形・無形を問わず、
利用者に役立てる社会資源を有効活用できるようにする。

1. 相談援助のプロセス

A. 相談援助のプロセスの流れ

相談援助の取組みへのプロセスは、一様ではないことが知られている。ここでは厚生労働省が発表した想定内容（シラバス）に準拠して、①インテーク、②アセスメント、③プランニング、④支援の実施、⑤モニタリング、⑥効果測定、⑦終結とアフターケアの各構成要素を提示しておきたい。

①〜⑦の構成要素（段階、局面、位相ともいう）は、一定の手順を示したモデルとして図式化することが可能である（図3-1-1）。このモデルは、相談援助のプロセスの流れを示しており、一定程度の先を見ながら援助し

インテーク

アセスメント

プランニング

支援の実施

モニタリング

効果測定

終結とアフターケア

図3-1-1　相談援助のプロセスの流れ

個人・家族・小集団・組織・地域社会における生活課題の発生

③プランニング（支援計画づくり）

④支援の実施（インターベンション）

①インテーク（初回面接）

②アセスメント（問題状況の把握）

⑤モニタリング（点検・確認）

他機関・他施設の紹介（リファー）

⑥効果測定（中間・事後評価）

⑦終結とアフターケア

個人・家族・小集団・組織・地域社会における生活課題の予防

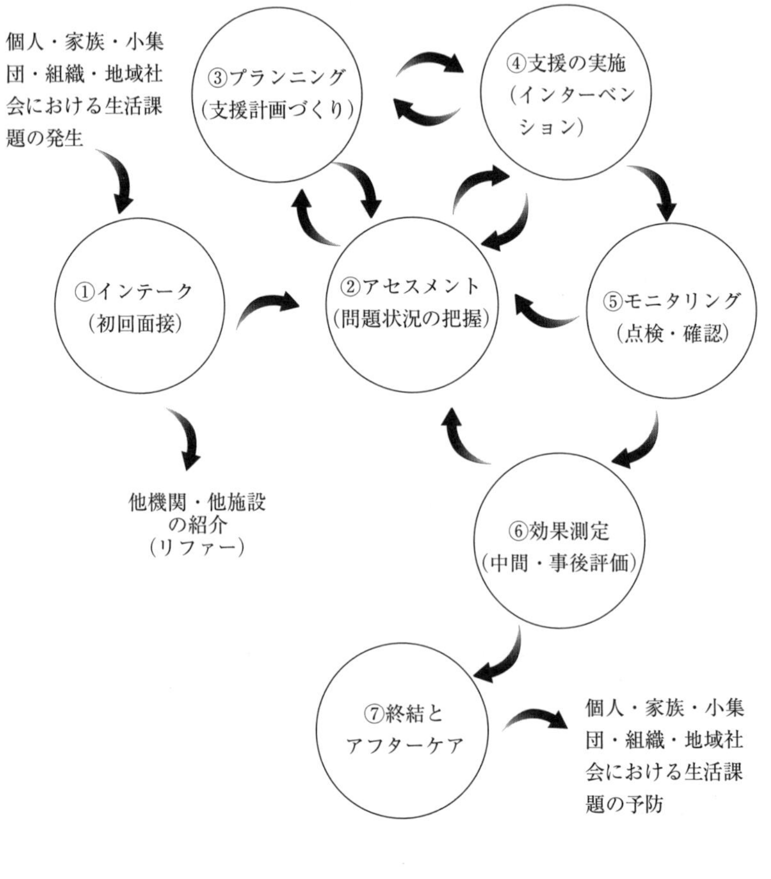

ていくための羅針盤として活用できる。相談援助の取組みでは常にこのようなモデルに焦点があてられ、関心が向けられることとなる。

　ところが、人とその環境は常に変化するので、各構成要素を1段ずつ踏みながら進むとは限らない。相談援助のプロセスの流れは、常に単線的に進むのではない、ということである。すなわち、その流れは円環的・循環的なものである。考え方によっては、相談援助の始まりから終わりまで、ずっと支援の実施が行われている、と考えることもできる。ただ、大切なことは、各々の要素を切り離さないで、一体的に考えるということである。

B. 相談援助の展開の特徴

［1］インテーク

　相談の受け入れのための面接、つまり受理面接、初回面接である。信頼関係をつくれるよう傾聴し、主訴を把握し（初期アセスメント）、エンゲージメント（合意、契約）するかどうか相談者に決めていただく局面である。相談内容によって支援に応じられる場合とそうでない場合が出てくるが、後者の場合には他機関・他施設にリファー（連絡、紹介）を行う。

エンゲージメント

［2］アセスメント

　支援が必要とされる事柄や状況についての全体像の把握・理解、つまり査定、事前評価である。インテークによる初期アセスメントをもとに、相談者とその環境のストレングスをも含めたフルアセスメント（包括的アセスメント）を行う。そのためには多面的に情報収集し、ニーズを評価する中で、相談者のワーカビリティにも目配りしつつ、支援計画案の提案に結びつけていかなければならない。問題状況の全体的把握・理解にはエコマップやジェノグラムが役立つ。なお、支援の効果を支援中または支援後に評価するためにはベースライン測定が必要である。

ストレングス

フルアセスメント

ワーカビリティ
状況変化を目指して一緒に取り組んでいく意欲、能力、機会（条件）などを指す。

［3］プランニング

　支援の計画づくりである。相談者にとって望ましい結果は何か、求められる状況の変化は何かを検討し、目標を設定する。また、目標達成のために必要なこと、それを妨げる要因を踏まえて、実施すべきこと、実施する者（相談者、支援者）、実施の優先順位、実施の時期などを具体的に設定する。モニタリング（実施後の点検・ふりかえり）をいつ、どのように行うかについても確認する。支援計画が決まると、改めて正式な契約となる。

[4] 支援の実施

支援計画の実施は、インターベンション（介入）と呼ばれることがある。しかし、それは相談者が計画内容を遂行することを意味せず、ソーシャルワーカーの行為のみを指す。「支援の実施」という用語は、ソーシャルワーカーと相談者が双方で行うというような意味で用いられる。協働（双方）で何を達成しようとしているのか（目標）、どのようにして達成しようとしているのか（到達地点までのルート）、イメージを予めもつ。

[5] モニタリング

支援の実施が適切に行われたか、その結果はどうであったか、その結果に満足できるか、支援機関は現状をどう捉えているか、計画内容あるいは目標に修正は必要か、といった経過をチェック（点検・確認）する。

[6] 効果測定

目標が達成できたかどうかを点検・確認するために用いられるのが効果測定（中間評価、事後評価）である。これは支援の実施状況の点検・確認を意味するモニタリングとは次元を異にするが、両者は重なることが多い。

[7] 終結とアフターケア

目標が達成されていれば、特に重要ということでなければ、一旦は終結する。関係が長引くことが当該相談者にとって必ずしもよいとは限らない。

参考文献 ●秋山博介・井上深幸・谷川和昭編『臨床に必要な社会福祉援助技術演習』弘文堂，2007.
●井村圭壯・谷川和昭編『社会福祉援助の基本体系』勁草書房，2007.
●副田あけみ『社会福祉援助技術論』誠信書房，2005.
●中村剛編『これがソーシャルワークという仕事です—尊厳を守り、支え合いの仕組みを創る』みらい，2016.

演習問題

①一定の手続き（プロセス）を踏んで、何かを行う場合とそうでない場合とでは、どのような違いが出てくるか考えてみよう。

②「相談援助のプロセスの流れ」の各局面において、あなたが活用できる技法には何があるか検討してみよう。

2. 個別援助（ケースワーク）

A. 歴史的点描

　ケースワークは、個人に対するソーシャルワークの手法であり、技法である。ソーシャルワークの方法の中では最も早くに理論化された技術である。あらゆる方法レパートリーの中では最も基礎となる、展開手段である。集団援助も、地域援助も、ケースワークなくして成立しない。

　ケースワークの起源は、1869 年の英国ロンドンで始まった「慈善組織協会（COS：Charity Organization Society）」の活動にまで遡る。その頃、産業革命によって資本主義体制が確立したが、それは富める者（富裕者）と貧しき者（貧困者）の格差を拡大した。しかし、急増する貧困者への対策は、濫救と漏救により不公平を極めた。そこで、「施しではなく、友愛を」をスローガンとする友愛訪問によって組織的、計画的に貧困者（貧困世帯）への救済が行われるようになり、貧困から抜け出せるような援助の取り組みが進められた。

　この活動は後年、米国において目覚ましい発展を遂げた。米国も英国と同じ目的をもって進められたが、貧困者への援助は、ボランティアの友愛訪問員から、有給の専門職員に変化した。つまり、この取り組みには科学的知識と技術の必要が認識されたのである。その基礎を作り上げたのは米国慈善組織協会の指導者リッチモンドであり、代表的な著作に 1917（大正 6）年の『社会診断』と 1922（大正 11）年の『臨床福祉学』がある。彼女は「ケースワークの母」である。

　日本にケースワークが紹介された時期は 1920 年前後である。そして今日のケースワークはソーシャルワークに統合された形で論じられることが多い。ジェネラリスト・ソーシャルワーク、コミュニティ・ソーシャルワーク、ファミリー・ソーシャルワーク、スクール・ソーシャルワーク、リーガル・ソーシャルワークといった専門用語もよく扱われるようになった。その中でケースワークはそれらの基盤であり、実践の拠り所であり、基本をなす。馴染みの言葉になって定着し、日常的に用いられてもいる。

　ケースワーク成立条件としての構成要素がある。それに関してはパールマンの影響が大きい。彼女のケースワークの構成要素は、仲村優一によって日本に紹介された。有名な「4 つの P」である。ただ、パールマン自身

リッチモンド
Richmond, Mary E.
1861 ～ 1928
「ケースワークとは、さまざまな人のために、また、さまざまの人とともに、また、彼ら自身の福祉と社会の改善を同時に達成するよう、彼らと協力して、さまざまのことを行う技術」という定義を残している。1915 年にシカゴで開催された全国慈善矯正会議において発表したものである。

今日のケースワーク
ケースワークは、正式にはソーシャル・ケースワークといい、ここにいう社会的（ソーシャル）とは、人びとの問題を社会と人間の双方の関係から捉えようとする態度である。ケースワークを行うには、相手に寄り添うことができなければならず、そのためには自分の身体・声・言語が他者に開かれていなければならない。ケースワークは万能ではない。他のソーシャルワークの方法レパートリーを駆使すること、他の福祉以外の技術の要請が時に求められる。

パールマン
Perlman, Helen H.
1906 ～ 2004
診断主義と機能主義の統合による問題解決アプローチの提唱者として有名で、これは折衷主義といわれる。また、work と ability の合成語であるワーカービリティという造語をつくり、サービスを利用して問題解決に取り組んで行く利用者の力を表現した。動機づけ（motivation）、能力（capacity）、機会（opportunity）で構成される問題解決への 3 つの要素は MCO モデルという。

が「4つのP」というように整理したわけではなく、この表現は、仲村が名付け親である。今日わが国で当たり前の専門用語として通用している「4つのP」、すなわち、①人（person）、②問題（problem）、③場所（place）、④過程（process）は、いずれも英語の頭文字が「P」になることから覚えやすい。また、パールマンは1986年、新たに「2つのP」として、⑤専門職ワーカー（profession）、⑥制度・施策（provision）を追加した。これによって、「6つのP」と称することができる。

［演習問題 1］ ケースワークの構成要素

ケースワークが成立するか否かどうかについては、「4つのP」「6つのP」これらの「P」のどれもが満たされていることが重要といえる。しかし、それだけで良いだろうか。そもそもパールマンが「P」を2つを追加してから30年以上にもなる。そこで、「7つめ」の「P」を自分たちで探ってみよう。

［考察］ ケースワークと受容

相手の行動や考え方、発言や言い方に、自分が不満や嫌悪感を持ったとする。そうだとしても、私たちはその相手の人に親切に接することができるかどうか。親身になって気づかえるかどうかが問われる。

実際、相手を受け入れることは容易ではないこともある。しかし、である。受け入れることはできなくても受け止めることはできるかもしれない。誰にでも尊厳があり、尊敬はできなくても、尊重をしないとならない。

このように考えると、受容は完全には達成することが不可能な絵空事であるといえるが、私たちは努力してみることで成長が見込まれる。すなわち、「進歩」（progress）である。そして、そのような勉強会を企画することも考えられないだろうか。「推進」（promote）といえそうだ。

尊厳

尊敬

尊重

B. バイステックの7つの原則

[1] 望ましい関係づくり

そもそもケースワークを行う上での態度はどういうものであることが求められるのか。自分が相手にかかわる関係は援助の成否を決める重要な鍵といっても過言ではない。援助を必要としている人は、社会生活上の問題を抱えており、自尊心や他人に対する信頼感さえ失っている場合が少なくない。途方に暮れた状態である場合もある。ここでは、米国の社会福祉研究者のバイステックが提唱した7つの原則が大事な態度といえる。

バイステック
Biestek, Felix P.
1912 ～ 1994
イエズス会の神父・司祭、PSW、博士（ソーシャルワーク）。イリノイ州生まれ。セントルイス大学で社会学の修士号を、ワシントンにあるカトリック大学でソーシャルワークの修士号と博士号を取得。クリーブランドでの高校教員を経て、ロヨラ大学に長年勤める。

（1）個別化の原則

　私たちは人間であるから、事務的に機械的に取り扱ってほしくないはずである。一人の人間として接してもらいたいのである。個別化とは、相手の個別性を理解して応対することである。その人に合った、その人に必要な、その人にとって意味ある援助とは何か。この世に同じ人は誰一人とて存在しない、誰もが一人ひとりかけがえのない存在、尊い存在であることを胸に刻んだ、個別的な理解と援助の姿勢といえる。

個別化

（2）意図的な感情表出の原則

　私たちは怒り、悲しみ、恐れ、あるいは幸せなど、自分の気持ちをありのままに表したいはずである。意図的な感情表出とは、相手の感情を適切に表現してもらうことである。とりわけ、否定的な感情は、相手をますます苦境に立たすことにつながりかねないので、それを表現できるように励まし、意識的に受け止めていくことが大切である。

意図的な感情表出

（3）統制された情緒的関与の原則

　私たちは自分が表した気持ちについて、好意的な理解と応答がほしいはずである。つまり、共感してもらいたいのである。統制された情緒的関与とは、自分の感情を適切にコントロールして相手にかかわることである。身体・声・言葉の各メッセージが、相手への傾聴によって支えられることが何より必要である。相手の抱えた出来事と、出来事に伴う感情、あるいは感情に対して、それらを理解した上で的確に伝え返していくのである。

統制された情緒的関与

（4）受容の原則

　私たちは人として、大切にされたい、価値のある人間として受け止めてほしいはずである。受容とは、相手を理解し受け止めることである。好き・嫌い、良い・悪いといった自分の価値判断をいったん脇に置いた上で相手を受け止めるのである。しかし、受容と是認とは異なる。反社会的、破壊的な行為を認めることとは違う。援助は、何が起こるか分からないが、その時々において、相手と歩調を合わせ、終始一貫して受け止めていくことが求められる。

受容

（5）非審判的態度の原則

　私たちは大なり小なり直面する問題を抱えるが、その問題に対しては善悪の価値判断をして欲しくないはずである。非審判的態度とは、相手を批判・非難しない態度で接することである。援助は、相手を追求することでも、行動を改めさせようとするものではない。相手は援助を受けること自体に苦痛を感じ、審判されることの恐れを抱いているかもしれない。相手が自由に語れるためには、相手を非難しないこと、馬鹿にしてはならないことが肝要である。

非審判的態度

(6) クライエントの自己決定の原則

　私たちは自分の生活のこと、一生の問題に関することについては、自分なりに結論を下したいはずである。自分で選び、自分で決められることは人間としての自然な姿である。クライエントの自己決定とは、相手が自分で自分のことを考え、判断し、納得ができるよう後押しすることである。しかし、現実には、相手の能力、他者との関係性により、限界があることも考慮しなければならない。

(7) 秘密保持の原則

　私たちは自分に関することは、他者に知られたくないはずである。秘密保持とは、相手のプライバシーを守ることである。しかし、現実には、時に相手の了解を得ぬまま、情報提供する場合もある。もちろん、それは相手にとって最善の方法である場合に限られる。情報を共有し得た双方に、ともに秘密保持の義務が生じる。

演習問題2　ケースワークの原則

　バイステックの7つの原則のうち、あなたが最も重要だと思うものについて、その理由も含めて仲間と話し合ってみよう。

考察　バロメータとしての原則

　ケースワークの各原則は、相互に関連しており、どれ1つ切り離して考えてみてはならない。たとえば、個別に対応しなければ受容できないはずである。また、受容するということは審判しないことであり、それは相手の自己決定に通ずる。さらにいえば、秘密を守るからこそ感情（気持ち）を安心して出せるのであり、より共感した関与が可能になる。

　とはいえ、ケースワークの原則は、あくまでも理想的な援助関係のあり方を提示したものであり、いつでもこの原則が貫けるほど簡単にはいかないであろう。その意味では、各原則を、自己覚知や自己コントロールのためのバロメータとして活用するのが望ましい。

参考文献
- 足立叡・佐藤俊一・平岡蕃編『ソーシャル・ケースワーク―対人援助の臨床福祉学』中央法規出版, 1996.
- 宇多小路利子『家庭相談におけるソーシャルケースワークの展開』ドメス出版, 1998.
- バイステック, F. P. 著／尾崎新・福田俊子・原田和幸訳『ケースワークの原則―援助関係を形成する技法（新訳改訂版）』誠信書房, 2006.
- ドルフマン, R. A. 著／西尾祐吾・上續宏道訳『臨床ソーシャルワーク―定義、実践そしてビジョン』相川書房, 1999.
- 吉弘淳一・横井一之編『事例で学ぶスーパービジョン―対人援助の基礎知識・技術を通して』建帛社, 2015.

3. 集団援助（グループワーク）

A. グループ（集団）とアイデンティティ

[演習問題 1]　ブレーンストーミング：思いつくグループをたくさん挙げる

　私たちが生きている社会にはさまざまな社会的集団（グループ）が存在する。どんなグループがあるだろうか。思いつくグループをできるだけたくさん挙げてみよう。

ブレーンストーミング
brainstorming
既成概念にとらわれず、自由奔放にアイデアを出し合う討議形式。

[演習問題 2]　わたしが所属しているグループ

　これらのグループの中で、「わたし」が所属（帰属）しているグループには○をつけてみよう。「わたし」はいくつのグループに所属しているのか。他にも自分が所属しているグループを思い出したら書き足してみよう。

　所属（帰属）しているグループと自分との関係は「○○○としての自分」と表現できそうである。「○○○としての自分」が積み重なって「わたし」が存在しているわけだ。心理学者エリクソンによれば、青年期とは、こうした多数の「○○○としての自分」の中から自身のアイデンティティと一致するものを意識的に選び、自己を確立していく時期である。

エリクソン
Erikson, Erik Homburger
1902 ～ 1994

アイデンティティ
identity

[演習問題 3]　ランキング：わたしのアイデンティティグループ

　さて、これらの「○○○としての」という所属集団の中で、感覚的に自分の「アイデンティティ」だと思う度合いの強いものから順番をつけてみよう。それは、おそらく「この集団がなくなるととてもつらい」と感じるもののはずである。

ランキング
ranking
ワークショップの手法の1つ。優先順位をつけること。

No. 1 ＿＿＿＿＿＿＿＿＿＿＿としての自分

No. 2 ＿＿＿＿＿＿＿＿＿＿＿としての自分

No. 3 ＿＿＿＿＿＿＿＿＿＿＿としての自分

[考察]　グループ（集団）とアイデンティティ

　ソーシャルワークの方法の中で、グループワークが重要な方法として発展してきたのは、私たちが社会の中で生きていく上で、所属するグループ

（集団）から大きな影響を受けるからで、グループの所属にはそれだけ重要な意味があるからであろう。私たちは日頃の生活の中で、また人生において、家族、地域社会、学校、職場、趣味のサークルなどさまざまな社会的グループに所属して成長していく。そのグループの中で、人と人との関係を築き（人間は"人の間"と書く）、役割をもち、親しくなったり、また対立したり疎遠になったりする。こうした集団におけるある種独特の「相互作用」の積み重ねが、私たちの人間的成長に大きな影響を与えていると言える。

グループワークは、このようなグループの力をふまえ、ある意味でその力を活用しながら、同じような問題に直面している人の小集団を意識的に形成したり、あるいは既成の集団を活用して、グループの中での相互関係の体験を通して、問題の克服を援助する方法である。

グループには独特の力が働く。それはグループと人間の「アイデンティティ」が不可分に関係しているからであろう。アイデンティティとは、エリクソンによれば、①自分は独自で固有な自分であるとする「自己斉一性」、②「時間的な連続性と一貫性」、③自他ともに何らかの社会集団への帰属感をもつ「帰属性」の3つの軸によって定義された自己意識の総体である。

アイデンティティとは、「自分が他の誰でもない、自分である存在を証明する何か」と言えるだろうか。

グループの中で他者に求められ、「自分」という感覚が育っていく、それがアイデンティティの形成だとすれば、グループの中の「私の存在」の意味を改めて考えてみる必要があるだろう。エリクソン自身は、父母の離婚、ヨーロッパ諸国の放浪、ナチスドイツの迫害を逃れて（ユダヤ人だった）のアメリカへの亡命など、青年期を通してアイデンティティの危機にあった。だからこそ、アイデンティティをめぐる長い思索の旅に出ることになったのだろう。

演習問題4　障害児の親の座談を読んで

グループへの帰属とアイデンティティについて、もう少し考えてみよう。次の文章は障害児の親の座談の記録である。読み合わせてみよう。

A　友人のお子さんが地域の学校へ行っているのね。その子は、学校にも1人で行けるし、友人とも遊べるんだけど、そのお母さん、子どものことが気になって、学校に行っている時間、自分も家で机に向かって、子どもの勉強の問題を毎日作っているのよ。

B それってなんで？

A 勉強がみんなとレベルが違うから、遅れないようにって。子どもが学校に行っている間も、何か気になって他のことができないみたいなの。私、彼女に「少し気分転換したら？　あなた自身なんかやりたいことないの？」って聞いたら、「何もない」って。

B 障害のある子のことで頭がいっぱいなんだ。

A ほんとに大変な雰囲気なのよ。えらいなあって感心したけど、でもね。

B 24時間、障害児の親になりきることないよね。自分を取り戻す時間は必要だと思う。何か自分で楽しめるものをもったほうがいいんじゃないかしら。

(1) あなたはこの座談を読んでどう感じただろうか。また、それぞれの感じ方について、グループでディスカッションしてみよう。

(2) あなたがソーシャルワーカーなら、この親にどのようにかかわるだろうか。24時間頑張りましょうと励ますだろうか。また、いろんな顔をもち、子どもと距離を置く時間ももてるよう支援するだろうか。

考察 家族というグループ、同じ問題を抱える人のグループ

　家族という集団は抜き差しならないところがあり、障害児の親でなくても、親が子どもから離れられないというような関係は起こりうる。24時間障害児の親になりきるというのは、家族という集団の中で、親という役割をもつ自分が100%になっているということでもある。

　障害児を育てている母親が支援を受けているとき、ワーカーにいくら励まされても「この子を育てている私の気持ちはわからない」という言葉が出ることがある。また、面と向かって言われなくてもそう感じることは少なくない。それに対して、この座談が行われているような母親同士が集まるグループ「親の会」に参加した母親は、実際にわが子と同じか、それ以上に重い障害をもつ子どもを抱える仲間（親）の体験談を聞くことで、「私も頑張ろう」といった気持ちを強くすることができると言う。その上で、親同士で情報を伝え合ったり、教え合ったり、支え合ったりという力が働く。これは、やはりグループならではの力といえる。こうした同じ悩みや問題を抱える人が問題解決を行う集団をセルフヘルプグループと言う。次に、このセルフヘルプグループを通して考えてみよう。

演習問題5 ロールプレイ：セルフヘルプグループのミーティング

(1) セルフヘルプグループが抱える問題や困難を想定してみよう。「病気」、「障害」、「依存や嗜癖」、「マイノリティ」などの中から、自分たちの想像力が働きやすい問題を1つ取り上げて、セルフヘルプグループをつくろう。そのグループのメンバーとして、各自のプロフィールをつくってみよう。本人（家族）のつらさ、生きる上でのしんどさは何だろうか。できるだけ当事者の思いに接近して、本人（家族）になりきるようにしてみよう。

わたしの名前	年齢	性別
障害や病気、生活課題を抱えるようになった経緯		
自分自身のふだんの暮らし		
自分自身の性格		
障害や病気、生活課題を抱えていることの、つらさやしんどさ		

　セルフヘルプグループのミーティングを始めよう。話し合いは10〜15分を目安に以下の3つのスタイルで行ってみよう。

ミーティング1　まず、本人（家族）だけが話す集まりをとり行う。
　　　　　　　　参加者は自分のことを話してみよう。

ミーティング2　次にソーシャルワーカーがミーティングに参加する。
　　　　　　　　ソーシャルワーカーは、各グループから1人出す。
　　　　　　　　どんな機関のどのようなワーカーか役づくりをしてみよう。
　　　　　　　　まず、ソーシャルワーカーは、本人（家族）の話を傾聴・受容するが、介入はせず、聞き役に徹してみよう。

ミーティング3　ソーシャルワーカーが司会（進行）をしよう。
　　　　　　　　ソーシャルワーカーは、前回のミーティングで受けとめた本人（家族）のつらさ、問題を緩和したり、解決するために、介入するようにしてみよう。

（2）以上のロールプレイ体験を語り合って、シェア（共有）しよう。

　①自分のことをミーティングで話すことで何か変化はあっただろうか。

　②どのミーティングが最も話しやすかったか。それはなぜだろうか。

　③自分たちが抱えている一番大きな、重大な課題は何だろうか。

考察　セルフヘルプグループを支援する

　セルフヘルプグループとは、何らかの問題・課題を抱えている本人や家族自身のグループである。その人自身、「当事者であること」が重要な意味をもっている。セルフヘルプには、次の2つの意味がある。

①個人による自助、独立、そして自立

②相互援助（mutual aid）、共同

　self は myself であり ourselves でもある。仲間同士が支え合うグループという意味である。同じ問題や課題を抱える当事者が、時間と場を共有し、相互理解を深める、課題を解決しようとする、そのグループのプロセスの中で、感情的な体験をし、人間関係を形成し、葛藤を乗り越える。

　セルフヘルプグループは、1930年代のアメリカの、ナチスの迫害を逃れたユダヤ人組織や AA などから生まれ、1960年代には、公民権運動、反戦運動の影響を受け、高まりを見せる。その後、医療・保健領域での増大傾向があり、日本においても、1960年代からセルフヘルプグループが次々と組織されるようになる。背景には、家族・近隣のサポートが機能しなくなったことに加え、制度・サービスが十分ではなかったこと、利用者の権利意識が増大したことなどが挙げられる。

　このワークでは、セルフヘルプグループと、その集団の形成と成長、問題解決にソーシャルワーカーが関与、介入するミーティングを行ってみた。

　介入のポイントは、問題解決をするのは（できるのは）、ソーシャルワーカーなのか、セルフヘルプグループのメンバー（当事者）なのかということを体験的に理解することにある。

　セルフヘルプグループと専門職との関係には、3つのタイプがある。

①病院内や行政などで見られるような、専門職がセルフヘルプグループを「取り込む」（integral）タイプ。

②専門職がセルフヘルプグループを「側面から援助する」（facilitated）タイプ：専門職が当事者を集めたり、雰囲気づくりなどの間接的な働きを行う。

③セルフヘルプグループが専門職から「自律している」（autonomous）タイプ：はっきりとした距離があり、独立した運営が行われている。多くの匿名グループはこのタイプである。

セルフヘルプ
self-help

AA:
Alcoholics Anonymous
アルコール依存症患者の会

101

エンパワメント
empowerment
力を増幅させること。相手を勇気づけ、本来もっている力を出しやすくしていく援助。

ヘルパー・セラピー原則
the helper therapy
principle

さて、ロールプレイ体験の感想をシェアする際には、以下の点を参考にするとセルフヘルプグループが当事者の相互支援の力を高める（エンパワメント）ことにつながるであろう。

①ヘルパー・セラピー原則

「援助をする人が最もよく援助を受ける」という意味。当事者同士では、援助の受け手ばかりではなく、援助の与え手となりうる関係が成立する。それは、同じような問題をもつ人のことで苦労するなかで、援助者は自分自身の問題を客観的に見ることができ、援助をすることで、貴重な学びがあり、成長したと感じることができるからである。また、自分と他の人との間で対等なやりとりをしていると感じ、さらに社会的承認を受けていると感じられることが自分への尊重感として返ってくるからである。

②プロデューサーとしてのコンシューマー

「サービスの受け手こそが最もよくニードを知って」おり、ニードを援助者に伝えることで「かゆいところに手が届く」支援が可能となる。

③専門的援助と非専門的援助

専門的援助が、問題を異常なもの、治療すべきものと考えるのに対して、問題状況をあくまでノーマルなもの（誰もが多かれ少なかれ問題や弱さを抱えている）と捉える方向性がある。

実際にかかわってみて、ソーシャルワーカーの支援は効果的だっただろうか。ソーシャルワーカーは、当事者の主体性や、仲間として助ける力、あるいはエンパワメントをどこまで高めることができただろうか。検証してみる必要があるだろう。

参考文献　●石川准『人はなぜ認められたいのか―アイデンティティ依存の社会学』旬報社，1999.
●久保紘章・石川到覚編『セルフヘルプ・グループの理論と展開―わが国の実践をふまえて』中央法規出版，1998.
●武井麻子『「グループ」という方法』医学書院，2002.
●ともいくクラブ編『明日へのリスタート 2』横浜市社会福祉協議会，2004.

4. 地域援助（コミュニティワーク）

A. 私たちの「生活」と「人生」から

演習問題 1　ライフステージを意識する

まず、このグラフを見てみよう。

このグラフは何を表しているのだろうか。

ライフステージ
人生を時期的に区分する言葉で、ライフサイクルともいう。

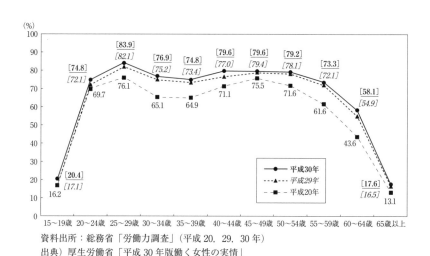

資料出所：総務省「労働力調査」（平成 20，29，30 年）
出典）厚生労働省「平成 30 年版働く女性の実情」

このグラフは、女性の就業率の変化を表したグラフである。

グラフの形状から「M 字曲線」とか「M 字カーブ」と呼ばれている。

なぜ、このような形状になるのか、つまり 30 歳から 34 歳の女性の就業率が谷間になってしまうのはなぜか考えてみよう。

問題は、この時期の女性たちはどこにいるのかということである。

M 字カーブ（曲線）
女性の年齢別の労働力率グラフがアルファベットの「M」の文字を描くように 30 〜 40 歳代が谷間になっていること。日本や韓国に特徴的な状況である。

この問題は、少子化の進行の背景の 1 つとしてしばしば取り上げられるが、私たちの働き方が私たちの人生や生活に大きな影響を与えることを表している。地域社会を基盤としたソーシャルワークを実践するときに、まず意識しなければならないことが、「ライフ」すなわち、人びとの生活や人生である。

ライフ
life

わたしの「生活」を見つめる

そこで、まず、わたし自身の「生活」を改めて見つめてみよう。

(1) まず、あなたの普段の生活の時間を記入してみよう。

●平日（平均的な過ごし方）

時　間	0時　2時　4時　6時　8時　10時　12時　14時　16時　18時　20時　22時
過ごし方	

(2) 次にその時間が、①血縁（家族との）時間、②地縁（地域の人との）時間、③職縁（仕事関係の）時間、④好縁（目的や趣味を同じくする人との）時間、⑤自分（だけ）の時間、のいずれの社会関係なのか自分なりに区別をしてその時間を記入してみよう。あくまで想定でかまわない。

(3) グループでシェアをして、グループの時間の平均を出してみよう。そして、感想、気づいた点などについてもシェアをしてみよう。

区　　　　分	わたしの時間	比率(%)	グループ平均	比率(%)
血縁（家族との）時間				
地縁（地域の人との）時間				
職縁（学校や職場）時間				
好縁（目的や趣味を同じくする人との）時間				
自分の時間				
睡眠時間				
合　　　計				

地縁時間は、どのくらいだろうか。地域の人との関係性は希薄になっていないだろうか。

演習問題3 **わたしの「人生」を見つめる**

(1) これまでの「人生」をふりかえり、またこれからの「人生」を思い描いてみよう。ここでは一般的なライフコース研究の区分にしたがって、①乳幼児期、②児童期、③青年期、④成人期、⑤中年期、⑥高齢期と分けてみて、これまでの主なライフイベント、これからの人生のライフイベント（何歳で結婚して、など）の想定を記入してみよう。これからの人生については、あくまで想定でかまわない。

ライフコース
life course
個人が一生の間にたどる社会的な道筋のこと。

ライフイベント
人生における生活上の大きな出来事のこと。出産・進学・結婚・住宅取得などを指す。

誕生	1乳幼児期 0 − 6	2児童期 6 − 12	3青年期 12 − 20	4成人期 20 − 40	5中年期 40 − 65	6高齢期 65 −
年 才 出 来 事						

（2）次に、自分が生まれてから死ぬまでの人生の中で、先ほど試みた生活時間の区分はどのように変化すると思うか。あくまで自分の感覚、希望でかまわないので、想定してグラフにしてみよう。

誕生	1乳幼児期 0 − 6	2児童期 6 − 12	3青年期 12 − 20	4成人期 20 − 40	5中年期 40 − 65	6高齢期 65 −
生 活 時 間						

各時間の人生上の変化について、自分なりの感想を記入してみよう。

誕生	1乳幼児期 0 − 6	2児童期 6 − 12	3青年期 12 − 20	4成人期 20 − 40	5中年期 40 − 65	6高齢期 65 −
自分						
血縁						
地縁						
職縁						
好縁						

（3）次に、これらの特徴をいくつかの視点で考えてみよう。

①視点1　男女（ジェンダー）による違いはないだろうか。

②視点2　地域活動やボランティア活動の担い手を確保するとしたら、そのターゲットはどのライフステージに置いたらいいだろうか。

③視点3　人生の中で自分自身や家族が抱える子育て・介護などの問題の中に、地域社会で取り組む活動やコミュニティビジネスのヒントはないだろうか。

【考察】　PIE（Person In Environment）環境の中の人間（個人）

ソーシャルワークの「ソーシャル」は、人は、その人を取り巻く社会の

コミュニティビジネス
市民が主体となって、地域が抱える課題をビジネスの手法により解決し、コミュニティづくりにつながるような事業・活動を行うこと。

中で生きていて、相談援助において、その周囲の環境との相互関係、相互作用に焦点を当てるということを意味している。本項では、自分自身の人生と生活の広がりを意識することから始めてみる。取り巻く環境を分類する仕方については、「平成12年度国民生活白書　好縁社会をめざして」を参考にした。「好縁」とは、当時の経済企画庁長官の堺屋太一氏のネーミングであるが、日本社会の発展形態を次のように捉えたものである。

①「血縁社会」　人類はもともと血縁社会だった。

②「地縁社会」　やがて、農業を知ると、同じ地域で土地を耕し水を利用する者が最も重要な仲間になり、「村」「村落共同体」は、生産、投資、消費、治安、防災、情報、教育、福祉などの機能をもつようになった。

③「職縁社会」　18世紀後半に始まった産業革命は、土地にとらわれない「勤め人」の大群を生み出し、地域共同体の機能は急速に薄れ、地域の互助機能は専門的な行政機関に委ねられた。戦後の日本は、圧倒的多数の人びとが職場の集団に帰属する「職縁社会」をつくり出した。

④「好縁社会」　近年、職縁社会に代わる人間関係を探る動きが拡まっていて、その中で注目を集めているのが「ボランティア」であり「NPO」である。

　しかし、この4分類は、発展形態であると同時に、実際には今日の社会の中で、「私」を中心に広がる関係性でもある。現在も、当然家族があり、地域社会があり、職場や学校があり、そして趣味のサークルや主義に基づくグループがある。

　それらを意識してみようというワークである。

　たとえばM字曲線（カーブ）では、働く女性が結婚・出産を期に退職、子育て後に再就職という、特に日本に顕著な傾向が読みとれるが、多くの欧米の国々は、この谷間は形成されていない。日本社会の課題を意識するためにもワークライフバランスを考えることが有効である。

　ソーシャルワークの中で、コミュニティワーク実践は、個人や家族にかかわるミクロ実践、小グループなどにかかわるメゾ実践よりも範囲の広いマクロレベルの実践のことを指す。

　日本においては、地理的なコミュニティ（すなわち地域社会）をベースにしたワークの実践が中心であり、その意味では、「私」を取り巻く環境としての「家族」「近隣」「学校や仕事場」「サークルなどの仲間」などをその基盤とする地域社会の広がりの中でコミュニティが形成されていることを意識しておく必要がある。

　ライフステージの中で、個人個人が元気なときは問題は生じない。そのとき地域は見えてこない。しかし、「子育て」とか「介護」という問題が

ワークライフバランス
ワーク（仕事）とライフ（生活）を調和させ、性別・年齢を問わず、誰もが働きやすい仕組みをつくること。

切実になったときに、初めて「地域」の重要性が浮かび上がってくる。生活上の「弱さ」や「重荷」を地域の中で互いにどのように背負い合うのかが地域の支え合いの課題になる。

B. 地域社会の社会資源を考える

演習問題4 1人の女性の「生活」の課題を捉える

先ほど紹介したM字曲線に関連する「子育て支援」の課題の中でも取り上げたように、地域社会の中で子育て中の親が孤立するという問題がある。以下の文章を読んでみよう。

> 1人の女性がいます。大学を卒業してから会社で働いて、結婚後も仕事を続けていました。出産後も仕事を続けていきたいと思っていましたが、子育てと仕事の両立ができず退職することになりました。引っ越してきたばかりで地域にはなじみがありません。子どもを連れて公園に行っても居心地がよくありません。相談する相手も友達もいない場所での子育て。自分にとっての居場所がないと感じています。心細い地域デビューとなってしまいました。地域社会も町内会中心で、とても疎外感があります。「子どもを余裕をもって見れるのは、自分の気持ちが落ち着いてから」だと感じました。

(1) この女性の24時間の生活時間割を、先ほどの自分の時間割を参考に考えてみよう。

時　間	0時　2時　4時　6時　8時　10時　12時　14時　16時　18時　20時　22時
過ごし方	

(2) 次に彼女の時間を分類してみよう。あくまで推測でかまわない。

区　　分	彼女の時間	比率(%)	グループ平均	比率(%)
血縁（家族との）時間				
地縁（地域の人との）時間				
職縁（学校や職場）時間				
好縁時間				
自分の時間				
睡眠時間				
合　　計				

これらの時間の割合はどのようになっただろうか。

圧倒的に血縁時間＝すなわち、子ども（赤ちゃん）と過ごす時間が多くなっているのではないだろうか。

このことと、グループワーク演習で取り組んだ「アイデンティティ」ということを重ね合わせて考えて、話し合ってみよう。

このような地域で生活をしながらも孤立しがちな親子に対する「子育て支援」が近年、重要な福祉施策として認識されるようになってきた。

そこで、地域でどのような取組みが必要なのか、あるいはどのような場や活動があったら、この女性は安心して、子育てをしながら日々の生活を送ることができるのだろうか。

（3）次のいくつかのポイントについてディスカッションしてみよう。

①「自分」自身、家族ができること。

②近隣・地域社会であったらいいと思うこと（たとえば、交流や相談ができる場所など　ディスカッションテーマ例：子連れ居酒屋は是か非かなど）。

③外出しにくく、孤立しがちな親が情報交換できる手段（たとえばインターネット、メールなど）。

④行政施策として何をすべきか（あなたの生活する地域の自治体ではどんな子育て支援施策が行われているか）。

⑤あなたは、地域のコミュニティワーカーである。①〜④までのディスカッションで挙げられた内容、活動アイディアなどを実現させたり、つなげたりするために、何をしたらよいだろうか。

自助・共助・公助		できること・必要な社会資源などのアイディア
自助	①	
共助	②	
	③	
公助	④	
⑤コミュニティワーカーとして		

地域子育て支援拠点事業
地域で子育てを支えるため、当事者相互の交流を図り、子育ての不安や悩みを相談し、助言や援助を受けられる場所を設置する厚生労働省の補助事業で、市町村が実施主体。2015年度に従来の子育て支援センター事業、つどいの広場事業を統合し、子どもと保護者が気軽に立ち寄り、相互に交流を図る常設施設（一般型）と、児童館などの施設に、原則3日以上、1日3時間以上開設される支援拠点（連携型）の2つに再編された。

考察　**子育て支援施策と社会資源の活用**

子育て支援施策の中で、地域社会を意識して行われている代表的なものは、「地域子育て支援拠点事業」である。子育て支援を目的とした公的な地域福祉施策の1つといえる。

また、地域社会には、孤立しがちな親の出会いと交流の場をつくり出す動きが各地で起きている。呼び方はさまざまだが、育児サークルといったり、子育てサロンといったりしている。そのような活動のイメージがワークの中で出されたかどうか、また地元の自治体の施策を調べてみる必要がある。

図3-4-1　コミュニティワークにおける社会資源の枠組み

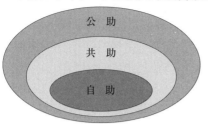

社会資源
resources

ところで、地域社会（コミュニティ）に生じた問題を解決するために助けになり、活用できるもののことを「社会資源」という。「社会資源」には、いわゆる「ひと」「もの」「かね」などがある。また、その社会資源がベースにしているものの性質によって、「自助」「共助」「公助」という3分類が可能である（図3-4-1）。

①〜⑤のディスカッションの中で出されたアイディアは、社会資源として見たときにはどの「助け」の力にあたるだろうか。

問題の解決のためには、社会資源を「もってくる」（動員する）だけでなく、それらを「つないだり」、「活かしたり」（活用する）、「育てたり」（必要なものを組織する）する必要がある。これがコミュニティワークの手法である。出し合ったアイディアや取り組みは、以下のコミュニティワークの手法のタイプに分類できるかどうか。この他にも考えられる手法があるかもしれない。みんなで知恵を出し合って考えてみよう。

自助
自分（本人）や家族が助ける力のこと。

共助
地域社会にあるさまざまな社会資源を活用したりつなげたりして、ともに助ける力のこと。

公助
政府（行政）の責任で実施される法律・制度による援助のこと。

1	「活用型」　すでにあるものを活かす、違った用途に用いる。「もったいない」発想。
2	「自助型」（セルフヘルプ・エンパワメント型）　子ども自身の身を守る力を高める。
3	「連携型」（ネットワーク型）　いろんな社会資源をつなげ、輪をつくると力になる。
4	「新規組織型」（社会資源醸成型）　ボランティアもこれにあたる。グループづくり。
5	「啓発型」　住民の理解を広げることで問題解決を図る。

参考文献　●経済企画庁『国民生活白書〈平成12年版〉ボランティアが深める好縁』大蔵省印刷局，2000.
●西尾敦史『地域がもっと元気になる日常術—コミュニティワーカースタイルブック』横浜市社会福祉協議会，2006.
●びーのびーの編，奥山千鶴子・大豆生田啓友編集代表『親たちが立ち上げた！おやこの広場びーのびーの—子育て支援NPO』ミネルヴァ書房，2003.
●山脇直司『公共哲学とは何か』筑摩書房，2004.

5. ケアマネジメント

A. ケアマネジメントのはじまりと展開

「マネジメント」とは和訳すると「経営管理」などと呼ばれる言葉で、アメリカの経営学者 P. F. ドラッカーの著書『マネジメント』が広く知られている。当初の経営分野のみならず教育やスポーツなど各分野でマネジメントの必要性が叫ばれる昨今であるが、この言葉が福祉領域に導入されたのは、1970 年代後半のアメリカにおける精神障害への在宅支援活動においてであり（当時はケースマネジメントと呼ばれていた）、その後世界各国へ、また分野も精神障害のみならず他の障害者支援や高齢者支援へ広がっていった。イギリスで 1990（平成 2）年「国民保健サービスおよびコミュニティケア法（NHS and Community Care Act）」で制度化されたのがケアマネジメントの法的用語として使用された最初である。

現代のわが国においては介護保険制度の進行に伴い「ケアマネジャー」という職業が認知されるようになってきたが、その発端は各国での実践を受けて 1990（平成 2）年に創設された在宅介護支援センターにおいての試行であるとされる。その後、公的社会保険制度としての介護保険制度の開始（2000 年）を受け、介護やそれに付随する支援活動が「マネジメント」され得る対象であることが示されてきた。在宅介護支援センターでの実践は現在地域包括支援センターに移行し、高齢者保健福祉に関するワンストップサービスの担い手としてまた地域包括ケアシステムの要たる調整役としての役割が期待されている。

障害者領域においては、1995 年に国の障害者プラン（ノーマライゼーション 7 か年戦略）の中で障害者施策としてのケアマネジメントの導入が提案された後、3 障害共通の指針となる「障害者ケアガイドライン」（2002年）の中で、障害者に対するケアマネジメントを障害者の地域生活を支援するために活用される援助方法であると位置づけ、2006（平成 18）年には、障害者自立支援法の「相談援助事業」の中で相談支援専門員による障害者ケアマネジメントが開始、さらに障害者総合支援法（2013 年）において相談支援事業の拡充が図られている。

児童領域では 1990 年代より児童虐待などの深刻な問題が耳目を集め、地域における児童問題対策が社会問題化する中で、1998（平成 10）年に

ケアマネジャー
広義にはケアマネジメントを行う主体であり、またその構成要素の 1 つである。わが国の介護保険制度においては「介護支援専門員」の資格保持者がその任を担う。

地域包括支援センター
2006（平成 18）年の介護保険制度改正によって誕生した高齢者保健福祉に関する機関。主任介護支援専門員・保健師・社会福祉士の三職種によって構成され、全国のおおむね中学校区に 1 センター設置されている。

相談援助事業
障害者総合支援法（旧・障害者自立支援法）により設けられている障害者ケアサービスをマネジメントする事業。「相談支援専門員」がその業に当たる。

児童相談所運営指針の改定を受け、児童相談所がケアマネジメント機関として位置づけられるに至っている。

B. ソーシャルワークにおけるケアマネジメント

　ケアマネジメントはソーシャルワークの分類（直接援助技術、関節援助技術、関連援助技法）においては、カウンセリング、ネットワーク、スーパービジョン、コンサルテーションと同じく関連技法のカテゴリーに属する。しかしながら、支援開始のインテーク面接においてはケースワークの技法を、サービス調整を行っていく段階においてはグループワークやコミュニティワークの技術を活用することもあり、場面場面で多様な技術技法が必要となる総合的な活動とも考えられる。総合的に利用者を支援するという観点からすればケースワーク・グループワーク・コミュニティワークと同等のソーシャルワーク技術に数えられるともいえよう。

　わが国のソーシャルワークを体系化した岡村重夫は、『社会福祉原論』の中で、社会福祉が対応しなければならない人間の社会生活上の7つの基本的要求として①経済的安定への要求、②職業の機会の確保、③身体的・精神的健康の維持、④社会的協同への要求、⑤家族関係の安定、⑥教育機会の確保、⑦文化・娯楽に対する参加の要求、を挙げている[1]。ケアマネジメントはそれら基本的要求を総合的かつ多面的に支援する活動と考えられる。ケアマネジメントは「利用者の社会生活上の複数のニーズを充足させるため、適切な社会資源と結び付ける手続きの総体」[2]と定義づけられ、特に地域におけるサービス（社会資源）を利用者ごとにカスタマイズして調整し提供する過程と継続的な支援にその独自性がある。

C. ケアマネジメント実践の考え方

　ケアマネジメントの対象は、複数のニーズや生活課題を抱えた人びとである。その実践においては①利用者自身が問題解決能力を持つこと（エンパワメント）、②自己決定を中心に捉えた自立の考え、③クライエントの権利擁護（アドボカシー）の3つの視点を持つことが特に重要であるとされている。介護保険法の基本理念で謳われているように福祉領域において「自立支援」が叫ばれるようになって久しいが、社会福祉とはそもそも自立支援であり、生活の自立を支える援助を行うことこそが主たる目的であり、クライエントに対して過不足ないサービスがそれぞれに提供されなければならない。ケアマネジメント実践においては、①利用者、②社会資

エンパワメント
Empowerment
クライエント自身が生活（問題解決）する力を持つことにより自立を促すアプローチ。

アドボカシー
Advocacy
人権が侵害されていると考えられるクライエントに対して、場合によっては代弁的機能をもってその権利を護ること。

源、③利用者と社会資源を結びつけるケアマネジャー、を構成要素として
それらの有機的結合作用を促しニーズの充足による自立支援を目指してい
く。

　実践の中で用いられるのは、福祉分野のみならず一般的な業務サイクル
である「PDCA サイクル」の枠組みである。計画立案（Plan）→実践
（Do）→点検・評価（Check）→手直し・手当て（Action）の一連の流
れで進めるものであり、それらを繰り返し行っていくことにより援助内容
が精査、改善されることで目指す目標に近づいていくのである。PDCA
サイクルを管理・マネジメントするのがケアマネジャーと考えられ、そこ
を支えるのがケアカンファレンスであり、スーパービジョンである。

　ケアマネジメント実践が目指す目標には、①コミュニティケアの推進、
②総合的なアプローチで利用者の地域生活を支援、③利用者の QOL
（Quality Of Life；生活の質）向上、そして④財源のコントロール、があ
る[3]。ケアマネジャーは個別のケースに当たりマネジメントを行いながら
も、地域の福祉力を上げ、無駄なく効率的な形での支援を進めていく役割
を担っているといえよう。

D. ケアマネジメントにおける支援方法

　ケアマネジメントにおける支援プロセスは、前述の PDCA サイクルに
基づくが、細分化すると①入口（Entry）②アセスメント（Assessment）、
③プランニング（Planning）、④介入（Intervention）、⑤モニタリング
（Monitoring）、⑥評価（Evaluation）／終結（Termination）の 6 つに分
けられる。以下、事例を読み解きながらその過程について述べていく。

［1］事例

　A 地域包括支援センターの B 主任介護支援専門員は新規の相談を受け
た。C さん（83 歳・男性）の息子の妻 D さんは、先日退院してきた義父
の在宅介護について悩んでいる。義父の C さんは入院中に認知症の症状
がみられるようになり、家に帰ってからも「ご飯を食べていない」と何度
も言ったり、数年前に亡くなった義母のことを探したりする様子が見られ
る。D さんにとって最も負担に感ずるのは C さんがトイレの失敗を繰り
返すため、その後始末である。夫（C さんの長男）の E さんは毎日深夜
まで仕事をしており出張も多いなど不在がち。「親父のことは頼むよ」と
言われている。D さんと E さんの間には中学生の子どもがあるが、不登
校傾向のため子どものことでも悩んでいる。このままでは在宅介護を続け

ることは難しいのではないか、どこかすぐにでも入れる施設はないものか、という思いでＡセンターを訪ねたのであった。

[2] マネジメントの視点で事例を読み解く

ケアマネジメントのプロセスを追いながら相談援助の過程を見てみよう。

(1) 入口（Entry）

ここがケースの発見（出会い）となる。ケースの仕分けであり「スクリーニング」を行い、緊急性やケアマネジメントの必要有無を判断した上で支援開始となる。この場でケアマネジメント支援の説明や契約を行うこととなる。相談者と信頼関係を築くことに主眼を置いたアプローチが重要である。

スクリーニング
選定。ケアマネジメントの対象となるか否かを判断すること。

本事例においては相談機関に訪れるという場面であるが、実際はクライエントの元へケアマネジャーが出向く（アウトリーチ）ことが多くみられる。そのため、地域に潜在するニーズを発見できるようなネットワークをつくっていくことも求められてくる。

アウトリーチ
地域社会に出向いてケースを発見し介入すること。

(2) アセスメント（Assessment）

まずはＤさんの主訴たる部分から焦点を当てていく。Ｄさんは自宅での介護に限界を感じつつあり、施設入所を考えていること。相談に来所したのはＤさんであるが、この場合のクライエントはＣさんとＤさん両方であると考えられ、Ｃさんの身体的・精神的（心理的）・社会環境的状況はどのようであるかを正確かつ多面的に知る必要がある。介護保険サービスの場合はさまざまなアセスメントシートを活用することにより課題分析を行うことが可能である。これから介護サービスを利用するとすれば周囲にどのような資源（介護保険サービスなどのフォーマル・サービス、民生委員やボランティアなどのインフォーマル・サポート）が存在するのか、を把握する。ケースワークにおけるインテークの技術を活用して本人や家族の「思い」を知り、受容・共感することが求められるこの導入時の過程が後の展開を決める重要な部分を担っている。

インフォーマル・サポート
介護保険制度や障害者支援制度などの「公的」サービスではなく、地域社会で行っているボランタリーな支援。

アセスメントを行う際に求められるのは、潜在的なニーズを引き出すことである。本ケースにおいて単純に「義父の排泄の失敗が負担で施設に入所させたい」と捉えるのではなく、自宅で暮らすことをＣさんはどう思っているか、Ｄさんは介護しながらの同居にどう感じているのかなどの思いを丁寧に紐解きながら、どこでどのような生活を送っていくことがベストなのかを探るために細やかな情報収集と分析を行わねばならない。また、課題分析の際に「ストレングス視点」を忘れず、クライエントのでき

ストレングス視点
課題を捉える際に問題ばかりに焦点を当てるのではなく、今できていることなどの「強み」に着目すること。

113

ないことや困っていることばかりに焦点を当てるのではなく、障害や病気を抱えてもできていることなどポジティブに捉えることも必要である。

(3) プランニング（Planning）

アセスメントの結果得られた情報をもとに支援計画を策定する。ここで他サービス事業者との連絡調整が発生する。Cさんにとって望ましい形のサービスはどの事業者が提供できるか。適切なサービス量や頻度はどの程度か。この際に最重要視されるのはCさんの暮らしの「目標」であり、その達成のためにサービスを組み立てることとなる。本人・家族の金銭的負担も考慮した計画が必要であることは言うまでもない。

ケアマネジメントの過程において、ケアプランはその根幹を担う。次の「介入」の場面ではサービスの提供者（実践者）たちがプランに基づいて支援を行っていく。サービスの核となるプランの重要性は言わずもがなである。

複数顕在してきたニーズに優先順位をつけて整理し、目標・支援内容・担当者・実施頻度・実施期間をプランに明文化させていく。計画作成段階においても前述の「ストレングス視点」を活用した「ポジティブ・ケアプラン」の観点から課題と目標を設定する。

<aside>
ポジティブ・ケアプラン
「ストレングス視点」に基づき、クライエントの今できていることを伸ばすことで自立支援をする意図を持った計画
</aside>

(4) 介入（Intervention）

支援計画に基づいた支援開始である。ケアマネジャーの場合は自らがサービス提供者となることは稀であり、サービス事業者へ託すこととなるが、支援計画の内容を正確に伝えることにより目標を共有していく。特に複数の事業者が関係する場合は「サービス担当者会議」などでコンセンサスを取っておくこととなる。間でクライエントやサービス事業者との連絡相談を行うことでサービスの微調整も行っていく。

<aside>
サービス担当者会議
ケースカンファレンスの在宅版。ケースにかかわるサービス事業者や医師、クライエント本人・家族などが集い現状の課題整理と今後のサービスについて協議する場。
</aside>

(5) モニタリング（Monitoring）

サービスが適正に実施されているかをチェックする。目標と外れた支援となっていないか、受けているサービスに利用者が負担を感じていないか、新たな課題が出てきていないか。それらを主には当事者へのヒヤリングやサービス事業者へコンタクトをとることにより途中経過を掴んでおく。

(6) 評価（Evaluation）／終結（Termination）

支援には目標と共に期間が設定されている。その期間満了を前に支援内容および支援継続可否についての自己評価を行う。結果、支援継続となった場合は再アセスメントを実施し、このプロセスにおける①→②→③→④→⑤の過程を繰り返していく。支援終了となった場合は行った支援に関しての総括を行った後に終結へと進んでいく。

E. ケアマネジメントにおける地域生活支援の課題

前述の定義にあるように、ケアマネジャーは利用者が抱える生活課題と社会資源を結びつけるという役割をもつため、地域に存在する社会資源についての幅広い知識（情報）をもっておくことが必要となる。社会資源は「ソーシャル・ニーズを充足するために動員される施設・設備、資金や物資、さらに集団や個人の有する知識や技能を総称していう」[4]と定義づけられ、そこには制度化されたフォーマル・サービスだけではなく、ボランタリーな要素も含んだインフォーマル・サポートすべてとなるのである。

しかし、支援する段階において必要なサービスが存在していなければ、新しいサービスの構築や現状の改善に着手せねばならない。場合によってはネットワーキングやソーシャルアクションの手法も活用することによって資源を開発することも課題となる。また、社会資源同士を結びつけることもケアマネジメントの課題となる。各々が有機的に結合し有効活用されるために地域のネットワークの広さと深さを進めていくことも求められてくる。

ネットワーキング
地域のネットワークを拡げていく営み。社会資源をつなげていくことで拡充を図る。

ソーシャルアクション
社会的活動。世論を喚起し社会構造そのものへ働きかけること。

注)
(1) 岡村重夫『社会福祉原論』全国社会福祉協議会, 1983, pp.118-127.
(2) 白澤政和『ケースマネジメントの理論と実際―生活を支える援助システム』中央法規出版, 1992, p.11.
(3) 白澤政和・蛯江紀雄『ケアマネジメント―在宅・施設のケアプランの考え方・つくり方』改訂版, 全国社会福祉協議会, 2013, pp.12-13.
(4) 三浦文夫「社会資源」仲村優一・岡村重夫・阿部志郎・三浦文夫・柴田善守・嶋田啓一郎編『現代社会福祉事典』全国社会福祉協議会, 1984, p.225.

演習問題

①Cさんの事例を用いてケアプランをつくり、内容について話し合ってみよう。
②ポジティブ・ケアプランとはどのようなものか考えてみよう。

参考文献 ●白澤政和・蛯江紀雄『ケアマネジメント―在宅・施設のケアプランの考え方・つくり方』改訂版, 全国社会福祉協議会, 2013.
●ドラッカー, P. F. 著／上田惇生訳『マネジメント―基本と原則』エッセンシャル版, ダイヤモンド社, 2001.
●岩崎夏海『もし高校野球の女子マネージャーがドラッカーの『マネジメント』を読んだら』ダイヤモンド社, 2009.

6. チームアプローチ

A. 地域支援におけるチームアプローチ

クライエントは高齢や障害になっても住み慣れた地域で生活を継続したいというニーズを持っている。また福祉施策も地域を基盤とした支援が重要なキーワードとなっている。

たとえば 2000（平成 12）年の介護保険制度や 2008（平成 20）年の障害者自立支援法（現障害者総合支援法）の施行は、福祉における支援の場を施設中心から地域での生活支援に大きくシフトチェンジさせた。

[1] 地域包括ケアシステム

昨今では 2014（平成 26）年 6 月に、地域包括ケアシステムが提唱されたが、最大のポイントは、高齢者が住み慣れた地域で介護や医療、生活支援サポートおよびサービスを受けられるよう市区町村が中心となり、住まい、医療、介護、生活支援・介護予防を包括的に体制整備していくという点で、長く住み慣れた地域で暮らすために、行政・民間企業・ボランティア団体が自由で自主的に地域づくりをし、施設から在宅へケアの場を移行していこうとする構想である。

地域包括ケアシステムという概念は、1970 年代に広島県御調町の医療福祉の連携について、公立みつぎ総合病院の山口昇医師の実践から述べられた概念が始まりである。脳血管・心疾患で入院した高齢者が退院しても、患者や家族介護力の問題などの複合的な要因により再入院するケースが目立ったため、山口医師はこのような状況に対応すべく、医療・看護・リハビリなどの訪問活動を導入した。1980 年代には、病院に健康管理センターの増設、町役場の福祉保健行政の集中、社会福祉協議会の移設などを行い、医療と行政部門などのハード面を構成した。これらの保健医療福祉の総合化による寝たきりゼロ作戦に向けた実践を、地域包括ケアシステムと呼ぶようになったのが実践レベルの出来事である。

行政レベルでは、厚生労働省が組織した高齢者介護研究会が 2003（平成 15）年に「2015 年の高齢者介護」で地域包括ケアシステム構築を提言し、2005（平成 17）年の介護保険法改革では地域包括支援センターの制度化を行っている。2008（平成 20）年には、地域包括ケア研究会が厚生

労働省老人保健健康増進等事業の一環として設立された。ここで、多くの議論を経て作成された地域包括ケア研究会報告書で、地域包括ケアシステムという概念・定義が提唱され、2011年の介護保険法改正で地域包括ケアシステムの理念的規定が盛り込まれた。そして、2014（平成26）年の診療報酬改定で地域包括ケア病棟が制度化されたり、地域包括ケア研究会の最終報告も出されるなど、医療と介護の多職種協働の重要性について議論を深めている。

［2］ 地域共生社会

2017（平成29）年には、厚生労働省の「我が事・丸ごと」地域共生社会実現本部が「『地域共生社会』の実現に向けて」を提出した。その内容は、地域は高齢者、障害者、子どもなど世代や背景の異なるすべての人びとの生活の場であり、お互いが存在を認め合い、支え合うことで、孤立せずにその人らしい生活を送ることを目標にしている。地域を基盤として人と人とのつながりを育み、誰もが尊重され、その人らしい生活を実現できる社会を構築していくことにつながるということから、住民がつながり支え合う取り組みを育んでいくことを目標にしており、2020（平成32）年までに構築するという構想である。

つまりクライエントのニーズ、そして昨今の福祉施策の風潮は地域生活・地域支援である。それらを達成するためには、より極め細かいチームでのアプローチは重要で、福祉や保健医療分野のみではない、フォーマル・インフォーマルを含めた社会資源を活用した支援と、多職種による協働が求められており、その調整役として社会福祉士の重要性は増しているのである。

フォーマル
formal
社会福祉士、医師、看護師などの専門職が行うサービスや制度化されたサービスのことである。

インフォーマル
informal
NPO法人やボランティア、家族・親戚・近隣住民などのサービスである。

B. チームアプローチとは

チームアプローチとは、支援を必要とするクライエントに対し、同じ組織内や他の組織など、チームの形態、構成メンバーは状況により異なるが、2人以上のフォーマル、インフォーマルな支援者がチームを構成し、情報収集や支援、情報共有、振り返りなどのプロセスにおいて複数の支援者が介入する多職種協働のことである（図3-6-1）。1人の専門職が、医療的・身体的・心理的・社会的側面などトータルな視点で問題を把握し、支援をすることには限界があるが、しかし複数の支援者が独自の視点と力で介入することは、クライエントの新たな問題の発見や大きな力になり、非常に有効である。

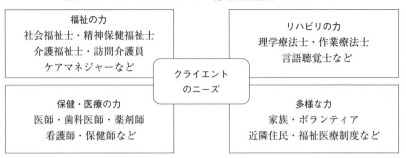
図3-6-1　チームアプローチ（多職種協働）のイメージ

福祉の力
社会福祉士・精神保健福祉士
介護福祉士・訪問介護員
ケアマネジャーなど

リハビリの力
理学療法士・作業療法士
言語聴覚士など

クライエント
のニーズ

保健・医療の力
医師・歯科医師・薬剤師
看護師・保健師など

多様な力
家族・ボランティア
近隣住民・福祉医療制度など

C. チームアプローチの効果と課題

　チームアプローチにおける効果は、多くの専門職の専門的視点が介入することから、支援内容を判断する際に、客観化ができ、多くの視点が介在することから支援における質を高めるとともに、効率的なサービスを提供でき、専門職の専門性を高めることも可能である。また1人でケースを抱え込むことを避け、許容量を超えた業務を回避でき、結果としてクライエントや家族に対し、継続した支援を可能とする。また1人の支援者では提供できない支援も複数になることで可能にもなる。チームアプローチは質の高い支援と支援の継続を可能とし、専門職のバーンアウトの防止にもつながるのである。

　一方、課題としては、視点や専門性が異なる職種が意見を述べ合うために、チームコンフリクト（摩擦）が生じやすく、また資格や組織間などのヒエラルヒーが意見などの取りまとめにおいて、難しくする場合がある。それらを解決し、チームアプローチの質を向上させるためには、日常的に各専門職がコミュニケーションを図り、情報の共有化を図ることや、互いの専門性を尊重し、クライエントのニーズを満たすという明確な目標に向かってそれぞれが専門的技術を効率よく提供することが重要である。カンファレンスでは、単なる情報交換、調整の場ではなく、チームの凝集性を高める場でもあるという認識をもつことが大切である。そしてカンファレンスのチームを構成する際には、本人や家族も交え、誰のための支援なのか、本人達のニーズを出発点に議論していくことが大切である。

　1987（昭和62）年に社会福祉士及び介護福祉士法が制定されたが、2007（平成19）年には社会福祉士の定義（第2条第1項）の一部改正により、「福祉サービスを提供する者又は医師その他の保健医療サービスを提供する者その他関係者との連絡および調整」の援助を行う項目が追加され、社会福祉士は、相互の専門性を尊重し、他の専門職等と連携・協働す

バーンアウト
burnout
燃え尽きるという意味であり、がんばりすぎて心身が消耗することである。

チームコンフリクト
team conflict
専門性の違いなどから、感情の衝突、葛藤、対立が起ることを言う。回避するためにはチーム力を高めるためにカンファレンスなどでコミュニケーションを図ることが有効である。

ヒエラルヒー
hierarchy
階層的に秩序づけられたピラミッド型の組織の体系のことであり、医療現場で見られる組織形態である。

ることが明記された。またチームで支援する場合に個人情報の取り扱いにも注意が必要で、社会福祉士には倫理綱領があり、倫理基準として、利用者の援助のために利用者に関する情報を関係機関・職員と共有する場合、その秘密を保持するよう最善の方策を用いることも大切である。連携や個人情報保護の問題について、実践の中で、いつも意識しておかなくてはいけない。

倫理綱領
専門職がクライエントに対して支援する場合、判断に悩むことがあるが、その際の専門職として守るべき内容であり、道しるべである。

D. 病気を患う老夫婦へのチームアプローチが必要とされる事例

Aさん（85歳）は自宅で妻であるBさん（82歳）と2人暮らしであり、子どもは近隣市町村に長男と次男はそれぞれ世帯を構えている。

Aさんは過去に大きな病気もなく生活していたものの、居間でテレビを見ていたところ、手・足にしびれを感じ、救急車で病院へ搬送されることになった。病名は脳梗塞と診断され手術となった。その後、退院に向けリハビリに励んでいるが、現在の状況は軽度の右上下肢麻痺で、杖歩行。手に力が入らず、食事は食べこぼしがある。ズボンの上げ下げも上手くはできない。現在のところ、本人・妻の希望もあり、自宅に退院予定である。

しかし、自宅はバリアフリーなどにはなっていなく古民家である。玄関など段差などがある。Bさんも過去に脳梗塞は発症したことがあり、幸い後遺症はないものの、定期的に病院を受診し、高血圧を含め、投薬を受けている。

演習問題

事例については、各自少し妄想を膨らませて考えてください。

①Aさんの退院後、どのような支援者が地域でチームとして構成することが望ましいか話し合ってみよう。

②地域で生活している中で、どのような場面で支援者が集い、カンファレンスを開催することが望ましいか話し合ってみよう。

③カンファレンスにおいて社会福祉士や各々の支援者の視点や役割について話し合ってみよう。

この演習では、まず個人で考え、その後グループで話し合い、発表しましょう。多様な価値観に触れることは、専門職としての幅を広げます。

参考文献 ●「我が事・丸ごと」地域共生社会実現本部『地域共生社会の実現に向けて』厚生労働省，2017.

119

7. アウトリーチ

A. アウトリーチの概念

[1] アウトリーチの始まり

　孤独死や虐待、自死などの社会問題がマスメディアをにぎわせて久しい。そうした問題を未然に防ぎ、早急に解決するためには、地域住民個々人が抱えている生活問題や課題を一早くキャッチし、問題解決に向けて積極的に働きかけるといったアウトリーチが求められるといえよう。近年は、介入方法だけではなく、教育方法の側面からとらえるなど[1]、アウトリーチの可能性に焦点をあてた実践研究が多く見受けられる。

　アウトリーチは、1950年代アメリカでリーチングアウトと呼ばれ、当時来所相談が主流となっていたのに対し、援助が必要であるにもかかわらず援助を受けることに消極的であったり、拒否したりする利用者への援助方法として提起されたものである。個人に焦点をあてて訪問や手紙によるアウトリーチを試みたハースや近隣と地域など利用者を取り巻くメゾシステムに注目してアウトリーチの有効性を強調したサンレイが代表的である。

[2] アウトリーチの定義

　アグレッシブ・ケースワークの具体的方法であるアウトリーチの概念については定まった定義がなされておらず、さまざまな議論がなされているのが現状である。根本博司は広義と狭義の定義を紹介している[2]。

> 【広義のアウトリーチ】
> 　①ニーズを掘り起こし、②情報提供、③サービス提供、④地域づくりなどの過程における専門機関における積極的取組み。
> 【狭義のアウトリーチ】
> 　客観的に見て援助が必要と判断される問題を抱え、社会的に不適応の状態にありながら、自発的に援助を求めようとしない対象者に対して援助機関・者側から積極的に働きかけ、その障害を確認し、援助を活用するように動機づけ、問題解決を促進する技法、その視点のこと。

　田中英樹は、ソーシャルワークにおけるアウトリーチを①ニード発見、②援助介入、③モニタリングといった3段階の援助局面に分け、各段階に応じた援助展開方法を提案している[3]。そして、渡部律子は、「アウトリーチとは、自ら援助を求めてこない人たちに対する出前のサービス提供であり、援助を受けられない可能性を理解していないクライエントに対し、

アウトリーチ
outreach

リーチングアウト
reaching out

ハース
Hass, Walter

メゾシステム
mesosystem
エコロジカルシステムの概念における個人環境を説明する際、個人を取り巻く同心円の環境と考えられる4つの階層システム（ミクロシステム、メゾシステム、エクソシステム、マクロシステム）の1つ。2人以上での関係とプロセスを含む家族や学校がこれに該当する。

サンレイ
Sunley, Robert

アグレッシブ・ケースワーク
aggressive casework
攻撃的ケースワーク、積極的ケースワークともいう。解決すべき問題をかかえているにもかかわらず、自ら進んで相談するために来所しないクライエントを「接近困難なクライエント」とし、ワーカーが積極的にクライエントのところに出向き、自ら援助を活用して問題解決できるよう動機づけをはかったもの。

援助の可能性をも含めて自分の生活の変化の可能性を理解してもらう問題発見から始まるプロセスである」とし、「ソーシャルワークが看過してはいけない人々である」と指摘している[4]。

B. アウトリーチの実際

[1] 地域包括支援センターとアウトリーチ

　介護者が介護疲れの果てに要介護者とともに無理心中をはかったり、虐げたりするような事件があとを絶たないという現状がある。介護保険制度を含む社会資源に関する情報の不足や社会と地域からの孤立がその一因と思われるこのような問題の解決の担い手として、地域包括支援センターの役割が期待されている。

[2] 事例—認知症高齢者と家族へのアウトリーチ

　ここでは、認知症の高齢者への虐待の疑いのある家族に対する地域包括支援センターにおけるアウトリーチの事例を取り上げる。

事例の概要

　町を徘徊していた高齢の女性がいるという通報があり、地域包括支援センターの社会福祉士がその女性を保護。その女性は以前同センターのケアマネジャーが担当したことがあったので、すぐ自宅の家族へ連絡、帰宅した。ところが、家族の迎えを待っている間、女性の腕から見られるアザや息子に怒られるという本人の言葉を耳にした社会福祉士は、迎えに来た息子と翌日の自宅訪問を取り決めた。翌日、女性の自宅を訪ねた社会福祉士が息子との面接を通して聞き取った内容は次の通りである。

- 女性と息子が2人暮らしであること
- 女性は1年前から認知症になり、24時間息子が介護していること
- 息子は介護のため仕事を辞めていること
- 息子は女性の介護に責任を強く感じており、女性が徘徊など他人に迷惑をかけたり、自分のいうことを聞かなかったりするとつい腹を立ててしまい、その怒りでつい手を出してしまうことがあるとのこと。

　そこで、社会福祉士は息子による女性への身体的虐待が生じていることを確認し、要介護者である女性と介護者である息子、両方への支援が必要であると判断。定期的に息子と面接を重ねながら、女性の安否確認とともに息子との信頼関係づくりに努めた。初めの頃は、女性の介護サービスの利用を勧めても「自分の親だから自分で面倒を見なければならない」とい

地域包括支援センター
2005（平成17）年介護保険制度改正によって創設。これによって多くの在宅介護支援センターが地域包括支援センターへ移行した。保健師、主任介護支援専門員、社会福祉士の3職種が連携して、地域住民に対する介護予防、総合相談、権利擁護およびケアマネジャー支援の業務を分担し、地域包括ケアの役割を担っている。

う理由で頑なに断り続けた息子であったが、次第に日々の介護疲れによる辛い気持ちを語るようになった。社会福祉士は息子が介護の辛さや介護サービスの利用に抵抗を感じていることに対して共感と受容の態度を示すと同時に、根気よく介護保険制度に対する情報提供など女性の介護サービスの利用を提案した。

3ヵ月間にわたって面接を積み重ねた結果、息子は女性の介護サービスの利用の提案を受け入れるようになった。社会福祉士は具体的にどのような介護サービスを受ければよいのかという息子からの相談に応じ、必要な情報提供を行った。

女性の介護サービスの利用はデイサービスの利用から始まり、その後ショートステイも利用することになった。息子は疲れが改善され、気持ちにゆとりができたことで女性に手をあげることもなくなったと話していた。

最近、社会福祉士が訪問した際、息子から「パートの仕事を始めたいと思っている。将来に希望が持てるようになった。」と言われたという。社会福祉士はいまの状況を見守りながら今後も継続的なかかわりを持ち続けたいと考えている。

注)

(1) 藤井伊津子・高田康史・秀真一郎他「アウトリーチ型地域子育て支援活動への参加学生の学び─未就園児親子への「出前講座（親子ふれあい遊び）」の実践から」『吉備国際大学研究紀要（人文・社会科学系）』29, 2019, pp.109-124.
(2) 根本博司「保健・福祉サービス提供上必要な方法」折茂肇・今堀和友・前田大作・吉川政己・原沢道美編『新老年学（第2版）』東京大学出版会, 1999, pp.1533-1544.
(3) 田中英樹「アウトリーチ─その理論と実践例」日本地域福祉研究所『コミュニティソーシャルワーク』3, 中央法規出版, 2009, pp.32-41.
(4) 渡部律子「アウトリーチ実践ができるソーシャルワーカー養成に影響を与える要因」『社会福祉研究』115, 鉄道弘済会, 2012, p.31.

参考文献
● 福富昌城「ソーシャルワークにおけるアウトリーチの展開」『ソーシャルワーク研究』37（1）, 相川書房, 2011, pp.34-39.
● 木下大生・及川博史「性産業で働く女性へのアウトリーチ実践展開までのプロセス」『ソーシャルワーク研究』42（2）, 相川書房, 2016, pp.129-137.

演習問題

事例をもとにさまざまなアウトリーチの介入方法について話し合ってみよう。

8. ネットワーキング

ソーシャルネットワーク・マップを
用いたアセスメントと介入

事例

A. ネットワーキングの潮流

　「ネットワーキング」とはネットワークをつくることであり、現代社会においては、産業・経済・文化などあらゆる分野でネットワーキングが盛んになっている。保健・医療・福祉の分野では、それぞれのサービス供給組織が発達するに伴い、官僚主義の逆機能が著しくなり、慢性疾患患者、心身障害者や要援護高齢者などの多面的ニーズに応え得なくなってきた。行政機関、福祉事務所、児童相談所、社会福祉協議会、市民団体などの機関・組織、また、ソーシャルワーカー、研究・教育者、行政担当者、市民等のさまざまな人びと相互の連携、協力が重要な課題になっていることも明らかにされてきた。この解決策として、医師・看護師・保健師・ホームヘルパー等の専門職従事者を1つのチームとするフォーマル・サポート・ネットワークをつくり、さらに親族、隣人、友人、ボランティアなどによるインフォーマル・サポート・ネットワークをつくり、両者を結合するネットワーキングの必要性が認識されるに至った。

　近年、地域包括支援センターにおける社会福祉士には、①ニーズ発見のためのネットワークづくり（住民ニーズ発見機能）、②総合相談につなぐ・問題発見のためのネットワークづくり（相談連結機能）、③専門機関・専門職による支援活動のためのネットワークづくり（介入機能）、④見守りのためのネットワークづくり（見守り機能）、⑤政策や制度の改善につなぐためのネットワークづくり（地域変革機能）等が求められる。これらは、機関や住民の代表者による定期的な会議や協議会の立ち上げといった方法で組織化し、連携・協働関係を維持していく。さらに、つくりあげたネットワークや既存のネットワークを有効活用（ネットワークの再構築）したり、制度横断的支援ニーズに対応するためにネットワーク間の横断的組織を構築したり、ネットワークの自発性・自立性を高めるための取り組みが、複雑な課題の解決と地域の福祉力を高める方法として展開されている。

B. ソーシャルサポート・ネットワークの意味

ソーシャルサポート・ネットワークは、自らの持つ人的資源の限界から十分なネットワークが構築できていない場合、他者の支援を得て計画的に構成される生活支援のための関係網である。課題を抱える利用者やその家族に対して、利用者中心の効果的な生活支援を遂行するために、フォーマル、インフォーマルを含む支援者を組織化し、より安定した社会生活の継続が可能になるように地域ぐるみの支援体制を形成することを意味している。

C. ソーシャルサポート・ネットワークの実際

事例 支援体制が不十分であった要援護高齢者の生活支援

地域包括支援センターのソーシャルワーカーが、支援体制の不十分な要援護高齢者を在宅生活が継続できるよう援助した例である。

［1］概要

Sさん：70歳（女性）、現病歴：反応性うつ病、高血圧。

［2］援助経過

(1) インテーク

長女（40歳）が、焼身自殺未遂を起こし救急入院したことにより、Sさんは独居生活となった。Sさんが、極度の脅迫観念や妄想が増長し生活が困難になっていると、隣人から民生委員に連絡があった。地域包括支援センターのソーシャルワーカーは、民生委員からの連絡を受け、Sさん宅を訪問、初回面接を行った。

(2) アセスメント

人的な社会資源を見出すため、ソーシャルネットワーク・マップを用いて、環境アセスメントを実施した。

厳格でしっかりしていた夫が7年前に死去し、その後長女（33歳）との2人暮らしであった。長女が家事全般を行っていたが、長女の入院によって独居となった。Sさんは近所のスーパーに惣菜を買いに行き、食事はしているようであるが、規則的な生活は崩れている。長男（35歳）は会社員で隣の市に1人で暮らしており、2ヵ月に1回来訪している。実妹が近所に在住しており、1週間に1回程度は様子を見に来訪する。隣人（60歳）の女性は独居であるが、30年間隣りに住んでおり、Sさん一家のことはよく知っている。その他の近隣の住民は入れ替わ

ソーシャルネットワーク・マップ
social network map
ソーシャルネットワークの大きさと、構成、利用可能であると知覚されたソーシャルサポートの種類、ソーシャルネットワークの中の関係の質を描くための視覚的な方法。

環境アセスメント
クライエントと援助者が協働して、多様なレベルの環境と交互作用を持つクライエントとクライエント・システムについての情報を集め、批判的に分析するプロセス。

り、現在はほとんど付き合いがない。

①長女による具体的、情緒的なサポートは常にあった。Sさんとの関係は親密であった。

②長男からの具体的、情緒的なサポートは2ヵ月に1回の訪問である。

③実妹からの具体的、情緒的なサポートは1週間に1回の訪問である。

④隣人との関係は長い。

(3) 介入

①ソーシャルワーカーは、長女によってなされていた具体的サポートに代わるサポートとして、長男、実妹および隣人に、来訪の回数を増加したり、具体的な援助を行ったりすることが可能かどうかについて確認し、ソーシャルサポート・ネットワークの機能的変化を目標にしたネットワーク介入に取り組んだ。

②家族では不十分なサポートに対して、存在していなかったサポート・ネットワークを創出する構造的変化を目標にしたネットワーク介入に取り組んだ。

①の結果、長男は、月2回なら訪問が可能であったため、月2回訪問し、Sさんと一緒に長女を見舞うことになった。実妹は、毎日でも短時間なら訪問して家事の援助をすることは可能であったため、毎日午前中に買い物をして訪問し、一緒に昼食を食べ、後片付けを行い、週に3回程度は、入浴もすませるくらいまでかかわることになった。隣人は、就寝前に、Sさんに戸締りをするよう声かけを行うことになった。

②では、掃除、夕食の準備と後片付けに、ヘルパーによる家事援助が必要であると判断し、介護保険制度の利用申請手続きを支援した。

機能的変化
個人の友人関係を発展させるなどの役割の変化によって、サポートの内容を変化させること。

構造的変化
多様な種類の必要なサポートを増やすか、新たに動員するなどして、ネットワークの構造を変化させること。

参考文献 ●ケンプ, S. P.・ウィタカー, J. K. & トレーシー, E. M. 著／横山譲・北島英治・久保美紀・湯浅典人・石河久美子 訳『人‐環境のソーシャルワーク実践―対人援助の社会生態学』川島書店，2000.

演習問題

①地域包括支援センターのソーシャルワーカーは、どのようなネットワークをすでに構築していたのか、また、今後はどのようなネットワークを活用、あるいは構築すればよいか考えてみよう。

②環境アセスメントのためのツールの種類と活用方法について調べ、その必要性について検討してみよう。

9. 社会福祉調査

個別的レクリエーション介護の効果測定に学ぶ

A. 個別的援助としてのレクリエーション介護

　今日の介護保険制度下における利用者援助の内容は、基礎生活を安定させる食事・排泄・入浴などを中心に、要介護度の重度化の進行を可能な限り防ぎ、維持改善していくことがより大切となってきている。そのための手法として、利用者の生理・心理面の調子を整え、生活の充実を目指す個別的援助としてのレクリエーション介護の取組みが注目される。

　"レクリエーション"という言葉のルーツは1390年頃にまで遡るが、英国の *Oxford English Dictionary* に、「食事を共にすることによってリフレッシュすること、軽い食事、（精神的影響および飲食による）元気回復、滋養」と記載されている。一方、食事というのは"食べること"であり、人の生命の維持、そして健康に生きていくためには絶対に欠かせない。だが、障害や病気のために十分な食事をとれない利用者は少なくない。

　ここでは、食事意欲（食欲）に着目し、ある1人の利用者に対する個別的レクリエーション介護の方法を考え、実践した取組み事例を紹介する。

B. 事例―個別的レクリエーション介護の展開

[1] 事例紹介

　Aさん、女性、90歳。要介護5。201X年8月の夏祭りでタンバリンを一生懸命演奏していたところ状態が悪化。不眠、せん妄、夜間裸になるなどの症状が現れる。次第に食欲が低下し、栄養不足となり体重も少しずつ減少する。同年10月、多発性脳梗塞（のうこうそく）を発症し、その後遺症で認知症が認められる。膝関節に拘縮（こうしゅく）、筋力低下のため起き上がり、両足がついた状態での座位保持ができない。食事については、見守りがあれば自力で摂取できる。入浴は特殊浴槽を利用し、洗身・洗髪は全介助。排泄はオムツを常時使用。尿意・便意が時々あり、その際ポータブルトイレにて排泄介助。認知症のため、毎日の日課を理解できず、生年月日も答えられない。趣味はなく、日中はリクライニング車椅子に座り、昼寝をして過ごすため、夜起きていることがある。

レクリエーション
recreation
専門的な"遊び"や"ゲーム"のことで、それは楽しい気持ちを起こさせ、QOL（Quality of Life：生活全体の満足感・幸福感）を高める。

せん妄
意識がぼんやりした状態で話したり行動したりすること。周囲からは奇妙な言動に見える。

拘縮
長期間にわたって関節を動かさない、または動かせない場合、逆に無理に動かしすぎた場合に起こる皮膚や筋肉・靭帯などの変化のことで、関節が動きにくくなったり、固まってしまう状態のこと。

リクライニング車椅子
背もたれ部分が後ろ方向に倒れる車椅子のこと。

[2] 方法と結果

　Aさんの食欲を促すためには、レクリエーションの視点から行う援助が不可欠と考えられた。そこで、Aさんの個別性を考慮し、「しっかり食べて花咲かばあさん」と題して、Aさんが摂取した量に合わせて、絵の中の木に花を付けていく貼り絵を用いた（**図3-9-1**）。摂取量については朝・昼・夕のいずれも目測（目分量）で測定し、後にこの記録に基づいてシングル・システム・デザインのBデザインによる介入評価を行った。

　介護サービス計画の作成では、生活全般の解決すべきニーズのひとつに、「高齢で認知症があり、運動不足で食が細く、栄養不足のために体重が減少している」ことを取り上げた。これに対する短期目標には「食事を少しでも多く摂取していただく」ことを挙げた。

　Aさんに対する援助内容は主に次の3点である。

①声かけしても食事が進まない場合は、管理栄養士とも相談してたまごボーロを20個位食べていただく。たまごボーロを食べているときに、できるだけおかずも食べていただくようにする。

②一口でも多く食べていただけたら「しっかり食べて花咲かばあさん」の桜の木に花を貼っていく。このとき、できるだけAさんに自分で貼っていただけるように励ます。

③施設内での散歩や編み物を手伝うことによって離床時間を伸ばし、日中は体を動かしてもらい食欲を高める。

　①の結果、Aさんは普段よりも多目の食事ができるようになった。好物のたまごボーロも段々と必要としなくなった。

　②の結果、食事量が増えて絵の中の木に花が咲いていった。花をつける時のAさんには笑顔が浮かび、普段の表情もやや和やかになった。他方、「今日はこれぐらい食べたんだ」というのが周りの人にも見て知ってもらえた。Aさんの居室に入ってこられる人の中には「Aさん、今日は満開でぇ。頑張ったんやなぁ」など、声をかけてくださる方もいた。

　③の結果、コミュニケーションが深まり、夜はよく眠れるようになった。

　以上の取組みによって、Aさんの食事摂取量は段々と増えた（**図3-9-2**）。体重減少にも歯止めがかかり、少しずつ増えていった。

[3] 若干の考察

　「しっかり食べて花咲かばあさん」の個別的レクリエーション介護の方法によって、Aさんは「今日は頑張ってこれだけ食べたんだ」という意識をもつことができた。Aさんの居室に来られる方もAさんのことを気にかけるようになり、これらは摂取量増加への相乗効果をもたらした。

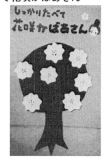

図3-9-1　しっかり食べて花咲かばあさん

シングル・システム・デザイン
single system design
単一事例実験計画法などさまざまな呼び名があるシングル・システム・デザインにはいろいろな種類があるが、ABデザインが一般的である。ABデザインのAは介入前の状態（ベースラインともいう）、Bは介入後の状態を意味し、両者を比べて効果測定が行われる。A、Bに特別な意味はなく、状態の順にA、Bと名づけられている。本事例のように直ちに介入が必要な場合には倫理的に問題が生じるため、ベースラインをとらずに効果を記録していかなければならない。

Bデザイン

相乗効果
複数の原因が重なって、個々に得られる結果以上になること。

127

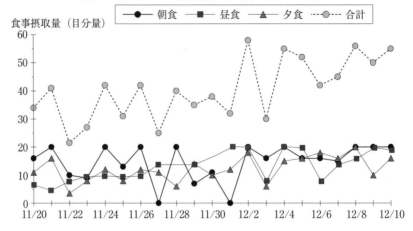

図3-9-2　Aさんの食事摂取量（朝・昼・夕・計）

　本事例から、個別的レクリエーション介護を通して、食欲のない方に情緒的刺激や励ましを与えられるような工夫ができることを理解できる。また利用者とのなおよい関係を築くことが可能であることも認識できる。個別的レクリエーション介護の展開において、一人ひとりのニーズにそった援助の工夫が適切になされるなら、生活そのものによい影響を及ぼすことが可能である。したがって、利用者の生活意欲を刺激し、活性化するような個別的援助としてのレクリエーション介護による臨床は重要である。

参考文献
● 藤山裕子・谷川和昭「要介護高齢者のための個別的レクリエーション介護の方法」『四国老人福祉学会誌』20，2001，pp.153-157（本稿は、藤山裕子氏の協力を得て、同一の事例について加除修正を加えたものである）．
● 岩本隆茂・川俣甲子夫『シングル・ケース研究法─新しい実験計画法とその応用』勁草書房，1990．
● 米川和雄『ソーシャルワーカーのための社会調査の基礎─入門から社会福祉士国家試験対策まで』北大路書房，2013．

演習問題

①利用者援助に役立つ調査にはどんなものがあるか考えてみよう。
②シングル・システム・デザインの種類と実施方法を調べ、その必要性について検討してみよう。

10. 社会資源

A. 社会資源とはなにか

「資源」という言葉は、一般的には生産活動や産業振興に役立つものを意味するが、人々の福祉（Welfare）に直結する社会生活の維持向上は「何かを生産する」ことだけでは実現しない。私たちは社会のさまざまなシステム・組織・人々とつながりをもつことで生活を営んでいる。何らかの事情で生産活動に関与できない状況にあっても、生活に必要なモノ・システムなどとのつながりが途絶えなければ、日々の暮らしを持続させることが可能である。

ソーシャルワークでは、人々が生活を営むうえで必要な「資源」として、住居・金品等の有形な資源のほか、個人がもつ力、人間関係・共同体・組織によって構築されるさまざまな社会システム、法制度などの活用を重視する。そして個人や社会に起因するさまざまな事情からそれらの「資源」とつながることが困難な状況、またはつながりはあっても十分機能していない状況、すなわち「人と環境が相互に影響し合う接点」における不調が、生活問題を深刻化させるとの認識に立つ。このような状況ゆえに生活問題を抱える人々・家族・地域等がそのニーズを充足できるように働きかける、有形・無形の資源を「社会資源」としている。

B. 私たちの暮らしと社会資源

Aさん（25歳）は一人暮らしで、勤務先の社員寮で生活している。スーパーマーケットで食材を購入して自炊することもあれば、週末は友人と外食することもある。休日は地域のダンスサークルで活動している。

ある日Aさんは、寮の階段で転倒した。足の痛みがひどく寮の友人が病院に搬送してくれた。骨折と診断され、手術と2週間の入院をすることになった。入院に必要なものは友人が運び、離れて暮らす親は2日おきに洗濯した衣類を届けてくれた。この間、SNSによるサークル仲間・友人とのやりとりや面会に励まされながら、手術後のリハビリを頑張ることができた。退院後は自宅で2週間療養したのち、職場復帰した。Aさんは職場の上司からアドバイスを受けて健康保険の傷病手当金を申請し、支給

人と環境が相互に影響し合う接点
ソーシャルワークの定義（2000年国際ソーシャルワーカー連盟(IFSW)総会採択、2001年日本語訳）は、「ソーシャルワークは、人間の行動と社会システムに関する理論を利用して、人びとがその環境と相互に影響し合う接点に介入する」としている。

健康保険
日本国民は国民皆保険制度のもと、「国民健康保険」「全国健康保険協会管掌健康保険」「組合管掌健康保険」「共済組合」「後期高齢者医療制度」のいずれかに加入することで、1～3割の自己負担で診療サービスを受けることができる。

傷病手当金
「全国健康保険協会管掌健康保険」「組合管掌健康保険」「共済組合」による現金給付の1つ。被保険者が業務外の事由による療養のため労務不能となった場合、その期間中、最長で1年6ヵ月、1日につき標準報酬日額の3分の2相当額を支給する。

を受けた。まだギプスはとれておらず、しばらくはリハビリが必要だが、次の休みには久しぶりにダンスサークルに顔を出そうと思っている。

表3-10-1　社会資源の分類

	フォーマル・サービス	インフォーマル・サポート
定義	公的に制度化されたサービス。一定の条件を満たせば、原則として普遍的に提供される。	プライベートな人間関係または地域における、明確に制度化されていない支え合い
特徴	制度のもと最低限のサービスが保障され、サービスの継続性や責任が明確である一方、サービスが画一的になりやすく柔軟性に乏しい	状況に対して即応できる。対象に応じて柔軟で細やかな対応ができる一方、サービスの継続性や責任が不明確で安定した供給は保障されない。
提供主体	国・地方公共団体、社会福祉法人・医療法人、企業、民間非営利組織（NPO法人）	家族、親戚、近隣、友人・同僚、ボランティア、民生委員、地域型組織（自治会等）

民生委員
民生委員法に基づき、都道府県知事の推薦を受けて厚生労働大臣が委嘱し、市区町村の区域に配置される。無報酬で任期3年。民生委員の職務は、住民の生活状態の把握、援助を必要とする者の自立生活に向けた相談、福祉サービスの利用援助、社会福祉事業者等との連携・活動支援、福祉事務所・関係行政機関の業務への協力とされている。

　社会資源は、フォーマル・サービスとインフォーマル・サポートに分類できる（**表3-10-1**）。Aさんの例では、健康保険による医療機関での治療・リハビリ、傷病手当金の申請がフォーマル・サービス、友人、両親、ダンスサークルの仲間はインフォーマル・サポートにあたる。プライベートな人間関係における励ましや支えも、Aさんの社会復帰に重要な役割を果たしていることがわかる。

C. ソーシャルワークにおける社会資源の活用・調整・開発【事例】

［1］社会資源の活用・調整

　Bさん（40歳）は専業主婦の妻、2人の中学生の子どもと暮らしているが、ある日交通事故で脊椎を損傷した。両足に麻痺が残り、現在は事故後に搬送された病院からリハビリ専門病院に転院している。Bさんは自分の身の回りのことがままならなくなったことのショックが大きく、自分がこれまでと同じように働けない状況で家族の生計維持、これから子どもたちにかかる教育費など、どうすればよいのか見通しがもてないでいる。

　病院のソーシャルワーカーはBさんの心身の状態、リハビリや社会復帰への意欲、今後の生活に対する見通しや意向をアセスメントし、Bさんのニーズに沿ってどのような社会資源を活用できるとよいか、検討することになる。そのうえで活用可能な制度についてはBさんと家族に分かりやすく説明し、その意向を確認しながら申請・利用手続きを支援する。

（1）日常生活動作（ADL）について【図3-10-1内　矢印①】

　リハビリ専門病院では車椅子による移動訓練のほか、ADLにどの程度

の介助が必要かアセスメントする。Bさんが自宅で生活するために障害者対象の補装具費支給を申請して身体に合った車椅子を購入し、障害福祉サービスの利用を希望する場合は、身体障害者手帳を申請するとともに、障害支援区分の認定を受ける必要がある。

(2) Bさん家族の生活に必要な収入の確保について

【図3-10-1内　矢印②】

健康保険の傷病手当金および障害年金の受給を考える。夫婦で話し合い、Bさんの妻が就労することも考えられる。また、子ども二人の教育費用がかさむことも想定されるが、各種奨学金や、社会福祉協議会による生活福祉資金の貸付なども利用することができる。これらによっても家計が困窮する場合は、生活保護の申請を検討することになる。

(3) 就労について【図3-10-1内　矢印③】

リハビリを進めるなかで、元の職場に復帰するか、別の就労先を探すかを検討することになる。その際に活用できる社会資源として、地域障害者職業センターでは職業評価を受けることができる。また、公共職業安定所（ハローワーク）の障害者専用窓口には専門の相談員が配置されている。障害福祉サービスの相談支援事業所を通して、就労移行支援や就労継続支援などのサービスを利用することも考えられる。

身体障害者手帳
身体障害者福祉法に定める身体上の障害がある者の申請に基づき、都道府県知事、指定都市市長又は中核市市長が交付する。交付対象は、身体障害者福祉法別表に定める障害の種類、一定以上の程度が永続することが要件とされている

障害支援区分
障害の多様な特性や心身の状態に応じて必要とされる標準的な支援の度合いを表す6段階の区分。調査項目は80項目。各市町村に設置される審査会で調査結果と医師の意見書の内容について総合的に勘案した審査判定が行われ、その結果を踏まえ市町村が障害支援区分を認定する。

図3-10-1　Bさんが退院後に活用することが考えられる社会資源

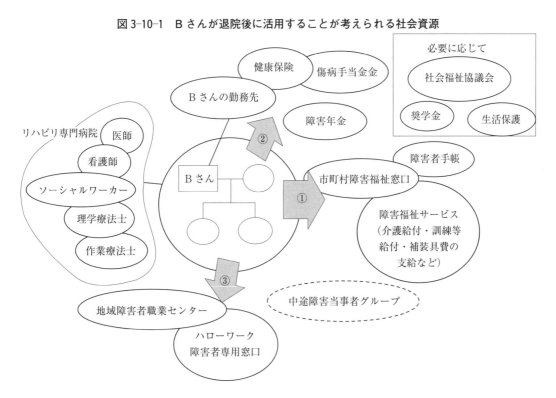

インフォーマル・サポートについては、Bさんの家族・親族・友人・近隣など周辺の人々との関係性をアセスメントし、Bさんや家族へのサポーティブな関与が期待できるシステムに対しては、必要に応じてクライエントとともに働きかける。また、これまでのBさんの人間関係を拠りどころとするサポートの可能性を探るだけでなく、Bさんの状況や意向に応じこれまでの暮らしでは接点のなかった人々やコミュニティとつながるための支援も検討する。たとえば中途障害のある当事者グループ（セルフヘルプグループ）で心身の悩み・生活不安を当事者同士で話し合うことは、中途障害と向き合っているのは自分だけではないことを認識する機会となり、Bさんのレジリエンスの促進につながるかもしれない。

クライエントにとっては、ソーシャルワーカーも社会資源である。クライエントのニーズに沿う形でフォーマル・サービスやインフォーマル・サポートとつながる支援を行えるよう、日ごろから地域の社会資源について情報収集し、関係機関と連携できるよう備えることが求められる。

[2] 社会資源の開発

地域にはさまざまな事情で暮らしにくさを抱える人々がいるが、既存の制度、サービス、人間関係等だけでは解消されない課題もある。このような課題に個別に対応するなかで、地域住民の誰もが抱えうる課題が浮かび上がることがある。たとえば、高齢の親が身の回りの世話をする成人の子の「親なき後の暮らし」をどう支援するか、日常の買い物や通院等で自家用車が手放せない高齢者の「移動手段」をどう確保するかは、「誰もが暮らしやすい地域づくり」の課題といえよう。

今は支援を必要としない人々も、いつ何時、何らかの事情で生活困難を抱えることになるかもしれない。地域に暮らし続けるための課題を「自分ごと」と捉え、住民同士・住民と専門職が連携し、有形無形の社会資源を活用または制度やサービスの必要を訴えて課題解決に向けた取組みがなされるならば、そこに生み出される連携や活動システムは、それ自体が地域の新たな社会資源となる。ソーシャルワークによる社会資源の開発は、人びとの課題認識とネットワーク・組織づくりを支援し、暮らしにくさを解消するための制度やサービス創設に働きかけるプロセスである。

▌理解を深めるための参考文献

● 北川清一・久保美紀編『ソーシャルワークへの招待』シリーズ社会福祉の視座第2巻，ミネルヴァ書房，2017.
第7章は、「生きづらさ」を抱えた人々へのソーシャルワークが、生きる手段として社会資源につながろうとするレジリエンスの促進を支援する取組みであると論じている。

第4章 総合的・包括的な相談援助

1

相談援助が時間の経過と空間の流れの中で
展開されていることを把握し、
総合的・包括的に理解できるようにしていく。

2

社会的排除、虐待、低所得、ホームレス、外国人などの
問題状況をつかみ、相談援助に必要な
見立てが導き出せるようにする。

3

家族や世代間の交流、危機的な状況への対応の意味をつかみ、
実践力を身につけられるようにする。

4

利用者の自己選択・自己決定をいかに支援していけるかを、
苦情解決、日常生活自立支援、成年後見、
リスクマネジメントの視点から
相談援助できるようにしていく。

1. 社会的排除とソーシャル・インクルージョン

A. 社会的排除という社会問題

[1] 社会的排除

　私たちの住む社会は、新たな局面に入っている。かつてイギリスが福祉国家を選択した時、ベヴァリッジは貧困・失業・疾病・無知・適切な住居がないことを報告した。これらの社会問題は解決したかのように見えていたが、ポスト近代社会といわれる今日、新たな社会問題として出現している。

　ロバート・パットナムは『孤独なボウリング』の中で、アメリカ社会では、いつの間にか、人びとがかつてのように集まってボウリングを楽しまなくなり、民主主義に必要なソーシャルキャピタル（社会関係資本）は1970年代頃から急減したと述べた。リチャード・セネットは「公共性の喪失」「不安な経済／漂流する社会」において、社会の中で共有されていた価値観や仲間意識が失われ、経済のグローバル化により国家機能もうまく機能しなくなっていることを強調した。そしてジョック・ヤングは「排除型社会」の中で、労働市場からの排除だけでなく、市民社会からも排除されてしまう、非正規雇用などのアンダークラスの出現を警告した。

　アンダークラスに落ち込む人びとは、若者たちを含めて幅広い年齢階層に拡がっている。かつてのように失業しているわけでなく、働いているが貧困から抜け出せない。生活に余裕がないため交際費を削るので、さらに社会的に孤立するという悪循環に陥る。わが国の自殺率は2008年（平成10年）から急上昇し、14年連続で年間自殺者数3万人を超えた。原因・動機は「健康問題」に次いで「経済・生活問題」である。社会的に排除されやすいのは、社会的に孤立しやすい人びと、社会の中の少数派に属する人びとであることが多い。差別を受けやすい属性として、年齢、民族、宗教、ジェンダー、セクシュアルマイノリティ（LGBT）、障害、経済的困窮、婚姻の状況、体格、政治的立場などがあげられる。

　このような人びとは、実は災害時に弱者となる。自然災害はその結果である被害において、社会的な差があることが知られている。自然災害は社会問題であることを覚えておこう。

社会的排除
social exclusion
社会の中にいるべき場所のある者と社会から排除されてしまった者との間にある構造的問題。

ベヴァリッジ報告
1942年イギリスで、「社会保険および関連サービス」と題した報告書のこと。イギリスが取り組むべき社会問題として、貧困、疾病、不潔、無知、怠惰という5つをあげた。

パットナム
Putnam, Robert David
Bowling Alone の著者。

ソーシャルキャピタル
　（社会関係資本）

セネット
Sennet, Richard

ヤング
Young, Jock

アンダークラス
ミュルダール, G. が用いた概念で、ヤング, J. はスティグマ化されやすいことに言及した。

ジェンダー
生物学的な性とは区別された社会的な性のこと。

セクシュアルマイノリティ（LGBT）
レズビアン、ゲイ、バイ・セクシュアル（両性愛者）、トランスジェンダー（性同一性障害）の頭文字を取った総称で、性的少数者のこと。

[2] 排除から包摂、社会的排除から包摂へ、修復的正義

　ソーシャル・インクルージョン（社会的包摂）は、1970年代頃より登場した、フランスやイギリス等のヨーロッパ諸国で、近年の社会福祉の再編にあたり基調とされた価値である。ノーマライゼーションとあわせて説明されることもあるが、貧困問題に関しては、障害分野での使用より早く、排除に対する概念として用いられた。

　同じ頃、1970年代のカナダで、修復的正義という新たなパラダイムの対話が登場した（修復的対話）。近代司法の限界に気づいた刑事司法の関係者が開始した対話で、懲罰を与えるのでなく対話して損なわれた関係を修復しようとする試みである。第三者を交えて法廷には登場しない犯罪の影響を最も強く受けた被害者の手に主導権を取り戻す。加害者は被害の実情を直接聴き、自分の犯したことの影響を深く理解して償いの機会を得ることができる。

　被害者は加害者への怒りや憎しみから解放されて、次の段階へ移ることができる。加害者に赦しを与えるためではなく、被害と加害と周囲の関係者が集まり、犯罪が起きた理由を理解して共有し、加害者が心からの謝罪と再犯しないための責任を話し合うための機会とする。加害者と被害者だけでなく、両者の関係者や地域の人びとも参加し、ソーシャルサポート・ネットワークとして関与し、すべての人びとが包摂する過程に責任を負う。

　お互いを尊重する、コミュニティの関係者も参加する、主体的で自発的な参加、参加するすべての人のニーズに気づくことが基本原則である。

　修復的正義の価値はソーシャルワークの価値と重なり、海外では児童虐待やいじめ予防等で多くのソーシャルワーカーが取り組んでいる。日本でも家族間暴力を予防する対話として、地域での取り組みが始まっている。

　「社会福祉士の倫理綱領」は、倫理基準のⅢ、社会に対する倫理責任でソーシャル・インクルージョン（社会的包摂）を挙げ、「人びとをあらゆる差別、貧困、抑圧、排除、暴力、環境破壊等から守り、包含的な社会を目指すよう努める」としている。行動を具体的に示す「社会福祉士の行動規範」では、社会に対する倫理責任として記されている（**表4-1-1**）。

ソーシャル・インクルージョン（社会的包摂）
social inclusion
社会的排除に対立する概念。

修復的対話

修復的対話のモデル
カナダ先住民の対話をルーツに持つサークルプロセスと、ニュージーランドのマオリ族の対話にルーツを持つファミリー・グループ・カンファレンスというモデルがある。

表4-1-1　ソーシャル・インクルージョン

1-1. 社会福祉士は、特に不利益な立場にあり、抑圧されている利用者が、選択と決定の機会を行使できるように働きかけなければならない。
1-2. 社会福祉士は、利用者や住民が社会の政策・制度の形成に参加することを積極的に支援しなければならない。
1-3. 社会福祉士は、専門的な視点と方法により、利用者のニーズを社会全体と地域社会に伝達しなければならない。

B. ソーシャル・インクルージョン（社会的包摂）に向けて

［1］ 包括的・全体的な家族支援の必要性

「安易に生活保護に頼るべきでない」という意見は、わが国でも優勢な意見であろう。しかし上述したように、これほど多くの人びとが経済的生活困窮から死を選ぶ社会は病んでいる。生活保護世帯の子どもたちの公立高等学校進学率が平均より低いため、学習を大学生が支援するボランティア活動が展開されており、子どもの貧困という社会問題としてクローズアップされている。

さまざまな生活の苦しさの中に生きる人びとを、社会的背景とともに理解する視点を持ちたい。子どもを虐待する親もまた、困難な生活の中で精神を病んでいる場合が多い。アンダークラスの、もう1つの特徴は家族関係の疎遠と言われている。身の周りに頼れる人がなく、十分に療養できない環境で、こころやからだを病む人が自分の行為がもたらす影響を理解できないままに過ごしていた結果が、児童虐待だったかもしれない。

軽度の知的障害、発達障害、うつ病などの精神疾患、一見して、それとわからない障害や病に苦しんでいる人は多い。ちょっとした手続きができない、コミュニケーションが難しいために、社会の中であたり前に提供されている社会サービスでさえ、支援がなければ利用できない人びともいる。そのような人びとの存在が、社会問題として、やっと認識されるようになってきた。

［2］ 高まる社会福祉士への期待

近年、大きな社会問題として注目されている家族間暴力も、生活に困窮した成人の息子や娘が老親を頼り、行き詰まった末の事件とみることもできる。虐待対応は、福祉の専門職だけでは対応できない。保健医療・司法・教育など幅広い専門職や、地域の人びととの包括的な連携が必要とされる。家族関係とこれまでの家族の歴史、彼らがおかれている状況の理解など、家族全体をアセスメントして、支援体制を組み立てたい。援助に拒否的な人びとといかに信頼関係を形成できるか、そこで活用すべきスキルの獲得も重要になろう。

ナラティブ・アプローチ、解決志向アプローチなどが有効と考えられており、問題解決型ではない対話が注目されている。なかでもオープン・ダイアローグ、アンティシペーション・ダイアローグはフィンランドで開発された世界が注目する対話で、修復的対話とよく似た構造をもつ。話すと聴くを明確に分けて参加者とともに語りを共有するので、対話のポリフォ

オープン・ダイアローグ
フィンランドの心理学者ヤーコ・セイックラによって創始された。

アンティシペーション・ダイアローグ（未来語りの対話）
フィンランドの社会学者トム・エリーク・アンキルにより体系化され、制度化された。

ニーが生まれ、新しい発想が生まれる。参加者は問題を解決するより問題の背景を全体的包括的に理解する過程を通してビジョンを共有する。自分たちのコミュニティにある活用できる社会資源を他の参加者とともに考え、自分に何ができるかを考える。

　対立や暴力を回避するために確実で即効性のある対処方法はない。対話を通して、対立関係を変容させ前進する。専門職だけでなく地域の人びととともに安心で安全な社会を築き上げていきたい。その際にもソーシャルワーカーが果たせる役割は大きい。

事例

　50代後半の息子と暮らす80代の母親が来所相談。

　息子は中学生の時イジメにあい、不登校となったが、知り合いの紹介で仕事にも就き、20年近くまじめに働いてきた。しかし昨今の不景気でリストラされ、仕事が見つからない。現在、息子と母親の二人暮らしである。最近、息子が「小遣いが足りない」と怒鳴るようになってきた。パチンコ店で終日過ごし、ぶらぶらしている。自分も高齢なので、先行きが不安である。息子に仕事の世話をしてもらえないだろうか。

演習問題

　この母親と息子と一緒に対話することを想像してみよう。あなたは、どのように両者のそれぞれの背景を理解しようと思うだろうか。

①息子の立場、利害について考えてみよう。

②母親の立場、利害について考えてみよう。

③息子のニーズは何だろう。

④母親のニーズは何だろう。

⑤母親と息子が両者のニーズをお互いに理解すると、どのようなことが起きるだろう。グループで話し合ってみよう。

参考文献

●パットナム，R. 著／柴内康文訳『孤独なボウリング―米国コミュニティの崩壊と再生』柏書房，2006.

●岩田正美『ホームレス／現代社会／福祉国家―「生きていく場所」をめぐって』明石書店，2000.

●ゼア，H. 著／西村春夫・細井洋子・高橋則夫訳『修復的司法とは何か―応報から関係修復へ』新泉社，2003.

●ベック，E.・クロフ，N.P. & ブラム，P. 著／林浩康訳『ソーシャルワークと修復的正義―癒しと回復をもたらす対話、調停、和解のための理論と実践』明石書店，2012.

2. 事例から学ぶ児童虐待

児童虐待から学ぶ現状と
2つの事例への対応技術

事例

A. 児童虐待

[1] 児童虐待の定義と分類

2000（平成12）年5月、「児童虐待の防止等に関する法律」（以下、「児童虐待防止法」）が成立、同年11月に施行され、2004（平成16）年、2008（平成20）年、2009（平成21）年には同法が改正された。

> 第1条　この法律は、児童虐待が児童の人権を著しく侵害し、その心身の成長及び人格の形成に重大な影響を与えるとともに、我が国における将来の世代の育成にも懸念を及ぼすことにかんがみ、児童に対する虐待の禁止、児童虐待の予防及び早期発見その他の児童虐待の防止に関する国及び地方公共団体の責務、児童虐待を受けた児童の保護及び自立の支援のための措置等を定めることにより、児童虐待の防止等に関する施策を促進し、もって児童の権利利益の擁護に資することを目的とする。

改正法によって、同居人による虐待の黙認、また児童の前での配偶者間暴力、児童への被害が間接的に行われている場合においても虐待とみなされることが新たに規定された。

> 第6条第1項　児童虐待を受けたと思われる児童を発見した者は、速やかに、これを市町村、都道府県の設置する福祉事務所若しくは児童相談所又は児童委員を介して市町村、都道府県の設置する福祉事務所若しくは児童相談所に通告しなければならない。

[2] 児童虐待における援助の目的

児童虐待における援助の目的は、家族機能の再生と親子関係の再構築にある。2001（平成13）年から児童虐待にかかわる保護者に対して児童相談所が中核となり、「カウンセリング強化事業」を実施するとともに、2004（平成16）年から児童養護施設、乳児院、情緒障害児短期治療施設（現在の児童心理治療施設）、児童自立支援施設の全施設に「家庭支援専門相談員（ファミリーソーシャルワーカー）」を配置した。また地域とのネットワークの構築と関連機関との連携を強化するため「要保護児童対策地域協議会」が法定化され、関係機関の実施状況、連絡調整の総括のため「児童虐待・思春期問題情報研修センター」が設置された。

B. 虐待を防止する日常生活での保護者への対応

虐待に至らないようにするためにも親とのコミュニケーションは、専門職として親が「せざるをえない」という気持ちをしっかりと持つこと、ま

児童虐待
児童虐待の分類として、①身体的虐待、②性的虐待、③ネグレクト（養育の怠慢・拒否）、④心理的虐待がある。

児童虐待を受けたと思われる児童
通告対象となる児童について、児童虐待防止法（2000〔平成12〕年）では、「児童虐待を受けた児童」に限定されていたが、同法2004（平成16）年では「児童虐待を受けたと思われる児童」とされ、虐待の確証がない場合においても通告義務があることを規定した。

家庭支援専門相談員
早期に入所児童を家庭復帰させるための支援を行う。また入所前から退所後のアフターフォローにいたる総合的な家庭復帰調整を行うソーシャルワーカー。専門職者としての気持ち、虐待を受けている子どもの親への専門職者としてのアプローチは「〜せざるをえない」という気持ちでかかわることが大切。まずは親の気持ちに寄り添いながら、心の中に抱えている悩み、不安等をそのまま出してもらう。その上でどのような援助が考えられるのかを親と一緒に探していく。

た細やかな配慮と客観性を必要とする。まず身近な例題を通じて、それぞれの立場を受容・共感するコミュニケーションの基本姿勢を学ぼう。次に、この基本姿勢を通して、保護者への対応方法を考えてみよう。

事例1　子どもの今の気持ちに寄り添うこと

　明日から期末テスト、中学校2年生のA君は夕食後テレビゲームを始めた。前回の中間テストは振るわず、母親から小言をたくさん言われて、うんざりしていた。母親がテレビゲームの前に行き……、どのような対応が考えられるだろうか。目的は子どもが明日のテスト勉強への意欲を高め、自ら机に向かうようにすることが基本的なかかわり方である。

演習問題

(1) 子どもの今の心理的状態を言葉で表してみよう。

(2) 母親の今の心理的状態を言葉で表してみよう。

(3) あなたが母親ならば、子どもにどのようなかかわりを持ち、明日からのテストに向けて勉強する意欲を高めていくだろうか。

(4) 母親は子どもと話す前にどのような気持ちの準備をすればよいか。

(5) この事例Aに対して、具体的な子どもへの対応を考えよう。

考察

①子どもが今、「ゲームをやって楽しい」「前からのゲームデータの続きで、今日は全部クリアーしたい」「明日からの試験から逃れたい」と感じている気持ちをくみ上げ、理解しながら、実際にはどうなのかを推測することが大切である。「明日からテストでしょ。いつまでゲームをしているの、早く勉強しなさい」「また前のテストみたいな悪い点数とっても知らないわよ」というように、母親の感情をそのまま伝えることは、かえって子どもの心にマイナスの感情を植え付けてしまう可能性がある。特に前回の結果を今の状態に重ねることは、問題の焦点をぼかしてしまうだけでなく、子どもの感情を以前の状態に戻してしまう可能性があるので、あくまでも「今ここでの状況」を中心に伝えることが基本。子どもからは「今やろうと思っていたのに、お母さんが言うからやめた」と反撃されるのがオチであろう。明日からのテストに向かう子どもの意欲を高める「気づき」を促すことが大事である。子どもが自主的に勉強するか、泣きながら勉強するかはこちらのもっていき方ひとつにかかっている。

②人の中には自分自身の心のテリトリーがある。この領域には自分そのものが存在し、その時々の感情のゆれ幅が言動の起因となる。相手の心の領

諭し方のルール
①ゆっくりと話す。
②怒りすぎない（相手がどの程度悪いと考えているのかを言動から考察する）。
③前にあったことを今、重ねて追加しない。
④感情をぶつけない。

気持ちの準備
①時々ゆれる今の感情を客観的に捉える。
②周りとの環境が感情に与える影響とその行動との関連性を考察する。
③子どもに対する親の想いを考える（子ども観・子育て観）。
④日ごろからどのように子どもと接しているのかを考える。
⑤子どものさまざまな感情を受け入れられるだけの余裕が自分自身にあるのかを考える。

具体的な子どもへの対応
①子どもが今楽しいという気持ちを受容する（自分自身の感情を横に置いておく）。
②楽しいという気持ちと保護者の思いを重ね、言葉で伝える（楽しいという感情を共感、伝達する）。
③子どもと同じゲームを実際にやってみる（楽しいという感情を動作で共有表現する）。
④母親の想いをゆっくりと伝える（言い過ぎないように、基本は子どもが「そうだ」と自分で気づくこと）。
⑤約束をさせる（ゲームを5分ほどしてから、次へのステップを伝える。勉強など）。
⑥明日のテストへの導入（一緒に勉強する場所に行き、一緒にやってみる。軌道に乗れば離れる）。

域を自分自身の中に取り込んでコミュニケーションを図るのか、それとも相手の心の領域に入っていってコミュニケーションをとるのかで受容と共感のバランスが図られる。

事例2 虐待と思われる子どもの親の気持ちに寄り添うこと

　B君は、保育園に通う5歳の男の子。日頃はみんなと一緒に遊んでいるが、この数日、1人でいる様子が報告された。また同じ服を2日間着ていたこと、母親が担任を避けている様子も観察を行う上で新たに追加された。担任が母親と面談することになり、仕事帰りに時間をとってもらった。

考察

①具体的には、「お母さん、何かご心配なことがあるのでは……。いつも明るいお母さんがこの数日、表情が曇っているように見え心配しています。子どもさんもお母さんと同じような状況で、あまりお友達とかかわろうとしなくて心配なのです」、または「お母さん、毎日、一生懸命子どもと向き合っておられるのですね、自分自身がストレスでいっぱいになっても、生活と子どもを育てることに日々時間を費やしておられるのですね」というように、保護者を責めずに、別な視点からアプローチをする。親はわが子を自分のイメージする子ども像にあてはめ、子どもを操作しようとして袋小路に入ってしまうことが多い。子どもはある時期、親の言うことを理解はしながらも受け入れることが難しくなる。このときに親が今までと同じかかわり方をしていることで、子どもとの距離が乖離してしまうことが多い。親への反発を子どもの成長の一過程と受け止め、今までのようなかかわり方ではなく、親自身も子どもの成長とともにかかわりを変化させていく必要がある。つまり、子どもを育てることは、子どもと一緒に自分が成長する過程を実感することにある。

②追い詰められた母親の心理、苦悩を受容・共感しながらじっくりと話を聴くことが大切である。時間をかけ、自省を促しながら自分自身を取り戻す援助をする。「自分だけが」という気持ちにさせないことが重要である。虐待をしている感覚が薄く、懸命に子育てをする自分自身を正当化する傾向があるので、子どもを擁護する機関と連携をとって、チームで取り組むことが大切となる。地域全体で親を支え、いつでも気軽に相談できる体制を整え、安心感を抱かせるシステムの構築が今後の課題である。

第1反抗期
子どもが3歳ぐらいになると自己主張が強くなる。3歳までは、親の言うことに泣くことでしか対抗できないが、3歳を過ぎる頃、何らかの形で自己主張を始める。親は、3歳までは言ってきかせていたのがさらに強い口調と態度で威圧するようになる。またすぐに飽きるということも特徴である。1つのことよりも広く興味をもち、すぐに体験をしてみる積極的な思考行動が多い時期である。つまり、この時期はまず親が受け止めて、「一緒に経験すること」で子どもは納得できるようになる。

虐待をしている保護者
虐待を受けている子どもの保護者の特徴としては、自己否定的（自己評価が低い）で被害者意識が強く人間関係をうまく結べない。社会的に孤立しているように思える（近隣関係を含めて）。父親の放任、父親との不仲、姑からのストレスなどを含めた家族内での人間関係のストレス、マニュアルに依存しがちな性格、自分自身の子ども観・母親像が固定しすぎて、周りとの教育的状況を比較し、敏感になってしまう。生活上の経済的な問題を抱えている。子ども自身の問題行動によるストレス、親自身が子どもの頃に虐待を受けた経験を持つことが多い。

参考文献 ●児童手当制度研究会監修『児童健全育成ハンドブック』中央法規出版，2007.
●日本弁護士連合会編『子どもの権利ガイドブック』明石書店，2006.

3. 子どもの健全育成と相談援助

子どもの発達課題をおさえた
専門的援助の視点

A. 相談援助の必要性と現場実践の検討

[1] 専門的援助による相談援助の必要性

　社会福祉現場での仕事は、偶発的かかわりの範疇で完結できるものではない。相談援助を駆使しながら専門的に援助しようとするならばなおさらのことである。もし、何となくかかわっていたら、結果的に利用者が力を獲得していたという事実があったとしても、偶発的な援助である以上、専門的な援助を実施したという客観的根拠はないに等しいだろう。

　専門的援助とは、現場実践の中で蓄積されたものから、その普遍的な要素が抽出されるというものでなければならない。しかし、単なる蓄積だけではほとんど意味がなく、その蓄積された実践の検討や分析なしに専門的援助はありえない話だろう。そうした実践の検討や分析には、現場にかかわる誰にとっても参加は可能である。それは、現場で蓄積された実践経験をフィードバックし、援助者自らその意味を再確認する作業となるはずである。また、そうした内容が専門的援助として効果的な方法であったかどうかを、第三者の意見によっても再確認することを可能とする。

[2] 子どもに対する相談援助と現場実践の検討

　子どもに対する現場実践においては、子どもの発達的変化を期待しながら実践を遂行しているのであり、逆にその現場実践からフィードバックされ、専門的援助者自らも発達的変化を期待される存在となる。

　子どもに対する相談援助の仕事は、瞬時の判断力と正確な洞察力が必要とされる極めて専門的な行為である。日常的に発生するさまざまな現象に対しては、その事実が分析できなければ、正確で適切な専門的援助とはならないだろう。経験論のみでは、偶発的・対症療法的な対応に終始することが多くなり、相談援助を駆使していることにはならない。

　したがって、現場実践の検討を絶えず繰り返すことによって、専門的援助の力量を確保することが可能となるのである。

フィードバック
feedback
ソーシャルワークにおいて自分の行った援助活動を理論的根拠にてらし、客観的に見直す作業を通すことで、再認識すること。

B. 児童館における事例の実際

[1] 援助者の子どもへのかかわりと視点

　小学校3年生のA夫は、いわゆるギャングエイジで、児童館では、頻繁にトラブルを引き起こす日々であった。夏休みのある日、子どもの遊びの指導を終えたB児童厚生員が、後片付けをしようと向かった簡易プールで、A夫の信じられない光景を目の当たりにする。A夫と数人の子どもが凄まじい勢いで、新人のC児童厚生員に対して頭上から覆いかぶさり水中に顔を沈めようとしているのである。すぐにやめさせてことなきを得たが、新人のC児童厚生員は、それ以来、子どもに対して対人恐怖症になってしまい、児童館の職務にも支障をきたすような状態になってしまった。

　万事がこのような状況であったため、B児童厚生員は、A夫に対して「明日から児童館に来なければいいのに」と思う以外、解決方法を見つけられずにいた。ところがその半年後、A夫は家庭の事情で本当に児童館に姿を見せなくなった。「これでやっと解決して安心した」B児童厚生員は、内心そのように感じていたのだった。

　それから約1年後のある日、B児童厚生員は、A夫と偶然街中で出会う。「（B児童厚生員は笑顔で）やあA夫、久しぶりだね。最近、児童館に姿を見せないけれど忙しいのかい」、「（A夫少々元気がないようすで）うん、久しぶり。大丈夫だよ。（少し時間を置いて）……それより……ごめんね」。

　予想外のA夫の「ごめんね」の言葉に戸惑っているB児童厚生員に、A夫は続けてこう言った。「最近、児童館に行けなくてごめんね……」。

　A夫は、本当は児童館に行きたかったのだった。そして他の子どもたちや児童厚生員に自分を意識して欲しかったに違いないのである。しかし、当時はそれが適切に自己表現できず、トラブルを起こすという形でしか自己表現できずにいた。確かに1年前までは毎日欠かさずに来ていたことをB児童厚生員は思い出していた。B児童厚生員は、この時A夫の気持ちに初めて気がつき、当時「明日から児童館に来なければいいのに」と短絡的に解釈してしまった自分を心から悔やんだ瞬間でもあった。

[2] 子どもの発達を促す援助者の視点

　子どもであっても、ストレスや自己葛藤を抱えながら生活している存在であると見なければならない。一般的には、子どもがそうした状況を自分自身でコントロールする力を身につけることでストレスや自己葛藤を解消し、発達のバランスを保つことができる。ところが、そうしたバランスが

崩れたり、自己葛藤を抱えたまま解消できなかったりする場合、トラブルを引き起こすキッカケにつながることがある。

　健全育成の現場で子どもが引き起こすトラブルとは、そうした子どもの解消されない自己葛藤から表出する、一種の救助サインであると見ることができるだろう。本当は、うまく仲間とかかわりたかったに違いない。しかし、その自己表現がうまくいかない場合、歪んだ表現方法で表出せざるを得ないという自己葛藤を抱えてしまうのである。援助者は、そうしたサインの意味を取り違えることなくかかわらなければならない。そのためには、児童館などの児童福祉施設の機能を意識しながら、子どもの自己葛藤やストレスを専門的援助によって解消する存在でなければならないのである。

［3］ 援助者によるエンパワメント・アプローチの応用

　現場実践に重要な視点として、自己葛藤を解決する主体と力は、あくまで子ども自身にあることを前提にすることが重要である。エンパワメント・アプローチは、自己葛藤の克服に焦点が当てられる。子どもにはそれぞれに固有の課題があり、その克服のためのアプローチが必要という考え方である。

　したがって、援助者はあくまで、子ども自身が自己葛藤を克服する、そのきっかけを（児童福祉施設の機能を活用しながら）提供するというアプローチを意識し工夫することが必要であり、結果的に、子どもが潜在的な力を顕在化させ、自らの力によって自己肯定感の高揚へと導くことが可能となるのである。

　子どもがトラブルに絡むサインを表出している時が、自己葛藤を抱えている時であり、専門的援助を必要としている時でもあることを常に意識すること、それこそが相談援助を駆使する援助者である。

エンパワメント
empowerment
課題解決のために、自分自身の潜在的な力を顕在化させ、さらに高めていこうとする概念。

参考文献 ●片居木英人・植木信一編『家庭支援と人権の福祉』大学図書出版，2008.
●植木信一編『児童家庭福祉（新版）』北大路書房，2018.

演習問題

児童福祉施設の実習などで、子どもへの専門的援助を必要とした現場実践を思い出し、エンパワメント・アプローチなどを意識しながら、もう一度フィードバックして分析してみよう。

4. 高齢者虐待の相談援助

A. 高齢者虐待の事例

　Aさん90歳女性、20年前に夫と死別して以来、52歳の独身の長男と2人で生活している。5年前から認知症の症状が現れ始め、それまでは長男との関係も良好であったが、建設作業員の長男は、母親の世話をする気はないようであった。地域担当の民生委員BさんがAさん宅を訪問し、長男の在宅時には福祉サービスの利用を勧めていたが、長男は自分ができるだけ面倒をみるから必要ないということであった。Bさんは、地域包括支援センターの社会福祉士Cさんに相談した。Cさんの調べで、近所の人からは、Aさんと長男が言い争う声が時折聞かれたり、長男が泥酔して深夜に帰宅することも多くなってきたという情報を得た。ある日、Aさんが裸足で外を歩いているところを近所の人が発見、Bさんに電話があった。Bさんが駆けつけてみると、Aさんの右頬には殴られたようなあざがみられた。Bさんは市役所高齢福祉課に連絡、Cさんは、Aさん宅に行き、状況を確認した上でAさんを市立総合病院で検査することにし、市内の特別養護老人ホームに措置入所の手続きをとることにした。その後の調べでは、長男は、酒に酔って時折Aさんに暴力をふるっており、Aさんの年金を勝手に引き出して、酒やギャンブルに充てていたことを認めた。

B. 高齢者虐待への法的対応

　高齢者に対する虐待については、2005（平成17）年11月に制定され、翌年4月から施行された「高齢者虐待の防止、高齢者の養護者に対する支援等に関する法律（高齢者虐待防止法）」により、本格的に法的救済の基盤整備が行われることになった。

　この法律の2条4項の定義では、高齢者虐待を、以下の5つに分類している。

①高齢者の身体に外傷が生じ、又は生じるおそれのある暴行を加えること（身体的虐待）

②高齢者を衰弱させるような著しい減食又は長時間の放置等、養護を著しく怠ること（ネグレクト）

地域包括支援センター
2005（平成17）年の介護保険法改正によって設けられた、地域住民の保健医療の向上、福祉の増進を包括的に支援するために市町村が実施主体となって運営している機関。社会福祉士、保健師、主任介護支援専門員が配置されている。権利擁護事業として、社会福祉士が虐待をはじめとした困難事例などの対応を行っている。

措置入所
通常は介護保険制度による施設入所が一般的であるが、虐待などで介護保険の諸手続きによるサービス利用が困難な場合、市町村は、特別養護老人ホームなどへの施設入所を措置決定することができる。

高齢者虐待

高齢者虐待の防止、高齢者の養護者に対する支援等に関する法律（高齢者虐待防止法）

③高齢者に対する著しい暴言又は著しく拒否的な対応その他の高齢者に著しい心理的外傷を与える言動を行うこと（心理的虐待）

④高齢者にわいせつな行為をすること又は高齢者をしてわいせつな行為をさせること（性的虐待）

⑤高齢者の財産を不当に処分することその他高齢者から不当に財産上の利益を得ること（経済的虐待）

　高齢者虐待を受けたと思われる高齢者を発見した者は、生命や身体に重大な危険が生じている場合は、速やかに市町村に通報しなければならないという義務がある。また、市町村には、養護者による高齢者虐待の防止および虐待を受けた高齢者の保護のため、高齢者および養護者に対して、相談、指導、助言を行うことが課せられている。

　高齢者虐待の通報を受けた市町村は、事実を確認するとともに、地域包括支援センターその他関係機関、民間団体などの「高齢者虐待対応協力者」との連携協力体制をもとにその対応を協議し、老人短期入所施設入所など一時的な保護、居室の確保、立入調査などを実施することになる。その際、必要に応じて警察署長に対して援助要請ができることとされ、虐待を行った養護者と高齢者との面会を制限することができる。

高齢者虐待対応協力者

　また、要介護施設従事者に対しては、そのサービス提供を受ける高齢者およびその家族からの苦情の処理の体制の整備を行い、従事者の行う虐待に対しても、市町村への通報義務や高齢者の保護などが規定されている。

　加えて、国および地方公共団体は、高齢者虐待の防止および虐待を受けた高齢者の保護ならびに財産上の不当取引による高齢者の被害の防止および救済を図るため、成年後見制度の周知のための措置、成年後見制度利用の経済的負担の軽減のための措置などを講ずることにより、成年後見制度が広く利用されるよう努めなければならないとされている。

C. 高齢者虐待へのソーシャルワーク

　高齢者虐待は、家族による暴力や介護放棄等の存在は知られてはいたが、ソーシャルワークの実践は始まったばかりである。当然のことながら、物的な社会資源が充実している都市部と比較すると、農山村地域は、物的な社会資源が相対的に不足しているものの、家族との同居率の高さや相互扶助的な地域内の人間関係の結びつきが残っているという点をプラスに評価し、高齢者介護に積極的に活かそうとした時期があった。

　その結果、高齢者介護は、同居家族が第一義的に担うという姿勢が、福祉サービスの充実とは相反するかたちとなり、特に同居率の高い地方が、

在宅介護サービスの利用の伸び悩みを招き、ますます地域格差が広がるという状況を生み出している。

　高齢者虐待は、特に配偶者や同居している子といった養護者・介護者である家族が加害者としてかかわるケースが多く、問題が表面化せずに潜在化していたといえる。それを早期発見するニーズ発見システムが必要である。虐待ケースの多くが、長期にわたる先の見えない家族内の介護による身体的・心理的双方の疲労から発作的に引き起こされており、介護している家族についても地域社会から孤立させずに支援体制を整えていくことが重要となる。虐待の可能性につながるケースを発見した場合の通報や緊急対応への協議を速やかに実行するシステムづくりは、地域社会のソーシャル・インクルージョンの実現へ大きく寄与する。なお、専門職団体である弁護士会、医師会、社会福祉士会が連携・協力し、高齢者虐待対応専門職チームを組織して、具体的な対応にあたる地域の実践例も増えてきている。

　今後は、高齢者の養護者である介護家族の休養、いわゆるレスパイト・ケアをも視野にいれた居宅支援とサービス提供が必要となる。具体的には、高齢者本人と介護家族双方の生活リズムと介護・支援の必要性を考慮した時間帯と内容の訪問介護、訪問リハビリや家族の家事や外出も考慮した通所介護、通所リハビリ、養護者の介護疲れの解消を視野に入れた短期入所の計画的利用などの実施が考えられる。介護支援専門員（ケアマネジャー）も、居宅介護支援（ケアマネジメント）の実践に、高齢者虐待の視点を忘れてはならない。

ソーシャル・インクルージョン

レスパイト・ケア

**介護支援専門員
ケアマネジャー**

**居宅介護支援
ケアマネジメント**

演習問題

　高齢者虐待に対応する法制度や社会資源、具体的な援助内容などについて整理し、その活用に対する課題を検討してみよう。

5. 訪問介護におけるかかわり

利用者のストレングスに焦点を当てた
相談援助の取り組み　　　**事例**

A. 訪問介護と相談援助

[1] 相談援助の意義

　わが国では、住まい・医療・介護・生活支援などが一体的に提供される地域包括ケアシステムを推進しており、住み慣れた地域で自分らしく暮らすための自立支援として訪問介護に対する需要は高まる一方である。

　訪問介護の援助内容は、①身体介護、②生活援助、③相談援助に分けられる。このうち、相談援助は訪問介護がもつソーシャルワークの専門性を代表しているものといえる。

　また、ヘルパーの相談援助は身体介護や生活援助を行う以前から始まり（アセスメント）、身体介護や生活援助と並行しながら行われていくものであることから（モニタリング）、ソーシャルワークのそれと類似している。

　なお、ヘルパーの相談援助の意義は次のように言える[1]。

①相談援助は居宅サービス計画や訪問介護計画の柔軟な実施や修正のために不可欠である。

②身体介護や生活支援と一体的に行う相談援助こそ効果的である。

③利用者・家族にとって最も身近な専門職だからこそ相談援助が重要なのである。

[2] 生活場面におけるコミュニケーション

　ヘルパーが行う相談援助は、利用者の自宅という「生活の場」で常に身体介護や生活援助をしながら行われるというところに大きな特徴がある。このことから、ヘルパーの相談援助は「生活場面におけるコミュニケーション」[2]として捉えられる。その要点は①援助者の価値・倫理、②援助者の態度、③援助者のコミュニケーション技法の3点に整理できるが、その援助面における実際についてはどうであろうか。

　ヘルパーの相談援助に当てはめてみると、①援助者の価値・倫理については、ヘルパーが利用者に対する援助目標を明確に理解すること、②援助者の態度については、ヘルパー自身が援助者であるという意識をしっかりもつこと、③援助者のコミュニケーション技法については、適切なコミュニケーション技法を用いて行うこと、以上が求められる内容といえる。

居宅サービス計画
ケアプランともいう。居宅介護支援事業者が在宅で生活している要介護者などより依頼を受けて要介護者のニーズを十分アセスメントした上で作成するもの。
近年、要介護者自身やその家族が作成するケースも増えてきている。

訪問介護計画
サービス提供責任者が居宅サービス計画をもとに作成するもの。訪問介護における具体的な援助目標、訪問時間、サービスの内容などが記されている。

コミュニケーション技法
コミュニケーションをより効果的に行うために求められるスキル。アイビイ, A.のマイクロカウンセリング技法が援用されることが多い。それには、Ⅰ基本的かかわり技法（①非言語を重視するかかわり行動、②開かれた質問と閉ざされた質問、③最小限の励ましや言い換えなどの明確化、④要約技法、⑤感情の反映、⑥内容の反映）、Ⅱ焦点の当てかたの技法、Ⅲ積極的にかかわる技法、Ⅳ対決技法がある。

B. 相談援助の実際

　訪問介護における援助目標は自立支援であり、これには援助者が利用者を主体的にとらえる視点が重要である。たとえば、利用者の「できない」部分より、「できる」可能性に焦点をあてたり、利用者のもつ生活者として生きる力に焦点をあてたりするなど、利用者がもつ力を引き出すといったストレングスの視点もその1つである。

　ここでは、生活への意欲が低下している利用者に対するヘルパーの具体的な相談援助の取組みを紹介し、訪問介護の相談援助に求められる援助者の視点とコミュニケーション技術について考えてみたい。

事例　　生活への意欲の低下がみられる利用者Aさん

　一人暮らしの利用者Aさん（女性、78歳）は、狭心症や慢性胃炎などを患っており、IADL全般において一部介助が必要である。3ヵ月前に夫と死別、その後家に閉じこもりで生活への意欲の低下が見受けられる。現在、要介護1で、週3回の訪問介護による生活援助を受けている。

　Aさんを担当するヘルパーは、Aさんが「身体の調子が悪い」「自分は何もできない」などの訴えが多くみられており、家事もヘルパーに一任したまま本人は全く手をつけなくなっていることが気になっていた。ヘルパーがAさんに調理や掃除への協力を促しても、体調不良を理由になかなか応じる様子がみられなかった。

　そこで、ヘルパーはAさんの身体の不調の訴えを傾聴し、共感を示すよう努めた。Aさんが「（亡き）夫のところに早くいきたい。」と言い涙ぐむたび、ヘルパーはAさんの手を握ったり、背中をさすったりしながら、辛い気持ちやさびしい気持ちを受容する態度で接した。

　しばらくすると落ち着いた表情のAさんは「主人の三回忌までは生きていなければ…」と語り始めた。ヘルパーはAさんの話を傾聴し、夫への三回忌を何とか迎えてあげたいという願いを実現するために、何ができるか、どうすればよいのかとAさんにきいた。Aさんは「夫の三回忌のためには自分が元気でいなければならない」と答えた。さらに、ヘルパーは最近Aさんの食事状況について訪ねたところ、本来料理が大好きだったが、ここ3ヵ月全く作っていないので、自信がないとのことであった。

　ヘルパーは、「Aさんが夫の三回忌を無事に迎えられるよう一緒に頑張りましょう。」と励ました。また、2人で話し合う中で、Aさんが元気であるためにはしっかり食事をとるようにすること、体調が優れた時は好きな料理をヘルパーとともに作ってみることにした。

ストレングス
strength
利用者の「強さ・力・長所（良いところ）」を指す。利用者の自立支援のためには、その人のできることや良いところに着目して、それらを引き出し、活用して援助することが大切である。

IADL: Instrumental Activities of Daily Living
手段的・道具的日常生活動作能力と訳されることが多い。具体的には電話、買物、家事、洗濯、外出、服薬、金銭管理などを指す。日常生活関連動作ともいう。

　ヘルパーは、Ａさんの体調を見計らいながら、Ａさんに献立を考えてもらうことから始めた。Ａさんは最初ヘルパーが作っている様子をみているだけであったが、次第に味つけや味見など料理に参加するようになった。その後もＡさんは自分が決めた献立の材料を揃えるために買物に出かけたいと前向きになり生活意欲の向上がみられるようになった。

考察

　本事例では、ヘルパーはＡさんが生活に対する意欲をもてなかった理由を明らかにし、Ａさん自ら自分の生活に対する目標と方法を考え、自己決定できるよう援助者として意図的にコミュニケーションを図っている。とくに、Ａさんのストレングスに焦点をあてたヘルパーによる相談援助と働きかけが、Ａさんの自立支援を促したものと考えられる。

　訪問介護は、利用者の生活の場に出向き、利用者の日常生活の様子を観察し、利用者の生活に直接かかわるため、生活者である利用者への理解がしやすく、自立支援を図る上で大変有効なサービスであるといえる。

注)
(1)　嶌末憲子「相談援助の方法」ホームヘルパー養成研修テキスト作成委員会編『生活援助・相談援助・関連領域　２級課程第３巻』長寿社会開発センター，2004，p.93.
(2)　趙　敏廷「生活場面におけるコミュニケーション技法」井上深幸・趙　敏廷・谷口敏代・谷川和昭『対人援助の基本と面接技術』日総研，2004，pp.16−27.

参考文献
●鳥羽信行・森山千賀子編『ホームヘルパーのための対人援助技術』萌文社，2003.
●八木裕子「訪問介護員の社会福祉援助技術（ソーシャルワーク）活用実態に関する研究」『広島国際大学医療福祉学科紀要』10，2014，pp.1−10.
●田中滋監修『地域包括ケア　サクセスガイド—地域力を高めて高齢者の在宅生活を支える』メディカ出版，2014.

演習問題

①利用者のストレングスに焦点を当てた場合の援助者に求められる態度とコミュニケーション技法について話し合ってみよう。
②訪問介護においてソーシャルワークはどの程度使われているか話し合ってみよう。

6. 家族を対象とする相談援助

　わが国の福祉や社会保障制度は、日本型福祉という言葉で表現されるように、家族制度に支えられ発展してきた。近年、過疎過密化の進展や少子化や超高齢社会の到来とともに、家族の抱える生活課題は多様化・複雑化しており、より専門的な福祉的介入が求められている。

A. その人らしさを尊重した相談援助

　人間は、人と人とのかかわりの中で「人間らしさ」を構築し、「人間らしく」成長していく。人は、人間に育てられてこそ「人間」として成長するのである。これを裏付けする事例の1つに『野生児の記録1 狼に育てられた子—カマラとアマラの養育日記』[1]がある。ロバート・M・シング牧師のミドナプールの狼っ子たちの記録によると、1920年10月9日インドにあるミドナプールとモバニー（Morbhan）の境にあるゴダムリー（Godamuri）村のジャングルの中で狼っ子たちが救出され孤児院に収容される。カマラとアマラは、人間から生まれたものの狼に育てられ、狼を模写したような行動と生活様式がみられた。

　この狼っ子たちの行動から言えることは、生まれて最初に出会う社会は家族という小集団であり、模倣によって生活様式や社会性を修得していく。

　ヘレン・ケラーは、幼少時の熱病によって視力・聴力を失ってしまうが、サリバン先生の教育によって「ことば」と日常生活行動や、社会性を学んだ。そして、個人のもちうる能力や才能を見出され成長していく。人は、疾病や障がいの有無にかかわらず、人と環境の相互に影響を受け、社会的経験を重ねることにより1人の人間として成長する。

　つまり、人は、人間によって言葉を修得し、行動様式や生活様式を学び、他者とのかかわりによって社会性を修得する。人と環境は相互に影響し合い成長する。育ちのなかで情緒の安定や、人間らしさが育まれる。

　人間は、それぞれ個性を持ちつつ生まれ、環境の影響をうけながら成長する。環境とは、ミクロ（個人・家族）、メゾ（グループ・組織・地域住民）、マクロ（地域社会・政策）の視点からの生育環境であり、家族、地域、社会、文化の影響を受けつつ、1人の人間として固有の人生を育んで

いく。

　相談援助場面では、人と環境の不調和により生活に支障をきたしている
場合が少なくない。たとえば、幼少時から虐待を受けて育った場合は、負
の環境から独自で抜け出すことは難しく、負の学びから負の連鎖が生じる
可能性が高い傾向にある。そこで負の環境を改善するための教育を受ける
機会や、自助・互助・共助・公助による介入が求められる。

　人は育ちの中で人間としての人格を形成し、他者とのかかわりの中で信
頼関係を構築し、人として成長する。乳幼児期からの親とのかかわりは信
頼関係を構築する上でも重要である。人は誰しも、「家族に愛されて育っ
たと思いたいものであり、よほどのことがない限り、多くの人は誰かしら
に愛された記憶がある」[2]。また、人は自己の存在を他者に受け入れら
れ、人権尊重と愛情により情緒的安定を得ることができる。

　ここで大切なのは、生活の中でクライエント自身が「大切にされてい
る」、「愛されている」と実感できる場面があるということが重要である。
これらの経験は生活する中で大きな困難場面に遭遇した時に、その困難状
況を乗り越え、生きる力を見出すための糧となる。また、社会の中で存在
価値や居場所を見出し、社会的役割を感じられることが人間の存在の根底
に影響を及ぼすといえる。

　クライエントの成長を見守り、「人間らしさ」、「その人らしさ」を大切
にし、「その人らしさ」を維持できるようなかかわりが求められる。しか
し、「人間らしさ」「その人らしさ」とは、とても曖昧な言葉であり、個別
性を尊重し、クライエントとの対話を通してクライエントの思いを引き出
す必要がある。ソーシャルワーカーはクライエントのストレングスに働き
かけ、エンパワメントするように人と環境に働きかける。

　神谷は、「生存の根底にあるものは『生きがい』である。生きがいとい
うものは、人間がいきいき生きていくために、空気と同じようになくては
ならないものである。しかし、私たちの生きがいは損われやすく、うばい
去られやすい。人間の存在の根底そのものに、生きがいをおびやかすもの
が、まつわりついているためであろう。」[3]「長い一生の間には、ふと立
ちどまって自分の生きがいは何であろうか、と考えてみたり、自分の存在
意義について思い悩んだりすることが出てくる。この時は明らかに認識上
の問題となってくるわけで、大まかにいって次のような問いが発せられる
わけであろう。

① 　自分の生存は何かのため、または誰かのために必要であるか。
② 　自分固有の生きていく目標は何か。あるとすれば、そこに忠実に生

きているか。

③　以上あるいはその他から判断して自分は生きている資格があるか。

④　一般に人生というものは生きるのに値するものであるか。

　このなかで、④の問いは全くの一般論で、論理的にいえば、まずこれが解決されなければ後の問いも成立しえないわけであるが、実際の生活では必ずしもそうではない。④の問いがわからないままでも、ほかの問いのどれかに対して確信をもって肯定できれば、大抵のひとはそれだけで結構げんきにくらして行ける。つまりそれだけで人生一般にも意味が賦与されるのであろう。」(4)と述べている。

　相談援助では、クライエントのストレングスを活かして人間らしく生活し、「生きがい」を感じて文化的な生活ができるように働きかけていく。

B. 家族および親族の役割と法的位置づけ

　家族についての考え方には、戸籍法上の家族と、戸籍法に関わらず居住や生計を共にする内縁関係のあるものや同性婚など、考え方や価値観は多様化している。また、生涯未婚やひとり親家庭、ステップファミリーなど家族を取り巻く環境はめまぐるしく変化しており、多様な価値観を受け入れつつ個別的かつ柔軟な支援が求められる。

[1] 民法と生活保護法に定められた扶養義務の範囲

　民法に定められた扶養義務の範囲は、「第877条　直系血族及び兄弟姉妹は、互いに扶養をする義務がある。2 家庭裁判所は、特別の事情があるときは、前項に規定する場合のほか。三親等内の親族間においても扶養の義務を負わせることができる。3 前項の規定による審判があった後事情に変更を生じたときは、家庭裁判所は、その審判を取り消すことができる。」と規定している。また、扶養の順位は、「第878条　扶養をする義務のある者が数人ある場合において、扶養すべき者の順序について、当事者間に協議が調わないとき、又は協議をすることができないときは、家庭裁判所が、これを定める。扶養を受ける権利のあるものが数人ある場合において、扶養義務者の資力がその全員を扶養するのに足りないときの扶養を受けるべき者の順序についても、同様とする。」(5)と定めている（**図4-6-1**）。

　生活保護法では、憲法25条に規定する理念に基づき、すべての国民に対し、国家責任の原理、無差別平等の原理、最低生活保障の原理、保護の補足性の原理、申請保護の原則、基準及び程度の原則、必要即応の原則、

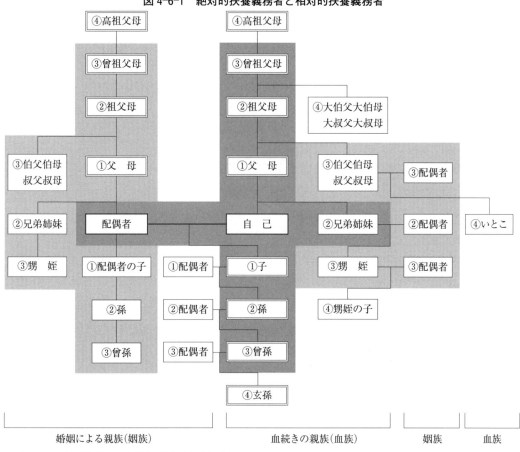

図4-6-1　絶対的扶養義務者と相対的扶養義務者

注　▨ 絶対的扶養義務者（民法第877条第1項）
　　▨ 相対的扶養義務者（民法第877条第2項）
　　①配偶者は、継親の場合等であること。
　　子①は、先夫の子, 後妻の連れ子等である。
出典）『生活保護手帳2018』中央法規出版, 2018, p. 254. を参考に筆者作成.

世帯単位の原則に基づき支援が行われる。「要保護者に扶養義務者がある場合には、扶養義務者に扶養及びその他の支援を求めるよう、要保護者を指導すること。また、民法上の扶養義務者の履行を期待できる扶養義務者のあるときは、その扶養を保護に優先させること。

　保護の申請があった時は、要保護者の扶養義務者のうち次に挙げるものの存否をすみやかに確認すること。この場合には、要保護者よりの申告によるものとし、さらに必要があるときは、戸籍謄本等により確認すること。

　ア　絶対的扶養義務者、
　イ　相対的扶養義務者のうち次に掲げるもの

（ア）現に当該要保護者又はその世帯に属する者を扶養している者。

（イ）過去に当該要保護者又はその世帯に属する者から扶養を受ける等特別の事情があり、かつ、扶養能力があると推計される者。

扶養義務者としての『兄弟姉妹』とは、父母の一方のみを同じくするものを含む。」とされており、扶養義務者には扶養能力調査を実施する。

扶養能力調査は、「把握された扶養義務者について、その職業、収入等につき要保護者その他により聴取する等の方法により、扶養の可能性を調査すること。なお、調査にあたっては、金銭的な扶養の可能性のほか、被保護者に対する定期的な訪問・架電、書簡のやりとり、一時的な子どもの預かり等の可能性についても確認する」(6)としている。

このように生活保護制度では必要に応じて調査を実施し、絶対的扶養義務者または相対的扶養義務者に対し、可能な範囲での支援を求めつつ関係性の継続を促していく。

［2］ 未成年の養育に伴う親権と監護権

親権とは、未成年の子どもを監護・養育したり、その財産の管理やその子どもの代理人として法律行為をしたりする権利や義務の全体を指す。現在の日本の法制度では、両親が結婚している間は父母が協同で親権を行使することになっている(7)。離婚の際に未成年の子どもがいる場合には、父母の合意で親権者を定めることができる。離婚後の親権者の変更は、必ず家庭裁判所の調停・審判によって行う必要がある。

親権者の変更は、子どもの健全な成長を助けるようなものである必要があるので、調停手続では、申立人が自分への親権者の変更を希望する事情や現在の親権者の意向、今までの養育状況、双方の経済力や家庭環境等の他、子の福祉の観点から、子どもの年齢、性別、性格、就学の有無、生活環境等に関して事情を聴取し、必要に応じて資料等を提出してもらうなどして事情をよく把握し、子どもの意向をも尊重した取決めができるように、話合いが進められる。

なお、話合いがまとまらず調停が不成立になった場合には自動的に審判手続が開始され、裁判官が、一切の事情を考慮して、審判を行う(8)。

離婚した夫婦の間や別居中の夫婦の間で、どちらが子どもを監護するかを決めたい場合には、父と母の協議により子の監護者を定めることができる。たとえば、親権者を定めて離婚したとしても、親権者が常に適任者とは限らないので、実質的な子の保護をはかるために、親権者とは別に監護者を定めることがある(9)。

［3］成年後見制度の活用

　2018（平成30）年の合計特殊出生率をみると、1.42であり少子化は社会保障制度を揺るがす大きな課題となっている。多様な価値観の中で2040年をピークに急激な人口減になるという推計もあり、単身世帯の高齢者や身寄りのない人の増加、認知症になった人の増加が予測される。このような状況を踏まえ、社会で支える仕組みとして成年後見制度がある。

　成年後見制度とは、認知症、知的障害、精神障害などにより物事を判断する能力が十分でない方について、本人の権利を守る援助者（「成年後見人」等）を選ぶことで、本人を法律的に支援する制度である。成年後見制度には、法定後見制度と任意後見制度の2つがある。本人の判断能力に応じて、「後見」、「保佐」、「補助」の3つの類型がある[10]。

　法定後見制度は、家庭裁判所に審判の申立てを行い、家庭裁判所によって、援助者として成年後見人等（成年後見人・保佐人・補助人）が選ばれる制度である。障害者福祉サービス利用等の観点から、成年後見制度の利用が有効と認められる知的障害者または精神障害者に対し、成年後見制度の利用を支援することにより、これらの障がい者の権利擁護を図ることを目的とする成年後見制度利用支援事業がある。2012年度から市町村地域生活支援事業の必須事業となった。事業内容は、成年後見制度の利用に要する費用のうち、成年後見制度の申立てに要する経費（登記手数料、鑑定費用等）及び後見人等の報酬等の全部または一部を補助する[11]。

　このように家族支援を行う際は、クライエントの状況に応じて福祉事務所や司法領域を含む他機関と連携を図りながら支援を行う。

C.家族機能とソーシャルワーク

　家族支援では、家族構成および生育歴、現在の家族の状況など個人情報に触れながらソーシャルワークを展開するため、個人情報の取扱いに留意し慎重に介入することが求められる。

［1］家族の機能と家族福祉

　家族の機能は、「社会の統合や維持に対して、あるいは、個人の欲求の充足に対して、家族という集団が果たす貢献のことを意味する。オグバーンによれば、近代以前の家族は、経済・地位付与・教育・保護・宗教・娯楽・愛情の7つの機能を果たしていたが、産業化が進むと、愛情以外の6つの機能が衰弱したとする。このような主張を「機能縮小説」とよぶ。マードックは、性・経済・生殖・教育の4つの機能を家族の本源的機能と考

成年後見人等の選任
成年後見人等には、本人の親族がなる場合もある。また、本人の事情に応じて、家庭裁判所が選任する専門職後見人と、専門職以外の市民後見人があり、法律・福祉の専門家その他の第三者や、福祉関係の公益法人その他の法人が選ばれる場合がある。成年後見人等を複数選ぶことも可能である。また、成年後見人等を監督する成年後見監督人などが選ばれることもある。

市民後見人
最高裁判所では、市民後見人を、「弁護士、司法書士、社会福祉士、税理士、行政書士及び精神保健福祉士以外の自然人のうち、本人と親族関係（6親等内の血族、配偶者、3親等内の姻族）及び交友関係がなく、社会貢献のため、地方自治体等が行う後見人養成講座などにより成年後見制度に関する一定の知識や技術・態度を身に付けた上、他人の成年後見人等になることを希望している者を選任した場合」と定義している[12]。

家庭裁判所に審判の申立て
裁判所に申立てができる人は、本人、配偶者、4親等内の親族、成年後見人等、任意後見人、成年後見監督人等、市区町村長、検察官である。

オグバーン
Ogburn, W. F.

マードック
Murdock, G. P.

155

え、これらの機能を果たす最小の単位が核家族であるとした。マードック
の立場は「核家族普遍説」とよばれる。パーソンズは、近代社会における
夫婦家族の主な機能を、「子どもの一次的社会化」と「成人のパーソナリ
ティの安定（緊張の解消）」の２つの機能だとした。パーソンズは、近代
社会においては家族の本来的機能が明確化し、家族機能が純化したと捉え
た。このパーソンズの説を「機能純化説」と呼ぶことがある[13]。

　家族を対象とする福祉は、家族を構成する家族集団あるいはその構成員
を援助し、家族関係・家族機能・家族生活の維持、安定を図る社会福祉の
一分野である。多くの社会福祉サービス体系が高齢者分野、障害者分野、
児童分野等、種別ニーズに基づいて提供されるのに対して、対象者ごとで
はなく、包括的に全体としての家族を焦点化し、統合的な支援を実践す
る。また、家族福祉では、ジェンダー問題（女性が担うシャドーワークと
しての家族内役割）を内包している[14]ことが特徴といえる。

[2] ソーシャルワークモデルや理論の活用

ソーシャルワーク専門職
のグローバル定義（2014
年）
社会福祉専門職団体協議
会国際委員会と日本福祉
教育学校連盟による日本
語定訳。

　ソーシャルワーク専門職のグローバル定義（2014年）には、「ソーシャ
ルワークは、社会変革と社会開発、社会的結束、および人々のエンパワメ
ントと解放を促進する、実践に基づいた専門職であり学問である。社会正
義、人権、集団的責任、および多様性尊重の諸原理は、ソーシャルワーク
の中核をなす。ソーシャルワークの理論、社会科学、人文学および地域・
民族固有の知を基盤として、ソーシャルワークは、生活課題に取り組みウ
ェルビーイングを高めるよう、人々やさまざまな構造に働きかける。この
定義は、各国および世界の各地域で展開してもよい。」としている。ま

リッチモンド
Richmond, Mary E.

バイオ・サイコ・ソーシ
ャルモデル
バイオ・サイコ・ソーシ
ャルモデルでは、
①バイオ（bio）：健康状
態や ADL、IADL の状
況、能力などが含まれ
る。
②サイコ（psycho）：心
理状態や意欲、意思の強
さ、嗜好、生活やサービ
スに関する満足度などが
含まれる。
③ソーシャル（social）：
家族や親族との関係、近
隣関係、友人関係、住環
境や就労状況、収入の状
況、利用可能な社会資源
などが含まれる。

た、リッチモンドはソーシャル・ケース・ワークについて、「人間と社会
環境との間を個別的に、意識的に調整することを通してパーソナリティを
発達させる諸過程から成り立っている[15]」と定義している（1922年）。

　ソーシャルワーク実践では、理論やソーシャルワークモデル等を活用し
ソーシャルワークを展開する。たとえば、バイオ・サイコ・ソーシャルモ
デルでは、クライエントの①バイオ（bio）、②サイコ（psycho）、③ソー
シャル（social）に関する状況や環境を把握する必要がある。環境には、
①クライエントの環境、②社会環境、③ソーシャルワーカーの所属する機
関の機能（責任・権限等）の情報が含まれる。人と環境は、相互に影響し
合い複合的に作用し、困難な状況等の現象をもたらしていると捉える。そ
のため相談援助では、困難な状況を改善するために、人と環境の相互作用
に介入し、状況改善を働きかける。

　また、これらの状況を把握し、①制度に基づくフォーマル・サービスの

利用やインフォーマル・サービスの活用、②人間関係の調整、③在宅または施設等の入退所支援などを実施する[16]。

　ソーシャルワーク実践では、社会資源開発やソーシャルアクション等の社会改良的働きかけが求められる。また、課題解決だけではなく、クライエントが、その人らしく、幸せを感じられるような生活が実現できるように支援する。ここで大切なのは、クライエントがどのような状況下に置かれていても、社会の中で孤立することなく社会の一員として包摂され、社会的役割を実感できるようなかかわりが求められる。クライエントが「社会参加」の機会を得られるように人と環境に働きかけ、情報の提供や社会資源活用のための調整を行い、生活の質の向上につながる支援を実施する。

　ただし、クライエントへの過剰なかかわりや支援はその能力を奪ってしまう可能性もあり、クライエントのストレングスに働きかけ、意欲を高め、エンパワメントできるようなかかわりが求められる。

　ソーシャルワーカーは、クライエントの能力を見極める力を養い、適切な支援を行うために、常に知識、技術、価値等について自己研鑽することが求められる。事例への対応を振り返り、スーパービジョンを行うことも有効である。

注)
(1)　J. A. L. シング著／中野善達・清水知子訳『野生児の記録1 狼に育てられた子―カマラとアマラの養育日記』福村出版，1977，pp.33–34.
(2)　樋口恵子『人生100年時代への船出』ミネルヴァ書房，2013，p.80.
(3)　神谷美恵子『生きがいについて』みすず書房，1980，p.94.
(4)　前掲書（3），pp.33–34.
(5)　野崎和義監修／ミネルヴァ書房編集部編『ミネルヴァ社会福祉六法2019』ミネルヴァ書房，2019.
(6)　『生活保護手帳2018』中央法規出版，2018，pp.253–255.
(7)　野沢慎司編『ステップファミリーのきほんをまなぶ―離婚・再婚と子どもたち』金剛出版，2018，p.158.
(8)　裁判所ウェブサイト「親権者変更調停」
　　 http://www.courts.go.jp/saiban/syurui_kazi/kazi_07_10/index.html
　　 （2019年8月15日取得）.
(9)　裁判所ウェブサイト「子の監護者の指定調停」
　　 http://www.courts.go.jp/saiban/syurui_kazi/kazi_07_21/index.html
　　 （2019年8月15日取得）.
(10)　東京家庭裁判所東京家庭裁判所立川支部「成年後見申立ての手引―東京家庭裁判所に申立てをする方のために」
　　 http://www.courts.go.jp/tokyo-f/vcms_lf/140528seinenkokenmousitate-no-tebiki.pdf（2019年8月30日取得）.
(11)　厚生労働省「成年後見制度の概要」
　　 https://www.mhlw.go.jp/file/06-Seisakujouhou-12600000-Seisakutoukatsukan/

0000100568.pdf（2019 年 8 月 16 日取得）．

(12) 永野叙子・小澤温「市民後見人の後見活動の現状と課題─終末期活動を取り上げて」『日本認知症ケア学会誌』18（2），2019，p.545.

(13) 中山慎吾「家族の機能（家族機能）」九州社会福祉研究会編『21 世紀の現代社会福祉用語辞典』第 2 版，学分社，2019，pp.78-79.

(14) 天羽浩一「家族福祉」九州社会福祉研究会編『21 世紀の現代社会福祉用語辞典』第 2 版，学分社，2019，p.79.

(15) Richmond, M. E. 著／小松源助訳『ソーシャル・ケース・ワークとは何か』中央法規出版，1991，p.57.

(16) 日本社会福祉士養成校協会演習教育委員会「バイオ・サイコ・ソーシャルモデルについて」『相談援助演習のための教育ガイドライン』日本社会福祉士養成校協会，2014，pp.9-10.

演習問題

①里親制度や、ハーグ条約について調べてみよう。

②ひとり親家庭のストレングスと生活困難について話し合い、どのような支援ができるか考えてみよう。

③8050 問題について調べ、生活課題と支援について考えてみよう。

7. 家庭内暴力と家族療法的アプローチ

A.「全体としての家族」を考えるシステム理論

［1］ 暴力を振るう夫と恐怖におびえる家族の事例
―アルコール依存と医師に診断された事例から―

　顔を腫らしたA子が相談室に来談した。A子によると、「夫が自分に暴力を振るうのでとても怖い、どうしたらよいのか」という相談であった。酒を飲まないときにはとてもよい人であるが、いったん飲むと徐々に荒れてきて……、とお酒を要求してくる様がリアルに語られた。子どももいるので、子どもが巻き添えになると困ると訴えた。しかしながら、A子本人が話している内容ほど、表情も言葉も困っている様子が感じられなかった。しかも、「お酒を飲んでいないときにはよい人なのですが」、とアンビバレントな感情を示した。そして、子どもに暴力がおよばなければよいが、としきりに心配した。一度訪ねた保健所の酒害相談で保健師からも「暴力からは逃げること」と言われているが、自分がいないと食事をつくる人がいなくなり、夫のことが心配である旨が話された。2回目のセッションでも3回目のセッションでも同様のことが繰り返され、援助者側からのアドバイスも聞き入れられない様子であった。そこでまず、アルコール問題の認識を深めてもらうために、アルコール問題のプログラムの受講と相談援助をセットにして行うことにした。

［2］ セッションの経過と対応構造

（1）最初の否認期

　A子は、ビデオや講習会の話を聞いても最初のうちは「私の問題ではない」と他人事のように否認していたが、相談援助とプログラム活動が進むにつれ、徐々に夫の問題だけではなく、自分自身の問題にも気づき始め、家族の問題を語るようになっていった。こうしたケースでは、一般に家族に問題があることを否認することが多く、周囲からの援助を拒否する場合も少なくない。

　ところがこのケースでは、ソーシャルワーカーとの信頼関係が構築でき、適切な援助活動が浸透していくにしたがって、徐々に自身の問題に気づくようになり、これまでの夫へのかかわり方や家族成員同士のかかわり

初回面接での注意点
ワーカーが注意しなければならないのは、相談で語られるIP（Identified Patient：問題とされている人）の問題が重大であればあるほど、ワーカー本人がIPをラベリングしたり、来談者の肩を持ったりしがちになることである。これは、限られた情報の中で問題の解明を急ぐからである。直線的な因果律による原因－結果による問題の解明の仕方は、わかりやすいという利点があるものの、その他の可能性を排除してしまうという危険性がいつもつきまとう。

アンビバレント ambivalent
両面価値を持つこと。ジレンマに陥った状態やいわゆる板ばさみ状態が、この状態に近い。

アルコール問題のプログラム
プログラムを受けることによって、アルコール関連問題の深刻さを、自分の家庭、そして自分自身の問題としてより具体的に把握できるようになる。アルコール依存症とは何か、という基本的なことから、アルコール依存症者の配偶者の問題まで、さまざまな問題の理解を深めるプログラムが各種ある。

159

AA（アルコホリクス・
アノニマス）：
Alchoholics Anonimous
アメリカで始まったアル
コール依存症者の自助グ
ループ（セルフヘルプグ
ループ）。

ジェノグラム
genogram
一般にジェノグラム（家
族関係図）は、家族全員
の話をまとめて作成され
るが、症状が落ち着いて
いないアルコール依存症
の当事者がいる場合、飲
酒行動が続いていたり現
に飲酒しているケースが
多いため、家族全員が同
時参加するセッションは
難しい。そのため当事者
の配偶者や子どもによっ
てまとめられることもし
ばしばある。最終的に本
人がセッションに加わっ
た場合にジェノグラムを
完成することができる。
ジェノグラムの上で、家
族成員の誕生、死亡、成
功や病気などの過去の出
来事、今まで語られなか
ったことや秘密事項など
が明らかになってくるこ
とも珍しくない。ジェノ
グラムを作成する上で
は、まずは現在の家族
（IPを含む）を描き、
続いて夫婦それぞれの父
親・母親を含めた家族を
描いていく。また、家族
にとって重要な人物は、
血縁がなくても描く。

のパターンから脱しようと試みるが、これまで培われてきた機能不全シス
テムは本人が考えている以上に硬直化し頑なものとなっているため、なか
なか脱し切れなかった。そこで、家族の間において、どのような行動パ
ターンが存在しているかを見直してみることにした。当事者である夫は、
自身にアルコール問題があるとは認識していないので、自分のアルコール
問題に目を向けていくことはもちろんしない。わずかに関心を示したとし
ても、たとえば断酒会やAA（アルコホリクス・アノニマス）などの活動
にでもつなげられない限り、自分自身の問題としてきっちりと理解するこ
とは難しいのである（自助グループなどにつなげることができたとして
も、飲酒行動は嗜癖の問題でもあるため、問題解決が困難であり続けるこ
とに変わりはない）。

(2) ジェノグラムを使用した相互の認識

　ジェノグラムを使用し、これまで語られてきた家族のことと、Ａ子の
父母がいかなる家族システムを形成したのかということも、プログラムと
同時に考えることにした。ジェノグラムで具体的な状況を知るために、家
族情報も聞いていった。

　まずは、IPである夫を中心とした家族の現状を聞いていった。そこで
わかったことは以下の通りである。①Ａ子が夫と結婚したのは、何となく
頼りなく、Ａ子自身が守ってあげなければと思ったからであった。②
夫は仕事をしていたが、ストレスの多い仕事であった。③夫は自分勝手な
行動が多く、Ａ子の言うことを聞き入れないタイプであった。

　次に、Ａ子の親のことを聞いていった。そこで語られたことの要旨は
以下の通りである。①父親のことが好きではなかった―その理由として、
Ａ子が幼い頃から、飲酒行動がはなはだしく、母親が苦労していたこと
などが語られた。②いつも母親が父親の悪口をこぼしており、とても嫌悪
感が強かった。こうしてＡ子自身の辛い体験が語られるようになってい
った。そのため絶対酒乱でない相手と結婚しようと思ったが、結果として
酒乱の夫と結婚したことに絶望していることなどが語られた。これらをも
とに、Ａ子自身の会話のパターンの特徴を検証していった。語られた内
容に関して、いつものパターンになっている情景を語ってもらった。そこ
には以下のようなシナリオがあった。

　①夫は、1人でビールを飲みながら、徐々に酔う。いつもはおとなしい
が飲むと、大きな声をあげる。②Ａ子が「近所迷惑だから」というと、
「うるさい」と怒鳴り、またビールを飲み干す。空になるとまた大声で、
「もっと持ってこい、もうビールがないぞ」と喚く。Ａ子は、「もうあり
ません」と嘯（うそぶ）くが、夫も「ないなら外で買って来い」とすぐに反応。こち

らも意地になって「もう遅いから酒屋は開いてません」と即答する。③ここまでの会話の中でA子がいつも想起することは、そろそろ夫が荒れて、自分に対して攻撃してくるであろうという予測である。その現実を予期しながら、夫に対しては、「ありません」とぎりぎりまで一辺倒に対処する。なるべくひどい暴力にならないように、と願いながら……。④その願いも虚しく、夫の暴力が始まる。予想をはるかに超えた場合、本当に殺されてしまうかもしれない、これ以上殴られたら自分は危ない、と危機状況を察知し、その危機に対処するために、前もって冷蔵庫に冷やしてあったビールを、足を引きずりながらも夫の前に差し出すというシナリオである。⑤夫は無表情で、自分の正当性をA子に浴びせかけるように、「最初から出していればこんなことにならずに済んだんだ」と持ってきたビールを開け、何もなかったかのようにビールを飲みだす。このときA子が思うのは、今日もまた悲劇の幕がようやく下りた。いつになったら終わるのか、何もわからない状況で、何も考えたくない日々を感じるのである。

　A子によって語られた主な内容である。

　これを受けて援助者側は、A子に次のようなことを提示してみた。

①夫の暴力から逃げること

②夫とのゲームに気づき、かかわらないようにすること

③夫にさまざまな“底つき”を経験させること

④悪い予測や問題を維持させようとしないようにすること

　これらを示して、今後家族のありようをその都度見極め、変容させていくよう、お互い努力していくことを確認した。

B. 回復経過と問題の明確化

[1] 家族みんなそろって相談室を訪れる時期

　A子の夫への対応が変わると、家族のありよう全体にも何らかの変化が生じてくる。たとえば、A子は夫の母親役をやめ、飲んでいる夫にはかかわらないようにする。しかも夫に極力反応しないようにする。それを受けて夫もいつもの調子ではなくなる。そこで、A子が夫を断酒会や回復のための相談に誘う。細かい経緯はわからないままに、夫も相談の場に足を向けるようになる。断酒会やAAなどに参加しながら、自己理解を深めてセッションに臨むことも重要な課題である。A子も自身の所属するグループなどに参加することを通して自己理解が深まっていく。子どももセッションに加わることになり、家族療法的セッションがスタートした。

　ここでは、会話の中に生起するさまざまな刺激やしがらみに対して、家

家族療法的セッション
ここで注意しなければならないことは、家族で一番変えたいことは何なのかを明確にすることである。身近で小さなことでもよい。家族が一丸になれる目標を設定することが大切である。今まで解決できなかったことにも1つずつ目を向け振り返ることにもなるが、それが新たな経験へとつながることも少なくないのである。

族成員のそれぞれがどのような反応を見せるかに注目する。そして、それぞれが問題に巻き込まれている状況などを分析し、それぞれの意見の食い違いを明確化するとともに、家族成員自身が作り出している悪循環に気づけるようにする。ここでのポイントは、今までの家族関係形成のパターンへの認識を深めることにある。飲まないときは、A子が夫の世話をすべて請け負う（母親のように接する）→子どもはA子を、父親と母親の両方の役割を担っている者とみなし、相応にかかわってくる→夫は酒を飲んでいるとき、ますます駄々をこねる子どもになる→A子はより一層母親役を買い、いやいやながらも夫の世話をする→子どもは、一部始終を目撃し、2人で怒りまくる場にいたくないと考える。このような経過の中で、家族不全の状況が見えてくる。

[2] 健全家族を迎える時期

この頃には、話し合いも十分に行われ、アルコール依存症の問題と健全家族への課題の2本立てで、さまざまな取組みが実施される。夫は断酒会やAAに通い、A子と子どもは自助グループに通う。たとえすべての問題が解決しなくても、一人ひとりにかかわる家族パターンの問題が消失し、他方で家族の目標が具現化し、A子の家族も少しずつ変容し始め、新しい家族が創造されていくのである。アルコール依存症の当事者のみ、あるいはそこを中心としたかかわりだけではなく、家族の成員のそれぞれがいかに健全家族を形成していくのか、このことが焦点となっていく。ここまでくると、終結を迎える時期もまもなくとなることが多い。

参考文献　●平木典子『家族との心理臨床─初心者のために』シリーズ「心理臨床セミナー」2，垣内出版，2003.
　●中釜洋子『いま家族援助が求められるとき─家族への支援・家族との問題解決』シリーズ「心理臨床セミナー」5，垣内出版，2001.
　●日本家族研究・家族療法学会編『臨床家のための家族療法リソースブック─総説と文献105』金剛出版，2003.
　●百武正嗣『家族連鎖のセラピー─ゲシュタルト療法の視点から』春秋社，2012.

演習問題

家族関係のパターンを変えるためにはどのようなリフレーミング（枠組みやパターンを変える営み）があるか。悪循環の家族関係パターンを例示し、リフレーミングの練習をしてみよう。

8. 世代間のかかわり

世代間交流による地域の ネットワークづくり

事例

A. 事例の概要

　ここで取り扱う事例は、デイサービスセンターを利用する高齢者が世代をこえて子どもとかかわることにより、自らの主体性を取り戻していき、その支援過程を通して、高齢者、子どものみならず、親世代を含めた地域のネットワークを形成していく活動を示した事例である。

> デイサービスセンター
> 高齢者に対する入浴や食事の提供、生活などに関する相談・助言、その他の日常生活の世話、機能訓練を行うサービス機関。「通所介護」「日帰り介護」ともいう。

B. 世代間交流の意義

　近年、少子高齢化問題を背景に、社会福祉の場において「世代間交流」の取組みが数多く実践され始めている。

　汐見は、かつて地域社会には住民が交流する場があったが、経済的競争優先主義の中で衰退したと指摘し、「いろいろな人とふれ合うことにより様々な『異文化』を知り、相手に応じて適切な対応を取ることを学び、生きていくうえで最も大切な社会性を身に着けることができる。」と述べ、世代間交流の意義について、子どもたちに『異文化』と接する機会を与えるものとして、実践的で重要な意味を持つとしている[1]。

C. 支援までの経過

[1] 問題の発見

　Aさん（女性、83歳）は、公営住宅に１人で暮らしている。心臓が弱く、足も悪いため入浴や外出が難しく、週３回デイサービスセンターを利用している。高齢者同士ではあまり積極的に交流を持とうとせず、デイサービスセンターの利用も「入浴のため」と本人は言い、一日中折り紙をして過ごしていた。しかし、折り紙も、積極的に取り組んでいるわけではなく、「こんなことしかすることがない」とグチをこぼしていた。手先はとても器用で、本を読んで新しい折り方を学んでは職員に披露していた。

[2] 支援プログラム作成

　Aさんがデイサービスセンターで充実した時間を過ごせるように、ソ

ケアワーカー
要援護者へのケアサービ
スを主として担う専門職
をいう。

児童館
児童福祉法に基づく児童
福祉施設である児童厚生
施設の一種。
➡ p.142 参照

ーシャルワーカー、ケアワーカーが支援プログラムの作成に取りかかっ
た。協議の結果、以下の支援目標を策定した。
①通所介護において主体的に活動できるプログラムを提供する。
②現在持っている知識、技術を最大限生かす。
③個人の社会的関係を広げていく。
　これらを念頭に置き、デイサービスセンターに併設する児童館を利用す
る子どもとの世代間交流プログラムを計画し、Aさんが得意とする折り
紙の技術を子どもたちに教えてもらうことにした。世代間交流プログラム
の計画・実施においては、単発・イベント的な世代間交流の取組みになら
ないよう、特定の子どもとの継続的な関係づくりを重視した。

D. プログラムの実行

［1］世代間交流プログラムの実際

　ソーシャルワーカーが児童館に協力を要請し、児童館利用の小学校5年
生の女児が、夏休みを利用して世代間交流プログラムに参加することにな
った。Aさんは交流の中で、女児にさまざまな折り紙を教えてくれた。
また、女児と一緒に食事や歓談もし、Aさんはデイサービスセンターの
利用時間を楽しむように変化してきた。
　女児の活動記録の中には、「Aさんに折り紙の蝶の折り方を教えてもら
った。難しかったけど、キレイにできて嬉しかった。Aさんが『また折
ろうね』と言ってくれたから、次も楽しみです」と、Aさんとの交流を
楽しみ、継続させていくことへの願いが表れていた。
　夏休み最後の交流の際には、女児は蝶の折り紙を折ってきた。そして、
Aさんに感謝のプレゼントとして手渡していた。

［2］世代間交流プログラム終了後の展開

　夏休みの世代間交流プログラムが終了しても、世代間交流により生まれ
たAさんと女児との関係は継続して展開していった。夏休みの世代間交
流プログラムが終わった数日後、Aさんはデイサービスセンターに袋に
いっぱいの折り紙を持ってきて、「この前の女児にあげてちょうだい」と
ソーシャルワーカーに手渡した。ソーシャルワーカーは児童館職員を通じ
て、女児にその折り紙を届けることにした。
　すると、今度は女児が保護者と一緒に来所し、Aさんにお礼の手紙を
手渡して感謝を伝えていた。また、保護者も「子どもが世代間交流の活動
に参加したことで地域福祉活動への関心が高まった」と話していた。

E. 評価

　世代間交流プログラムの後、Ａさんは「子どもを育てるという、役割意識が自分の中に芽生えてきた」と話していた。Ａさんが時間つぶしのようにしていた折り紙が、子どもにとっては学びの教材となったのである。それが、折り紙のプレゼントの交換というＡさんの主体的な行動につながったのは、何よりも特定の子どもとの継続的な交流によるものだと考えられる。

　また、Ａさんと女児の関係は世代間交流プログラムという限定された時間と空間の中だけで完結することなく、保護者をも含んだ展開の広がりをみせた。これは、ソーシャルワーカー、ケアワーカー、児童館職員が、Ａさんへの支援という目標のもとに連携し、Ａさんへの世代間交流プログラムによる直接的支援のみで終わることなく、さらに保護者へとつないでいくコミュニティワーカーとしての役割を積極的に果たした結果である。

　今後は、ソーシャルワーカーが利用者への直接的な支援だけでなく、地域社会におけるコミュニティワーカーの役割を果たし、Ａさんの社会的関係をさらに広げていき、生活を支える地域のネットワークの形成の一助となっていくことが望まれる。

> コミュニティワーカー
> 地域社会の中で、各種のソーシャルワーカー、ケアワーカー、民生委員など地域福祉の一翼を担うという自覚をもって活動する人びとを総称している。

注）
(1)　草野篤子・柿沼幸雄・金田利子・藤原佳典・間野百子編『世代間交流学の創造―無縁社会から多世代間交流型社会実現のために』あけび書房，2010.

参考文献
●草野篤子・柿沼幸雄・金田利子・藤原佳典・間野百子編『世代間交流学の創造―無縁社会から多世代間交流型社会実現のために』あけび書房，2010.
●広井良典『「老人と子ども」統合ケア―新しい高齢者ケアの姿を求めて』中央法規出版，2000.

演習問題

①高齢者にとって、子どもとかかわることの意義を考えてみよう。

②子どもにとって、高齢者とかかわることの意義を考えてみよう。

③高齢者と子どもの世代間交流プログラムを考案してみよう。

④世代間交流プログラムに取り組むことが、地域住民のつながりづくりに、どのように活かせるのか考えてみよう。

9. ホームレス・低所得者の相談援助

A. 事例—ホームレス・低所得における生活課題

［1］事例紹介

　Ｆさん、50歳、男性。勤めていた運搬会社を解雇された。種々の免許を取得しており、すぐに仕事は見つかるものと考えていた。しかし、仕事が見つからないまま、失業保険の支給期間は終了、所持金も底をついた。真面目に求職活動しても仕事が決まらないことで精神的にも疲弊していく。一度、福祉事務所に相談に行ったが口下手でうまく説明できず、惨めな経験をしたとの思いが強い。やがてアパートの家賃を6ヵ月以上滞納し、家主と顔を合わせるのが辛くなり、逃げるように路上生活を始める。最近、体調を崩し、食事もほとんど摂れない日が続く。頼れる親戚・知人はいない。10年前に離婚した元妻との間に高校生になる娘がいるが、離婚後連絡をとっていない。金融機関からの借金が約60万円ある。

［2］経過

　路上生活に限界を感じはじめたＦさんは、炊き出しのときにもらったチラシにあるNPO法人を訪問する。相談を受けた社会福祉士は、Ｆ氏がすでに要保護状態にあると判断し、保護を受けながら生活環境を整えて求職活動を続ける方法について助言する。その後、福祉事務所への相談に社会福祉士が同行訪問し、保護申請に至った。衰弱していたため、病院に入院となり、退院後は生活保護を受給しながらのアパート暮らしとなる。

　アパート探しや適宜の日用品や食料提供は、Ｂボランティア団体からの支援を受けた。求職活動には、Ｃ民間団体から、履歴書、スーツの支給を受けた。生活保護受給中は求職活動の傍ら、Ｃ民間団体が生活困窮者等を対象に週1回開催しているサロンを訪れ、スタッフに近況報告するとともに、他の参加者と軽作業やお茶を飲みながら過ごした。

　Ｆ氏「最初は、まだ働ける歳なのに、生活保護なんかもらえるかと抵抗があった。実際は生活保護を受けることで精神的にも落ち着けた」「求職活動がうまくいかず、辛くてさみしい思いをしても、ここ（サロン）にきて人と話すことで気持ちが和らいだ」「娘には顔を上げて会いたい、だから仕事に就きたい」と求職活動を続け、運送会社への再就職を果たした。

ホームレス
路上生活者、野宿生活者、住所不定者などの総称。ホームレスの自立の支援等に関する特別措置法では「都市公園、河川、道路、駅舎その他の施設を故なく起居とし、日常生活を営んでいる者」と定義されている。

B. 相談援助の視点

[1] 貧困問題を自助努力に委ねない

　低所得者やホームレスの人たちは、その状態に至る過程において社会的排除の状態や社会的孤立の状態に置かれ、自助努力だけでは社会資源にうまく結びつかないといった場合が少なくない。

　もし、ホームレス状態によって住民登録を抹消されれば、さまざまな権利の行使に不都合が生じる。貧困問題を抱える人は、住居問題、就労問題、保健医療の問題、コミュニティの問題、家族関係の問題、教育問題、借金問題などの多種多様な問題が複雑に絡み合い、自己の解決能力ではどうすることもできない状況に陥っていることが多い。

[2] 個別性を尊重したソーシャルワーク

　ケースワークの原則に「個別化の原則」があるように、利用者には個々の人生の中で構築されたライフスタイルがある。支援が一方的とならないように注意する必要がある。

　また、「自己決定の尊重」は本人が言ったことをそのまま尊重するということではない。一時的な感情や不安、情報不足からの言動が当事者の不利益になる恐れがないか、専門的視点から分析する必要がある。利用者の中には自分のニーズを上手く表現できなかったり、プライベートな質問内容やサービス利用に伴う多くの手続きを煩わしく感じたり、さらには疎遠となっている家族、親戚などに連絡がいくことへの戸惑いなどから、相談を中断してしまうことも少なくない。また、スティグマや相談機関などへの不信感から相談に行くこと自体に拒否的な態度をとることもある。

　さらに地方都市においては、社会資源が豊富にあるわけではない。だからといって形式的にサービスを当てはめていくのではなく、ソーシャルワークにおけるアプローチ方法に、専門性を見出さなければならない。

[3] 制度の目的に沿った活用

　低所得やホームレスの問題は、単に経済的支援をすれば解決できる単純なものではない。問題に直面する人びとは多くの生活課題を抱えていることが多い。課題解決にはその状態に陥る過程においてアプローチすることが有益となる。

　2013（平成25）年には生活困窮者自立支援法が成立した。本法では自立相談支援事業と住宅確保給付金の支給が必須事業として位置づけられている。これにより、生活保護に陥る前の過程でアプローチする仕組みが法

低所得
生活保護基準の前後の所得を指す場合が多い。貧困の要因ではあるが同義語ではない。所得が同じでも、家族構成や年齢、物価によって生活状態は異なる。

社会的排除
ソーシャル・エクスクルージョン（social exclusion）。経済的な視点ではなく、社会関係の視点から貧困に至る過程を重視し、貧困概念よりも時間的な広がりをみせるものとなっている。

スティグマ
一般には、烙印、汚点、汚名、恥辱といったネガティブな意味として用いられている。たとえば、ホームレス状態や低所得であることや生活困窮によって生活保護を受けることが恥ずかしいことと感じたり、世間から被差別的な属性として軽視されたりすること。

生活困窮者
生活困窮者自立支援法において「生活困窮者」とは、就労の状況、心身の状況、地域社会との関係性その他の事情により、現に経済的に困窮し、最低限度の生活を維持することができなくなるおそれのある者をいう。

的に整備されたといえよう。ソーシャルワーカーは要保護者に生活保護を受給させないための制度とならないように留意しなければならない。

［4］地域福祉の視点で自立支援

　低所得者やホームレスの人たちは、コミュニティとの関係が希薄化していることが少なくない。

　また、低所得者やホームレスの人たちに対してネガティブなイメージをもっている市民もみられる。若者によるホームレス襲撃事件も後を絶たない。市民による偏見・差別意識は彼らの安寧な生活を脅かすだけでなく、貧困状態から脱却し、新たに地域生活を始める上での弊害となる。地域住民に対するホームレス等への人権擁護に関する啓発活動も重要といえる。

　現在、生活保護受給者を中心に実施されている自立支援プログラムにおける自立支援とは単に就労による経済的自立を図ることのみを目的とする政策ではない。生活保護などの公的支援を受けながら、地域社会とのつながりの中で人間らしい健康で文化的な生活を維持していくといった、「支援を受けながらの自立」というものも念頭においた取り組みが必要である。

自立支援プログラム
生活保護の実施機関が被保護者のおかれている状況について類型化を図り、経済的給付だけでなく、自立支援のための具体的支援を組織的に実施するもの。

［5］多職種連携と官民協働

　低所得者やホームレスの人たちの支援は社会との関係性を含んだ多種多様な課題、問題が絡んでいる。よって、単に経済的給付を行うだけで解決できるものではなく、多職種連携、官民協働による支援体制の構築が求められる。中でも、アウトリーチによって、「見えない貧困」を掘り起こし、具体的なサービスにつなげていく民間団体は重要な社会資源といえる。

アウトリーチ
利用者が相談に来るのを待っているのではなく、援助者側からの積極的な介入によって、ニーズを発見し、相談援助の場面につなげていく働きかけのこと。たとえば、ホームレスの人たちのところに相談員が直接出向いていくといった巡回相談などが具体的な方法といえる。

［演習問題］

①健康で文化的な生活のイメージはどのようなものだろう。
②自己解決能力を超える問題とはどんなものかを考えてみよう。
③自立した生活とはどのような状態が考えられるだろう。
④Ｆ氏にはどのような生活課題があるのか整理してみよう。

10. 危機介入アプローチ

A. 理論的構築

危機介入アプローチは個人や家族に対して積極的に働きかけることによって、クライエントが陥っている危機状況を脱することを目的とする。危機とは人びとに避けられない重要な問題に直面したときに、感情的混乱や無力感、不安、抑うつなどを引き起こしたり、通常のように問題に対処したり解決できなくさせている状態のことである。

危機理論は自我理論、ストレス理論、学習理論、システム理論などさまざまな領域からの影響を受けているが、とくにリンデマン、キャプラン、エリクソンらが理論化の基礎を築いたとされている。リンデマンは1944（昭和19）年に「死別による急性の悲嘆状況に陥った場合の反応に関する研究」[1]で、家族や友人など親しい人との突然の死別を経験した人は、急性悲嘆反応という共通した反応と経過をたどり、急性悲嘆反応は約4週間から6週間程度継続することが示されている。キャプランは危機への予防的な介入を検討し、予防を第1次予防「地域社会」、第2次予防「早期発見・早期治療」、第3次予防「リハビリテーション」の3段階に分けて考えている。その中でもキャプランは特に第1次予防「地域社会」の役割を重視している。

危機は人びとが生活をしていく過程での発達的危機や社会変化などによる状況的危機まで幅広くある。そのため分類するのは困難であるが、大別すると予期が可能な発達型危機と予期が困難な状況型危機に分類することができる。荒川は次の**表4-10-1**のように危機の分類を行っている[2]。

B. 社会の中での問題

危機介入に対するソーシャルワークはアメリカで発展し、さまざまな危機理論や実践モデルが構築されてきた。危機理論は、1942年11月にアメリカのボストンで発生した大火災のために、500人近い人びとが亡くなるという事故が、危機理論発生の起源となった。この火災事故で大切な家族や友人を失った人びとに対して、リンデマンらは積極的に援助を行った。そこでは、突然大切な家族や友人を亡くして悲しみを経験している人が悲

危機介入アプローチ
危機に対するソーシャルワーク技法のこと。伝統的ソーシャルワークとは違い、短期間での援助モデルであることが特徴とされている。

リンデマン
Lindeman, Erich
1885 ～ 1953
急性悲嘆反応の5段階のプロセスと悲嘆作業が正常に進むコースについてまとめた。キャプランとともに危機理論を構築したとされている。

キャプラン
Caplan, Gerald

エリクソン
Erikson, Erik Homburger
1902 ～ 1994

表 4-10-1　危機の分類

予期可能な危機 ＝発達型危機	①生物・心理・社会的危機	エリクソンのいう発達的危機で青年期・更年期・老人期などライフステージ移行期における危機
	②地位・役割の変化による危機	発達過程で経験する種類のもので、入学、就職・転職・退職、結婚、転居など
予期困難な危機 ＝状況型危機	①喪失およびそれへの脅威としての危機	死別、入院、離婚、疾病、事故など
	②社会ネットワーク未整備による危機	未熟児・障害児の出産、刑務所からの出所、施設からの退所など
	③自然災害による危機	台風、地震、火災など
	④急激な社会変動による危機	会社や職場の倒産、戦争など

出典）武田建・荒川義子編『臨床ケースワーク　クライエント援助の理論と方法』川島書店，
　　　1986，p. 103（一部改変）。

しみを受容していくためにはどのような援助をすることが必要であり、その後予想できる状況に対してどのように対処していくかという予防についての研究が行われた。その結果、遺族となった人びとが悲しみに悲嘆している急性悲嘆反応は急な死別に伴う自然かつ正常な反応であり、短期の危機介入アプローチにより悲しみを十分に表現することで病的な方向へ落ち込む可能性を予防することが可能であることが明らかとなった。

　1960年代後半になってからアメリカ社会は急激に変動し、人びとの社会生活にさまざまな危機や緊張が発生したために、緊急かつ即効性のあるサービスが必要とされる状況が増大してきた。そのため当時ソーシャルワークの中心的な存在であった伝統的なソーシャルワークよりも、危機介入に対するソーシャルワークとして、危機介入アプローチや短期ケースワーク等が注目されてきたのである。危機介入アプローチは短期間に限られた人材でソーシャルワークの効果をあげることに適していると考えられ、1960年代から1970年代にかけてソーシャルワークのみならず臨床心理、保健・看護、精神保健等の分野で発展し、危機介入アプローチは多くの場面で用いられるようになった(3)。

　日本でも本来の危機のみでなく、人生の途上でのライフイベントや生活上に生じたあらゆる出来事への対処を援助する方法として、適用範囲は広がってきている。そしてそれぞれの専門領域の臨床家によって広く用いられるようになり、その有効性が期待されるようになってきている。

　その中で特に注目されているのが、災害ソーシャルワークである。災害

の発生により被災者は瞬時に危機状態に陥る。日本では阪神・淡路大震災や東日本大震災を機に災害ソーシャルワークへの注目度が高まっている。これらの震災では広範囲の地域で発生し、被害の大きさと深刻さを考えると支援対象は甚大であり、人々の生活を根こそぎ奪う結果となった。災害ソーシャルワークでは災害における人々の生活を災害直後から支援することが求められる。被災者の生活を支援していく役割は平時のソーシャルワークと本質的には変わらないものである。しかし平常時に求められる対象者のニーズと被災者に対するニーズや状況には大きな違いがある[4]。

被災者ニーズは時系列的に変化している。一例を示すと、①被災直後〜１週間：救出・避難、②１週間〜半年：避難所生活、③半年〜数年：仮設住宅生活、④数年〜長期：復興住宅生活・自宅再建などが挙げられる。危機介入アプローチは各時期において必要な取組みが求められる。

また特に東日本大震災やJR西日本福知山線での列車事故、大阪教育大学附属池田小学校児童殺人事件などの児童に対する事件、増加著しい児童虐待、いじめなどによる自殺、障害の受容などに対する危機介入アプローチが数多く実践されており、その成果も数多く報告されてきている。今後危機介入アプローチは伝統的ソーシャルワークとともにその重要性・必要性が高まっていくと思われる。

東日本大震災

C. 解決策・視点

人びとは日常生活を過ごしていく中で、さまざまな危機に直面しているのであるが、多くの場合は自分自身、もしくは家族や友人などの助けを受けながら対処して解決をしている。しかし危機がその対処の限界を超えている場合は、ソーシャルワーカーなどによる専門的援助を受けることが必要となる。危機介入アプローチでは個人や家族が危機に直面して厳しい状況に陥っているクライエントに対して危機の衝撃を緩和し、以前と同じレベルまでクライエントを回復していくことが求められる。

危機介入アプローチは伝統的ソーシャルワークとは違い、短期間での援助モデルであることが特徴であり、危機に陥った状況から通常４週間から長くても６週間程度で終了する援助モデルである。期間が週単位と短いことは、その間に効果的なタイミングの適切な介入が必要であることを意味する。即時の介入が問題状況の長期化を防ぐことになるので、アウトリーチや24時間の相談受け入れ態勢が重要になってくる。

［1］面接の初期段階における留意事項

危機介入アプローチを実施する面接初期に留意すべき点としては次の2点が挙げられる。

(1) 初回面接のタイミング

危機介入アプローチでまず重要なことは、危機状態にあるクライエントが最も援助を必要としているタイミングで援助をすることである。多くの場合は危機に直面してからなるべく迅速に接することが援助の効果が大きい。それは、クライエントは危機状況にあるときは援助を素直に受け入れやすく、危機介入アプローチによる効果が期待できるからである。

援助開始までの期間としてはケースによって違いはあるが、一般的にはクライエントが危機に直面してから数日から1週間以内に援助を開始することが望ましいとされている。

(2) クライエントの緊張と不安の緩和

危機介入アプローチでの初回面接における目的の1つは、クライエントの緊張や不安を緩和することである。伝統的ソーシャルワークでもこの目的は同じであるが、危機介入アプローチでは面接回数が少ないことから、短時間でソーシャルワーカーとクライエントとで信頼関係を形成することが求められる。そのためにソーシャルワーカーの援助能力の高さをクライエントに知ってもらうことが必要となる。いくらソーシャルワーカーの能力が高くても、クライエントがそのことを理解しなければ、短期間で信頼関係を形成することは困難となるからである。

危機介入アプローチと伝統的ソーシャルワークの違い

危機介入アプローチと伝統的ソーシャルワークとの違いとしては、ソーシャルワーカーが受容的なかかわりを中心にするのではなく危機状況に対して積極的にかかわっていくことや専門的な権威をもつこと、非指示的ではなく指示的な援助をすることなどが挙げられる。

［2］危機介入アプローチの基本的姿勢

(1) クライエントの問題解決への参加

クライエントはソーシャルワーカーと一緒に問題解決に参加することが必要である。危機介入アプローチを受けるクライエントは、強い苦痛や不安を抱えていることが一般的に多く、動機づけも高く、問題解決に参加しやすい心理的状況にある。問題解決に積極的に参加することで、危機介入アプローチはさらに高い効果をあげることが可能となる。

(2) 家族や地域との協力関係の形成

危機介入アプローチを受けるクライエントは、医師、保健師、ソーシャルワーカーを中心とした医療・保健・福祉専門家だけに頼るのではなく、

家族、友人、ボランティア、地域住民などとも協力関係を形成し、その協力関係を活用して援助していくことが効果的である。クライエントの生活場面を意識した協力関係、援助関係を形成することで、クライエントが生活する地域社会に落ち着かせることが可能となる。

[3] 臨床的対応

危機介入アプローチにおける臨床的対応として倉石は次の6点をあげている⁽⁵⁾。

(1) 支持

①援助を求めることは弱さではなく、賢明な判断であることを伝える。
②クライエントの健康部分に着目し、健康部分を指示、強化する。
③クライエントに一定の知的説明をする。
④現在の危機状況は一時的な状況であり、今後回復することを保証する。
⑤ソーシャルワーカーといつでもコンタクトがとれることを保証する。

(2) カタルシスを促す

クライエントが内的感情を自由に表出できるように促す。怒りや悲しみの感情が表現できないでいるクライエントには、クライエントの感情を受容し、同様の状態の人びとと共通の感情であることを伝える。さらにクライエントに対して、クライエント自身がその感情を受け入れ、対処しなければならないが、その対処も可能であることも伝える。このようにしてカタルシスを促すことがその後の援助効果を高めることにつながる。

(3) 解釈

現在クライエントに生じている事態のもつ力動的な意味をクライエントに言語化してクライエントに伝える。最初に現在の問題を明確化して伝えるが、あくまで現在の問題に直結した内面に焦点を当て、人格にかかわるような深い問題には援助において必要なときがくるまでは取り上げない。

また「今ここで何をするのか」に焦点を当てた現在を重視した援助を行い、「現在の問題の原因となった過去」を取り上げるのは、直接援助に関係のある限りであり、未来に焦点を当てることが援助中心となる。

(4) 医学的介入

危機状況では、日常生活リズムが混乱する。クライエントが混乱することが通常であることをクライエントに認識させ、医師の指示に基づく調整を行う必要のあることを伝える。

(5) 環境調整

家族や友人、ボランティア、地域住民などのクライエントへの協力者・援助者となりうる人的資源を見出し、できる限りの協力・援助を求める。

カタルシス
心理治療の1つ。主体が無意識の内に抑圧されている、過去の苦痛で、屈辱的な、あるいは恐怖や罪悪感をともなう体験やその表象を、想起しそれを言語化するときに、その体験や表象にまつわりついている感情や葛藤がその言語表現とともに表出される。それによって「たまっていたものが排出」され、心の緊張がほぐれるようになる。

専門家以外の協力者・援助者の存在が好影響となり、急激な援助効果が現れることもある。

(6) 終結

　ソーシャルワーカーはクライエントの危機状況、自我の強さ、現実状況に応じて迅速に援助をするのであるが、終結を明確にすることも必要である。終結は最初の面接で目標設定がされていることが多いが、そのときは目標が達成されたときが終結となる。またはクライエントが危機状況を脱して当面の問題が消失したと判断できるときに終結となる。

　ただ危機介入アプローチでは問題の原因を根本的に解決することが目標ではないため、クライエントが再度危機状況になる可能性はある。そのためクライエントが再度危機状況に陥ったときには、いつでもソーシャルワーカーが訪問しやすいような終結をしておくことが必要である。

D. 方法（事例）

（事例）　危機介入アプローチの実際と援助のポイント

　（1）　A君は現在11歳の男児である。家族構成は父35歳、母32歳と本児の3人家族である。A君の歩行が少し変わっているため、母親が心配して近くの国立病院機構B病院で診断を受けたところ、デュシャンヌ型筋ジストロフィーの疑いがあるとの診断結果を聞いた。確定診断のために国立病院機構C病院で受診をしたが、やはり結果はデュシャンヌ型筋ジストロフィー（以下筋ジスと略す）とのことであった。小児科医師による病気に関するムンテラが行われたが、両親、特に母親の精神不安がかなり大きいため、小児科在籍のソーシャルワーカーによって、危機介入アプローチによるソーシャルワークが実施されることとなった。

　（2）　依頼を受けたソーシャルワーカーは、翌日C病院内心理相談室において母親との面接を実施した。本来は両親との面接が望ましいのであるが、父親は仕事の関係もあるため、しばらく来院は難しいとのことであったため、母親のみとの面接となった。急いで面接を実施したのは、初回面接のタイミングは重要で母親とはなるべく早くに面接を実施することが、その後の援助効果に影響を与えるからである。また筋ジスという病気は遺伝性疾患である可能性が高いため、母親だけの面接をすることも必要と考えられるからである。

　（3）　面接では母親の緊張や不安の軽減を第一に援助をしていくことが必要である。危機介入アプローチでは短期間での効果が求められるため、自己紹介において社会福祉士・臨床心理士の資格を有していること、同じよ

<aside>
筋ジストロフィー
進行性筋ジストロフィーのことで、筋肉が壊死・変性し、筋力がなくなってゆく病気の総称であり、たとえば歩くことなどが困難になっていく症状がある。デュシェンヌ型筋ジストロフィーはもっとも頻度の高い筋ジストロフィーであり、予後も厳しい病気の型である。ほとんどが男児のみに発症する。
デュシェンヌ型筋ジストロフィーの症状は幼児期の起立・歩行障害から始まり、10歳前後で歩くことができなくなり、以前は20歳程度で死亡することが多かったが、最近は医学の進歩により30代、40代まで存命できるようになった。
</aside>

うな事例を多数担当していることなどをあわせて話をした。伝統的ソーシャルワークとは話す内容が異なっているが、短期間で信頼関係を形成するためには専門的権威を母親に伝えることも重要なことである。またソーシャルワーカーは今後の見通しに希望をもっていることを母親に早い段階で伝えておくことも、場合によっては不安の軽減に効果的であると思われる。

（4）次に母親には自由に自分のもっているショック、否定、不安、怒り、悲しみ、とまどいなどの感情を自由に表出してもらえるようにすることが必要である。ここでは受容と共感などバイステックの7原則などの援助技術を用いながら積極的傾聴をすることが基本であるが、それでもなかなか十分に感情の表出が困難な母親に対しては、今母親が感じている気持ちは他の同様の経験をした人も数多く経験したことと共通した一般的な感情であることを伝えていく。そして母親が感じている否定的な感情を意識化して表出してもらうことにより、カタルシスを促すこととなる。今回の事例では、母親は子どもが遺伝性疾患である筋ジスと診断されたショック、その要因は母親であるという何ともいえない感情、今後義母から何を言われるかという心配、病気の治療・訓練方法がまだ分からないことへの不安、そして何よりもA君の寿命が30歳程度であるというショックや悲しみを約2時間程度にわたって涙ながらに話されたが、これらから面接の場がカタルシスの促しとなったと思われる。

（5）母親が自由に表出した感情から当面の問題を明確化することが次の援助の目標となる。明確化をきちんとしないと母親は感情を違う方向にぶつけてしまうことにつながりかねないからである。この事例ではA君が筋ジスになってしまったのは、医療が進歩していないことに怒りなどの感情を向けてしまわないように気をつけて面接を行った。危機介入アプローチでは、「今ここで何をするのか」に焦点化することが必要で、母親がこれから対処していかなければならないそれまでとは違う状況に、希望や安心感をもてるように焦点を当てて対処していくこととなる。A君の筋ジスは誤診ではなく事実であることや、A君、母親、父親はこれから長期間筋ジスという障害と付き合っていくことを認めるように、障害理解や障害児の両親としての心理的特徴を正確に伝えながら面接をしていくこととなる。こうして喪失感を現実として受け止められるようにしていくことが大切である。

（6）今回の事例では、危機介入アプローチの終結目標を母親が「日本筋ジストロフィー協会」やC病院内にある「筋ジス親の会」と連絡を取って今後の対応について、同じ悩みをもつ家族会に相談できる協力関係を得られることとした。実際には4度目の面接で「日本筋ジストロフィー協

バイステックの7原則
アメリカの社会福祉研究者であるバイステックが示した、個別援助における援助関係の7つの原則のこと。ケースワーカーとクライエントとの間に望ましい信頼関係を形成するための基本的要素として、①個別化、②意図的な感情表出、③統制された情緒的関与、④受容、⑤非審判的態度、⑥自己決定、⑦秘密保持の7つを挙げている。
※詳細は第3章参照のこと

会」と「筋ジス親の会」を紹介、最初のつなぎを行っている。最初の取り次ぎこそソーシャルワーカーが行っているが、その後は母親が自ら連絡や相談をし始めている。伝統的ソーシャルワークではこれからも援助が続くことが多いが、危機介入アプローチでは終結目標が達成されたときが終結とされる。ソーシャルワーカーはこの段階での不安は若干感じながらも予定通り終結とした。ただ今後新たに不安が生じたときには、手続き方法を伝えておき、希望すれば面接を受けられることを説明した（ただ担当ケース数の関係もあるためすぐというわけにはいかないことがソーシャルワーカーとして厳しいところである）。

注）

(1) Lindeman, E., *Symptomatology and manegement of acute grief,* 1944.
(2) 荒川義子「危機介入」武田建・荒川義子編『臨床ケースワーク—クライエント援助の理論と方法』川島書店，1986，p.103.
(3) 荒川義子・松岡克尚「危機介入とソーシャルワーク—1980年代以降の米国の動向を中心に」『ソーシャルワーク研究』21（3），相川書房，1995，pp.23-24.
(4) 米村美奈「災害時におけるソーシャルワークの機能と役割」遠藤陽一・中島修・家髙将明編『災害ソーシャルワークの可能性』中央法規出版，2017，p.86.
(5) 倉石哲也「危機介入」小西康之・西尾祐吾編『臨床ソーシャルワーク論』中央法規出版，1997，pp.128-130.

参考文献 ●北川清一・久保美紀編『ソーシャルワークへの招待』シリーズ・社会福祉の視座，ミネルヴァ書房，2017.
●日本医療社会事業協会編『保健医療ソーシャルワーク原論』新訂版，相川書房，2006.
●日本社会福祉士養成校協会編『災害ソーシャルワーク入門—被災地の実践知から学ぶ』中央法規出版，2013.

演習問題

①発達型危機と状況型危機の違いについて説明してみよう。
②危機介入アプローチを用いて初回面接するときの留意点にはどのようなことがあげられるか説明してみよう。
③危機介入に対するソーシャルワーク事例を読んで、伝統的ソーシャルワークでの援助方法との共通点と相違点にはどのようなことがあるのか検討してみよう。

11. 外国人の相談援助

外国人の生活支援のために何が必要か　事例

A. 外国人生活支援

日本社会の多文化化が進みつつある中で、外国人への柔軟な対応が求められてきている。ここでは、多文化共生社会を築いていくためにはどのような外国人受け入れのサポートが必要であるかを考えてみたい。

[1] 外国人への対応

外国人が日本で暮らすためには、まずさまざまな手続きを役所で行う必要がある。外国人住民が多い地域では、役所に「外国人相談」の窓口を設けている。そこで直接外国人の相談に対応しているのは、日本在住歴が長く、日本語が堪能な外国人という場合もある。役所の手続きに関することから一般的な相談まで幅広く対応している。また、県や市町村における国際交流協会などでも、外国人の相談を受け付けている。

[2] 外国人が抱える問題—情報伝達の課題

外国人住民は、コミュニケーション、教育、職業、住宅、医療などさまざまな問題を抱えている。日本人と異なるのは、これらの問題に「異文化」という背景が介在してくることである。そして「異文化」が援助者の分析や対応をより困難にすることが多い。つまり、日本人には当然であることが、外国人にとっては必ずしも当然ではないということを前提に対応していかなければならないからである。また、外国人住民が多い地域では、近年、多言語情報サービスが充実してきている。しかしながら、外国人住民全ての第一言語に対応できるわけではなく、また外国人への対応は地域格差もある。実際は、外国人住民に地域の情報が十分に行き渡っていないことが多く、そのため、外国人が不利益を被る場合や地域住民とトラブルを起こしてしまう場合がある。

> **事例**　伝わらなかった情報—チャイルドシート使用義務
>
> インドから来たＡさんに子どもができたので、何か困った問題はないかと話しかけた。話をしているうちに、Ａさんは車を運転する際に、赤ちゃん用の籠にシートベルトをかけていることがわかった。他の車には、

国際交流協会
地方自治体、企業、市民などから出捐・援助を受けて運営される財団法人。地域の国際交流推進や外国人の支援などを行う組織。

子ども用の椅子があるということに気づき、籠を代用したようだった。Ａさんの子どもはそのとき３ヵ月だったが、チャイルドシートの使用義務については、「誰からも教えてもらっていない」と言っていた。一歩間違えれば、大変な事故につながっていた可能性がある。

考察

このケースでは、①Ａさんは、幼児用補助装置（チャイルドシート）の使用義務を知ってはいたが、高額であるため、とりあえず籠で代用していた、②誰からもチャイルドシート使用義務について教えてもらえなかったという２つの解釈ができる。

①の場合は、「外国人」であるという感覚が抜け切れない、あるいは使用義務を怠ることによってどのような問題が起きるのかといった認識の甘さがあったと考えられる。この場合、援助者はＡさんを指導したり、注意するという方法よりも、正しい情報を伝え、今ある問題（チャイルドシートがない）の解決策を一緒に考えるほうがよい。

②の場合は、出産・育児に対応する市町村役場（所）や保健所などで、保護者に対してチャイルドシートの使用義務が十分に指導されなかったと考えられる。チャイルドシートの使用義務は道路交通法（71条の3第3項）で定められている。市町村によってはチャイルドシート貸し出し事業や購入費助成事業があるが、そのような情報がどのように提供されているのか状況を把握し、対応を考えていかなければならない。情報提供の少なさによって外国人が不利益を被らないようなネットワークづくりをどうするべきかが問題となる。

外国人を地域に受け入れるということは、新しいコミュニティをつくるということである。その場合は、援助技術の統合的アプローチが求められるだろう。さまざまな専門職・非専門職の者がチームを組み、共有する課題を解決するために、それぞれが割り当てられた役目を果たしながら、外国人利用者に援助の手を差し伸べていかなければならない。そして、ソーシャルワーカーは、利用者のニーズを分析し、必要な機関・組織やネットワークと連絡をし、提供可能な情報資源を把握しておくことで、連携と協働のためのケースカンファレンスを活用し[1]、外国人が必要とするサービス等を適切に活用することができる。

［3］エンパワメント

これからは、外国人が日本社会で自分らしく生きていくことを支援するためのエンパワメントが不可欠である。そのエンパワメントを実現するための活動として、地域の国際交流協会やNPO、ボランティアグループが

ケースカンファレンス
case conference
医療、法律、ソーシャルワーク等の援助に携わる専門家が集まり、事例を検討する会議。

エンパワメント
empowerment
援助する側、される側がともに学び合いながら力をつけていくこと。

実施する日本語学習支援活動がある。日本語学習支援活動を通して、外国人は日本語リテラシーが高められ、できるだけ多くの情報を得たり、発信したりする力をつけることが可能となる。また、日本語学習支援活動は地域の日本人住民にとっても、日本語を再考したり、異文化理解を深めたりする学習の場であり、自己実現の場でもある。実際に、若者から高齢者まで年齢を問わず、多くの人びとが生きがいとして日本語学習支援に携わっている。つまり、外国人の受け入れシステムを整備していくことは、日本人にも日本社会のシステムを再考し、日本語や日本文化に関する教養を高め、そして必要とされているという自己肯定感が得られるといったまさにエンパワメント実現の場となり得るのである。

B. ソーシャルワーカーのかかわり

　たとえば援助者がこういった外国人生活支援の場に参加することで、アクション・リサーチが可能となる。つまり、援助者自らが活動に参加しながら、支援活動をニーズや状況に合わせて再構築していくことができる。さらに、地域の外国人がどのような問題を抱えているのか、日本人住民がどのようなことに問題を感じ、解決すべき課題であると考えているのかを探ることもできる。

　これからは外国人住民の問題に対応していくため、新しい視点から従来の相談援助技術を捉えていくことが必要になるだろう。そして、日本を多文化共生社会へと導くためには、外国人への対応に関する高度な専門性を持ったソーシャルワーカーが必要になってくることが予想される。

注)
(1)　岩間伸之「地域を基盤としたソーシャルワークの特質と機能」『ソーシャルワーク研究』37(1)，2011，pp.4-19.

参考文献　●石井敏・久米昭元・遠山淳『異文化コミュニケーションの理論—新しいパラダイムを求めて』有斐閣，2001.
●武田丈「ソーシャルワークとアクションリサーチ〔1〕」『ソーシャルワーク研究』37(1)，2011，pp.46-54.
●ストリンガー，E.T. 著／目黒輝美・磯部卓三監訳『アクション・リサーチ』フィリア，2012.
●渡辺文夫『異文化と関わる心理学—グローバリゼーションの時代を生きるために』サイエンス社，2002.
●Hart, E & Bond, M., Action Research for Health and Social Care: a Guide to Practice, Open University Press, 1995.

アクション・リサーチ
action research
ストリンガー（2012）は、「特定の問題を解決するための体系的な行動の手段を提供する探究あるいは調査への協働的アプローチ」と定義している。Hart と Bond（1995）は、アクションリサーチを「実験型」「組織型」「専門型」「エンパワー型」と大きく4つに分類している。また武田（2011 p.49）は、「参加型・エンパワー型」のアクションリサーチがソーシャルワークのミッションに合致するとし、「課題や問題を抱える組織あるいはコミュニティの当事者が研究者と協働して、探究、実践、そしてその評価を継続的に螺旋のように繰り返して（たとえば見る→考える→行動する→見る→）問題解決や社会変革、さらには当事者のエンパワメントを目指す調査研究活動」であると定義している。

12. 苦情解決

「食べる」ことの楽しみを奪わないで！　　　事例

　社会福祉基礎構造改革の流れの中、2000（平成12）年のいわゆる「8法改正」を受け、社会福祉事業法は名称、理念ともに社会福祉法へと改正された。利用者がサービスを自己選択・自己決定する時代になったことを受け、サービスを選択する際の情報量の格差によってサービスの普遍化が図れないことが危惧されていた。しかし同法82条では、社会福祉事業の経営者に対し、提供するサービスについての利用者などからの苦情（サービスを提供する側の説明責任が欠けていたり、サービスが利用者の人権を尊重しないようなものであったりなど）に対して、適切な解決に努めることを求めている。また、苦情解決の体制を確立するために、各事業者内に施設長などによる苦情解決責任者、施設職員などによる苦情解決受付担当者、さらには公平な立場で意見が言える外部の第三者委員を決定し、設置することを求めている。

苦情解決責任者

苦情解決受付担当者

第三者委員

　演習問題1　第三者委員はなぜ外部の人でなければならないのかについて考えてみよう。

　では、このようなシステムのもと、苦情解決はいかにして行われているのか。以下の事例を通してその手順を学んでいきたい。

事例A　美味しいものを食べさせて

　Aさん（53歳、女性）は身体に障害があり、4年前から身体障害者療護施設に入所しているが、施設で出される食事があまりにも美味しくなく、施設を訪れる夫のBさん（57歳）もほとんど口にできない。よく見てみると、他の入居者や職員にも施設で出される食事を口にしない人が数多く見受けられる。毎日の残菜の量はものすごく、おかゆ1つとってみても、残り飯でつくったのようなものである。また、夏に食事で出された白和えは腐っており、すぐに取り下げてもらったことがあった。

　そのような中、施設の職員同士が入所者の食事について、「どうせ何を食べさせてみても、味などわかりはしない」と話し合っているのをBさんが偶然、聞いてしまった。以上のような事実を受け、Bさんはこの事業者に苦情を申し出た。

事例B 苦情への対応

　Bさんの申し出を受けた苦情解決受付者は、直ちに苦情解決責任者および第三者委員に報告し、問題となった発言をした職員たちや調理担当者に対する事実確認などを行った。その後、第三者委員立ち会いのもとでBさんと苦情解決責任者との話し合いが行われることになった。苦情解決責任者は事態の重大さを受け、問題発言をした職員への対応と食事の改善を約束した。その後、苦情解決責任者は一定期間ごとに、第三者委員に対し、苦情解決結果を報告する。苦情受付から解決・改善までの経過や結果は、苦情受付担当者によって記録される。最終的に、苦情解決責任者は苦情申出人であるBさんや第三者委員に対して、職員に対する指導と食事環境の改善に関する報告を書面で行った。また、この経緯は事業報告書や施設の広報誌に掲載され、報告された。

事業報告書

演習問題２　苦情の事実関係を確認する際に注意しなくてはいけないことは何か、考えてみよう。

演習問題３　苦情解決の経緯を事業報告書や広報誌に掲載することの意味や効果について考えてみよう。

　事例Bのように、苦情が事業所内で解決する場合もあるが、次の事例B′のような場合もある。

事例B′ 第三者委員

　Bさんの申し出を受けた苦情解決受付者や苦情解決責任者は、その申し出に対し、「ご意見ありがとうございます」というだけで、まともに取り合ってくれなかった。そこで、施設の掲示で紹介されている第三者委員に直接申し出をしようと考えたが、他の入所者の家族から「この施設の第三者委員は施設の息がかかっている人ばかりだ」という話をされ、訴える先がなく、途方に暮れてしまった。

　苦情を申し出る場合、直接第三者委員に申し出ることも可能である。事業者は第三者委員の氏名や連絡先などの情報を利用者や家族に周知しなければならない。しかし、Bさんのように、第三者委員への申し出の道が断たれてしまった場合、以下の事例Cのような手順を踏むことになる。

　Bさんは、運営適正化委員会に直接苦情を申し出ることにした。Bさんの申し出を受け、苦情解決合議体の委員会が開催され、事実関係の調査が行われた後、検討がなされた。苦情解決委員会はBさんと施設側が話し合うような場を持つように助言・斡旋し、双方の話し合いの結果、施設が状況の改善案を提示し、苦情内容が解決するに至った。

運営適正化委員会

苦情解決合議体

　運営適正化委員会は都道府県社会福祉協議会に設置され、社会福祉、法律、医療に関する学識経験者などによって構成されている。運営適正化委員会には2つの機能があり、一方には福祉サービスの内容に対する苦情解決合議体、他方には福祉施設が適切に運営されているかどうかを監視する運営監視合議体がある。サービス利用者は、事業所や第三者委員だけでなく、運営適正化委員会に対しても直接、苦情を訴えることが可能となっている。サービスの内容に対する苦情に関しては、運営適正化委員会の苦情解決合議体がその申し出を受け、苦情解決についての相談、助言、調査、解決のための斡旋などを行う。

演習問題4　事業者や第三者委員、運営適正化委員会と、苦情を受け付ける窓口が複数用意されていることについてのメリットについて考えてみよう。

演習問題5　なぜ、運営適正化委員会の役割の中に事業所に対する「指導」の役割が含まれていないのか、考えてみよう。

　ここで重要なことは、利用者からの苦情の申し出は、悪いことではなく、サービスがより良い方向へ進んでいくためのきっかけとなるという認識である。苦情の申し出を真摯に受け止め、その機会を活かし、より質の高いサービス提供を目指す姿勢こそが、これからの支援者にますます求められる時代になったと言えよう。

演習問題6　利用者からの苦情を、サービスの質を高めるよいきっかけにするとはどういう意味か、考えてみよう。

参考文献　●社会福祉法人大阪府社会福祉協議会大阪社会福祉研修センター編『福祉サービスにおける第三者委員苦情解決ハンドブック』中央法規出版，2001.

13. 日常生活自立支援事業と相談援助

　日常生活自立支援事業は、1999（平成 11）年 10 月から「地域福祉権利擁護事業」の名称で、都道府県・指定都市社会福祉協議会を実施主体とする国庫補助事業として開始された。その基本的な枠組みは、1998（平成10）年 7 〜 11 月にかけて厚生省（現、厚生労働省）の「社会福祉分野における権利擁護を目的とした日常生活支援に関する検討会」において、「認知症高齢者、知的障害者、精神障害者等が権利を侵害されることなく、自らの能力に応じてできる限り地域で自立した生活を送れるように支援することを目的とした社会福祉分野における権利擁護のための日常生活支援についての基本的な枠組み」として検討がされた。このような趣旨のもとで、地域福祉権利擁護事業として命名されたものと考えられる[1]。また、この事業は、社会福祉法 2 条 3 の 12 において「福祉サービス利用援助事業」として、第二種社会福祉事業に位置づけられている。しかし事業の内容と名称が与えるイメージとの間に格差があり、抽象的で利用者にわかってもらえないなどの指摘をうけ、利用促進の観点から 2007（平成19）年度「日常生活自立支援事業」に名称が変更されることになった。

　日常生活自立支援事業は、福祉サービスの利用や契約などの判断が不安な人や、預貯金の出し入れや日常生活に必要なお金の支払といった、日常生活を営む上で必要なサービスを利用するための情報を適切に入手、理解、判断し、意思表示することが困難な人が利用できる。たとえば認知症高齢者、知的な障害のある人、精神障害のある人などのうち判断能力が不十分な人などがこれにあたる。なお、「地域福祉推進事業の実施について」の一部改正（厚生労働省社会・援護局長通知，2002〔平成 14〕年 6月）により、療育手帳や精神障害者保健福祉手帳を所持する人や、認知症の診断を受けた人のみに利用の対象を限定したものではないことが明文化されている。ただし、日常生活自立支援事業の契約の内容について判断できる能力を有していると認められる人でなければならない。

　サービスは、①福祉サービスの利用援助、②苦情解決制度の利用援助、③住宅改造、居住家屋の貸借、日常生活上の消費契約および住民票の届出などの行政手続に関する援助などを基準とする。具体的には、預金の払い戻しや解約、預け入れの手続など、利用者の日常的な金銭管理や定期的な訪問による生活支援などが挙げられる。

療育手帳
知的障害児（者）に、各種の福祉制度上の支援などを受けやすくするために交付される手帳。都道府県により名称が異なっている。判定の程度によりＡは重度、Ｂはその他に区分されている。

精神障害者保健福祉手帳
一定の精神障害の状態にあることを証明する手帳。精神障害があるため、長期にわたり日常生活や社会生活に制限や制約があり、手帳の交付希望者を対象としている。精神障害者の自立と社会参加を促進するために交付される手帳。

183

実施主体である都道府県・指定都市社会福祉協議会は、利用を希望する人の日常生活上の相談や利用の申請を受け、対象者としての要件に該当すると判断した場合には、本人の意向を確認しつつ、支援内容や実施頻度などの具体的な「支援計画」を策定し、契約を締結する。なお、支援計画は、利用者の必要とする援助内容や判断能力の変化など、利用者の状況を踏まえて定期的に見直される。また、契約内容や本人の判断能力などの確認を行う「契約締結審査会」、および適正な運営を確保するための監督を行う第三者的機関である「運営適正化委員会」を設置することにより、契約による事業の信頼性や的確性を高め、利用者が安心して利用できる仕組みを整えている。

費用としては、実施主体が定める利用料を利用者が負担することになる。ただし、契約締結前の初期相談などに係る経費や、生活保護受給世帯の利用料については無料となっている。

【演習問題 1】　以下の事例 1 ～ 4 は、日常生活自立支援事業の契約が締結された事例である。それぞれの事例について、

①なぜ日常生活自立支援事業を利用する必要があるのか、その問題の本質は何か。

②日常生活自立支援事業を契約した上で、他にどのようなサービスを利用すればよいのか。

③最終的な見通しをどのようなものとして設定すればよいのかについて、グループで話し合ってまとめ、発表しよう。

【事例 1】　精神障害のある A さんの事例

A さん：男性／ 30 歳／婚姻歴なし／精神保健福祉手帳保持（統合失調症）／知的障害の疑いあり／アパートにて独り暮らし

幼い頃に母親が亡くなり、父親の再婚相手である義理の母親と 3 人で暮らしていた。だが父親が失踪し、施設に入所する。父親が戻ってきたため再び 3 人暮らしとなるが、義理の母親と折り合いが悪く、同じアパートの別の部屋で 1 人暮らしをしていた。「隣家の住民が大きな声で怒っている」といった幻聴の症状を示したり、器物損壊事件を起こしたりしていた。

地域活動支援センターで相談対応していたが、障害年金が入ると、そのほとんどをパンや缶コーヒー、たばこの購入に使ってしまい、携帯電話の料金や家賃、水道光熱費などの滞納が発生している状況である。

統合失調症
思考や行動、感情を統合する能力が長期間にわたって低下し、日常生活の中である種の幻覚、妄想、著しくまとまりのない行動が観察される病気。2002（平成 14）年 1 月 19 日「精神分裂病」から「統合失調症」に名称が変更されました。

地域活動支援センター
障害者などを対象に、創作的活動または生産活動の機会の提供、社会との交流の促進その他の厚生労働省令で定める便宜を供与する施設。

障害年金
傷病によって、一定程度の障害の状態になった者に対して支給される年金。

事例2 認知症高齢者Bさんの事例

Bさん：男性／80歳／認知症の診断を受ける／家族（妻、娘、孫）と同居

　加齢に伴って物忘れや被害妄想など、認知症の症状が出てくる。同居の家族がお金を取ったなどといった疑いを持つことも多いため、家族との関係はよくない。一日を戸外で過ごすことが多く、また家にお金を置いておくと家族に盗られると思い込んでおり、外出の際にはお金を持って出るのだが、どこかに置き忘れ、紛失してしまうことが多い。同時に、パチンコやたばこの購入などに年金を使ってしまい、一切家計に入れることがない。そのようなことも含め、家族からますます敬遠されている状況である。

事例3 知的障害のある夫婦Cさん・Dさんの事例

Cさん：夫52歳、Dさん：妻52歳／ともに療育手帳B／2人暮らし

　夫Cさんの収入と妻Dさんのパートの収入で暮らしている。2人とも収支の合わない生活をしており、夫婦それぞれに多額の借金を抱えている。そのため、地域活動支援センターが弁護士を依頼し、借金を整理してきた。また、Dさんは掃除や洗濯、炊事などの家事をすることが難しく、家の中にはゴミが溜まっていることが多い。CさんはDさんがこれらの家事ができるようになるように援助してほしいと思っている。

演習問題2　日常生活自立支援事業において支援計画を定期的に見直す必要があるのはなぜか、各自で考えるとともに、グループで話し合ってみよう。

演習問題3　適正な運営を確保するための監督を行う「運営適正化委員会」が第三者機関であることのメリットについて各自で考えるとともに、グループで話し合ってみよう。

注)
(1) 『地域福祉権利擁護事業と地域福祉活動との連携に関する研究委員会報告書』東京都社会福祉協議会，2005，p.4.

参考文献 ●髙山直樹・川村隆彦・大石剛一郎編『権利擁護』福祉キーワードシリーズ，中央法規出版，2002.

14. 成年後見制度と相談援助

A. 成年後見事例

　Aさん84歳女性、5年前夫と死別、子どもなし。貸家にひとり住まい。

　今年に入って、玄関の前でつまずいて転倒し、大腿骨にひびが入る。整形外科に入院し、その後退院してリハビリのため週2回通院していたものの、認知症の症状が出始め、通院後の帰宅途中で迷子になることもあった。日中は寝込むことが多くなり、夜中に大音量でテレビを見るため、大家のBさんに近所からの苦情が多く寄せられるようになった。部屋の中は散乱していて、食事も満足にとっていない様子であった。

　Bさんは、市役所の高齢福祉課に相談に行き、担当職員のCさんは、近隣の市町村にAさんに親族がいないこと、他県に親戚があるものの、10数年間行き来がないこと、住民税非課税世帯であることを考慮し、成年後見制度利用支援事業を活用し、家庭裁判所に市長申立てによる法定後見の申請を行った。家裁は、社会福祉士会に後見人を依頼、地理的に近いところに住む施設職員の社会福祉士Dさんが選任されることになった。

成年後見制度利用支援事業
地域支援事業の任意事業の1つ。成年後見制度の家庭裁判所への市町村申立てに要する費用や、成年後見人などの報酬の助成などを市町村が実施する制度である。

B. 成年後見制度とソーシャルワーク

成年後見制度

　現行の成年後見制度は、2000（平成12）年4月施行の改正民法によって設けられた制度である。折しもこの年は、社会福祉事業法が社会福祉法と改称、内容も一新され、また介護保険制度もスタートした年である。

介護保険制度

　それまでは、行政が必要性を判断し決定、租税収入などの公的財源を中心にサービスを提供するという「措置」タイプの福祉サービス提供が主流であった。しかし、介護保険制度は、社会保険方式を導入、民間事業者の参入を認め、サービス利用者が必要なサービスを選択、自己決定し、サービス事業者との間でサービスの「利用契約」を結ぶという方式をとった。

準禁治産・禁治産制度

　従来の民法には「準禁治産・禁治産制度」があり、判断能力に問題のある人に対し、家庭裁判所が後見人を選任し、本人に代わってさまざまな法律行為を行うものであった。しかし、この制度は、判断能力や保護に関し厳格・硬直的、しかも社会的な偏見もあり、保護が必要な本人の状況に対し、弾力的・効果的に対応することに問題があった。

成年後見制度は、準禁治産、禁治産という2類型から、本人の能力に応じて補助、保佐、後見の類型とし、認知症高齢者、知的障害者、精神障害者などの自己決定の尊重、残存能力の活用、ノーマライゼーションの理念と本人の保護の理念との調和をめざした制度である。そこには、申立権者の範囲を広げたり、複数後見の導入、後見登記制度発足による戸籍への未記載といった、制度の柔軟な運用と本人への配慮がうかがえる。

C. 成年後見制度とソーシャルワークの必要性

民法858条には、「成年後見人は、成年被後見人の生活、療養看護及び財産の管理に関する事務を行うに当たっては、成年被後見人の意思を尊重し、かつ、その心身の状態及び生活の状況に配慮しなければならない。」という成年後見人の身上配慮義務が規定されている。

この身上配慮義務は、ソーシャルワーク実践との共通点も多い。財産の管理は、従来の措置による福祉サービスの提供ではさほど問題とはされなかった。それは、元々所得の少ない人を対象とした福祉サービスが主流を占め、費用のほとんどは措置費として賄われ、自己負担はごくわずかであったからである。金銭管理も家族が行うのが当たり前であった。

現行の介護サービスおよび障害福祉サービスについては、ともにサービス事業者とサービス利用者とのサービス利用契約の締結がサービス利用の前提となっている。もしも身寄りのない高齢者が認知症になった場合、本人に必要なサービスの利用契約には、必ず本人の意思に基づき本人の行為を代理する人が必要になる。知的障害者の場合も、保護者である親の高齢化により、実際の保護者の役割をどれだけ履行できるかが問われ、精神障害者の場合でも、親族がいても本人とのかかわりを拒否しているため、精神科病院入院以外の生活の場がないという現実的な問題も多い。

近年は、親族による高齢者や障害者に対する虐待や、本人名義の年金を親族が管理していることで、そのお金が高齢者や障害者のためというよりは、親族が勝手に自分たちのために使っていたり、施設の入所利用費用などを滞納するケースもけっして少なくはない。

このような状況から、後見人の需要が高まり、不足が予想されるため、市民後見人の活用も検討されている。なお、2011（平成23）年に改正施行された老人福祉法第32条の2の規定により市町村が成年後見制度の活用を推進するために、研修の実施や後見人等の候補者の家庭裁判所への推薦といった体制の整備に努めることが期待されている。

D. 成年後見制度利用促進法の新設

2016（平成28）年、「成年後見制度の利用の促進に関する法律」（成年後見制度利用促進法）が制定された。この法律では、成年後見人となる人材を確保するために、市民を対象とする研修の実施や情報提供の実施、家庭裁判所や関係機関の指導監督の強化、内閣府に成年後見制度利用促進会議を設置すること等が盛り込まれている。

また、同年、「成年後見の事務の円滑化を図るための民法及び家事事件手続法の一部を改正する法律」が制定されている。これは、後見事務上で曖昧であった成年被後見人等に宛てた郵便物の後見人等への回送や、郵便物開封権限の明文化、成年被後見人死亡時の葬儀を行う権限や、相続人が相続財産を引き継ぐまでの行為等について具体的な法規定がなされたものである。

E. 成年後見制度と相談援助の視点

本人の権利擁護の必要性は、本人の判断能力の正確な把握が前提となるといっても過言ではないと思われる。専門的な医師による鑑定はともかくとしても、日常生活上の本人の行動範囲や嗜好、そして何よりも本人の意思を尊重した具体的な権利擁護の視点が重要になってくる。

本人の判断能力に問題がある場合には、契約手続きに際し、事業者の利益が優先された契約となってしまうなど、本人の不利益を生じる場合がある。

もしも本人の意思や状況と、生活環境や福祉サービスの提供状況との間に不具合が生じている場合には、速やかに問題の原因を究明し、その改善のための方法を講じなくてはならない。

また、事後的な法定後見ではなく、将来自分の判断能力の低下を見越して、事前に後見人を指定しておくという予防的な任意後見契約の活用も有効な場合がある。このような制度の存在を説明し、必要に応じて薦めたり、利用の手続きなどを支援することも必要になってくる。

法定後見
法定後見制度は、申立権者による家庭裁判所に対する申立てに基づいて、本人の保護者を家庭裁判所が選任する制度。本人の判断能力に応じて、それぞれ補助人、保佐人、成年後見人が選任される。

任意後見
任意後見制度は、判断能力が低下する前に将来の後見人を選んでおき、公証役場の公正証書により任意後見契約を結んでおくものである。

［演習問題］

成年後見制度を利用する場合の成年後見制度利用促進法等による手続きの流れについて、具体的な制度の活用に関する課題を整理してみよう。

15. 個人情報の活用と保護

A. 個人情報保護関連事項の現状

　現在、わが国においては、インターネットの普及などにより、容易にさまざまな情報を得ることが可能な状況にある。これにより利便性が向上したが、その一方で個人情報、あるいはプライバシーの保護がこれまで以上に叫ばれることとなった。

　そこで、個人情報保護に関しては、1980（昭和55）年にOECD（経済協力開発機構）で採択された「プライバシー保護と個人データの国際流通についてのガイドライン」、いわゆる「OECDプライバシーガイドライン」が定められ、そこに含まれる個人情報の取扱いに関する基本原則である「OECD8原則」が示された。これは、各国の個人情報保護の考え方の基礎となっており、わが国においても、本原則を取り込む形で、2003（平成15）年に個人情報保護法が制定されている。

　個人情報保護法の制定・施行の影響は想像以上に大きく、たとえば、福祉関連分野については、2004（平成16）年に「医療・介護関係事業者における個人情報の適切な取扱いのためのガイドライン」および「福祉関係事業者における個人情報の適切な取扱いのためのガイドライン」が、そして、2013（平成25）年には「福祉分野における個人情報保護に関するガイドライン」が通知されている。

　こうした個人情報保護に関する法律やガイドラインが示された根底には、個人情報を社会として守るという制度を背景に、介護・福祉等のサービスの利用が適切かつ円滑になされること、さらには、利用者支援に携わる専門職者が情報を共有し、連携および支援効果を高める目的がある。

　そこで、個人情報を取り扱う機会の多いソーシャルワーカーとしては、適切な利用者支援の実施に向け、リスクマネジメントを考慮し、さらには個人情報保護法の理解を深めるとともにガイドラインに基づく個人情報の収集・活用・管理に対し細心の注意を払わなければならない。

B. 個人情報の現状および活用の意義

　個人情報保護法の制定以来、個人情報については「保護」ばかりに意識

個人情報
氏名・生年月日・性別・住所・家族構成など特定の個人を識別できる情報のことをいう。なお、2017（平成29）年に施行された改正個人情報保護法により、「個人識別符号」が含まれるものも個人情報として位置づけられた。

プライバシー
個人、あるいは家庭内の私事・私生活。

プライバシー保護と個人データの国際流通についてのガイドライン
（OECDプライバシーガイドライン）

OECD8原則
①収集制限の原則
②データ内容の原則
③目的明確化の原則
④利用制限の原則
⑤安全保護の原則
⑥公開の原則
⑦個人参加の原則
⑧責任の原則

個人情報保護法
個人情報の保護に関する法律の通称。2003（平成15）年に制定、2005（平成17）年に施行された。その後、2015（平成27）年に成立した改正個人情報保護法が2017（平成29）年に全面施行となった。

リスクマネジメント

が向く傾向が強い。これは、法律名の影響もさることながら、第1条（目的）における「個人情報の保護に関する施策の基本となる事項を定め、国及び地方公共団体の責務等を明らかにするとともに、個人情報を取り扱う事業者の遵守すべき義務等を定める」との文言の影響も大きいといえよう。しかしながら、ソーシャルワーカーとしては、本文言に続く「個人情報の有用性に配慮しつつ、個人の権利利益を保護すること」という記載にも着目し、「個人情報の活用」も考慮しなければならない。とりわけ、福祉関係分野においては、「利用者の利益」を最優先に考えなければならず、その際、「他職種連携」、「チームケア」が原則となり、よりよい支援を提供する上で個人情報を含む情報の共有が何より重要となる。

またその他にも、民生委員・児童委員へ適切に個人情報が提供されることも望まれている。民生委員・児童委員は、福祉事務所等への協力機関として職務を行うものと位置づけられており、こうした者への個人情報の提供については、個人情報保護法の規制の対象外となっている。

このように、「個人情報保護」は極めて重要なことではあるものの、過保護ともいえる対応により、その有用性を失いかねない。

これからの課題は、情報漏洩・流出を防ぐといったリスクマネジメントを考慮することは勿論のこと、個人情報も有効に活用し「人のつながり」を重要視した社会の実現をはかることが大切であるといえよう。

個人情報の活用

演習問題

①個人情報保護は、ソーシャルワーカーにとって重要な業務の1つである。そこで、施設の生活相談員という立場を考慮し、個人情報保護に関する業務手順について考えてみよう。
②個人情報に対するリスクマネジメント（発生リスクおよび対応策等）について話し合ってみよう。

参考文献
●社会福祉法人東京都社会福祉協議会　高齢者施設福祉部会　職員研修委員会編『高齢者福祉施設　生活相談員業務指針 '12―業務標準化のためのガイドライン―』社会福祉法人東京都社会福祉協議会，2012.
●宇山勝儀・小林理編『社会福祉事業経営論―福祉事業の経営と管理―』光生館，2011.
●小松理佐子編『よくわかる社会福祉運営管理』ミネルヴァ書房，2010.
●園部逸夫・藤原靜雄編／個人情報保護法制研究会著『個人情報保護法の解説（第二次改訂版）』ぎょうせい，2018.

第5章 地域福祉と相談援助

1

地域社会という舞台でのネットワーク構築の必要性を確認し、
コミュニティ・ソーシャルワークの手法が
展開できるようにしていく。

2

地域福祉の設計図としての地域福祉計画のあり方を再考し、
それぞれの地域の実情に応じた適切な展開が
できるように考えていく。

3

地域福祉に不可欠な住民参加において、
どのような住民の参加が必要で、
どのような方法が有効か考えていく。

4

福祉サービスの評価とは何を評価することなのか、
評価基準をどのように考えたらよいのか
地域福祉とのかかわりで学習する。

1. コミュニティ・ソーシャルワーク

A. ソーシャルワークの統合化

ソーシャルワークは、19世紀後半に生活課題の解決を目的とした活動としてイギリスを源流とし、その後、アメリカにおいて近接学問領域の諸理論を活用するなかで専門分化していった。

ソーシャルワークの統合化について大きく2つの流れがある。アメリカでのジェネラリスト・ソーシャルワークの流れと、イギリスでのコミュニティ・ソーシャルワークでの流れである。

1960～70年代のアメリカでは、ケースワーク、グループワーク、コミュニティ・オーガニゼーションの3つの方法がそれぞれの流れをくんで発展してきたが、過度に専門分化した結果、各自の働く機関に特有の専門知識や技能だけに特化した専門家が増えていった。当時のアメリカではベトナム戦争や貧困の再発見などの混迷した社会情勢を受け、個人の生活上の問題も複雑化していった。しかし、ソーシャルワーカーはそのような社会情勢に必ずしも応えていったとはいえず、ソーシャルワークの存在意義が問われるようになった。その後、システム理論やエコロジカル・システムモデルをソーシャルワーク実践に援用するなかで、1990年代にはジェネラリスト・ソーシャルワークへの展開が本格的にみられるようになった。

他方、イギリスにおいては、1968年のシーボーム報告を受け、1970年に地方自治体社会サービス法が制定され、地域を基盤とした包括的福祉実践が展開された。その後、1982年のバークレイ報告により、コミュニティ・ソーシャルワーク概念が提示され、1988年のグリフィス報告を受け、1990年の国民保健サービス及びコミュニティ・ケア法が制定された。

このように、イギリスにおいてはコミュニティ・ケアを推進していくためのケアマネジメントの重視および、地域を基盤とした包括的ソーシャルワーク実践であるコミュニティ・ソーシャルワーク導入によりソーシャルワークの統合化が推進されていった。

ソーシャルワークの統合化
従来のケースワーク、グループワーク、コミュニティ・オーガニゼーションとして専門分化していった各ソーシャルワーク方法論を統合化すること。

ジェネラリスト・ソーシャルワーク
クライアントを単なる「個人」としてとらえるのみではなく、地域社会を構成する要素の1つとして再評価したうえで、地域社会に対しても働きかけていくソーシャルワークを指す。

B. 日本におけるソーシャルワーク統合化の影響および動向

　日本においては両国の影響を受けながら、地域を基盤とする包括的・総合的な社会福祉実践の方向性が示されることになった。1990（平成２）年に社会福祉八法改正を契機として、社会福祉基礎構造改革により2000（平成12）年に社会福祉法が制定された。同法では、地域における社会福祉を実践基盤とすること（第１条）ならびに地域福祉の推進（第４条）が明文化された。それは、日本の福祉実践は地域を基盤に展開され、住民および福祉サービス利用者が主体的に参加する地域福祉の構築へと方向づけられたといえる。その後の日本では介護保険分野では地域包括ケア概念が導入されていった。

　厚生労働省・社会援護局長のもとに設置された私的研究会である「これからの地域福祉のあり方に関する研究会」は、2008（平成20）年に「地域における『新たな支え合い』を求めて─住民と行政の協働による新しい福祉」を報告書としてまとめた。同報告書では、地域には「制度の谷間」にある問題、多様なニーズについて、すべてを公的福祉サービスでは対応できない、複合的な問題に対し、公的サービスが総合的に提供されていない、社会的排除などの問題があると指摘し、地域における身近な生活課題に対応する、新しい地域福祉のあり方を検討することが重要な課題であると提案している。そのうえで、自助、公助のみならず、新たな支え合いにおいては、特に「共助」を重要視している。同報告書で提示されたモデルは、その後の地域包括ケアシステムの概念のなかで提示された生活支援サービスおよび生活支援コーディネーターの配置に影響を与えることになったといえる。

　次に、地域共生社会の実現に向けた動向についてである。2015（平成27）年に厚生労働省により「誰もが支え合う地域の構築に向けた福祉サービスの実現─新たな時代に対応した福祉の提供ビジョン」が公表され、「地域包括支援体制」が示された。そして、2016（平成28）年に「ニッポン一億総活躍プラン」が閣議決定され、「地域共生社会」の実現が提示され、それを受けて同年７月に厚生労働省は「『我が事・丸ごと』地域共生社会実現本部」を設置した。同年10月「地域における住民主体の課題解決力強化・相談支援体制の在り方に関する検討会」（地域力強化検討会）が組織され、地域共生社会の実現に向けて具体的な検討を行った。以上の経緯を踏まえて、2017（平成29）年に厚生労働省は「『地域共生社』の実現に向けて（当面の改革行程）」をとりまとめ、改革の骨格として、①「地域課題の解決力の強化」、②「地域丸ごとのつながりの強化」、③

生活支援サービス
生活支援サービスとは、①市民の主体性に基づき運営されるもので、②地域の要援助者の個別の生活ニーズに応える仕組みをもち、③公的サービスに比べ柔軟な基準・方法で運用される。

生活支援コーディネーター
2015（平成27）年の介護保険法改正により「地域支援事業」の充実を目的とし、「生活支援コーディネーター（地域支え合い推進員）」の配置が2018（平成30）年４月までに各市町村に義務づけられている。

「地域を基盤とする包括的支援の強化」、④「専門人材の機能強化・最大活用」の4つの柱を掲げた。それにあわせて、「地域包括ケアシステムの強化のための介護保険法等の一部を改正する法律」（平成29年法律第52号）により、社会福祉法（昭和26年法律第45号）を改正し、2018（平成30）年4月から施行した。

以上のように、今日の政策動向としては、住民参加の促進および包括的な相談支援体制の構築が重要な課題として位置づけられている。

C. コミュニティ・ソーシャルワークとは

前述のように、ソーシャルワークの専門分化による分断化においては、多様かつ複合的な福祉課題の解決は困難を極める。したがって、「人と環境の相互作用」に着目し、それにかかわるミクロレベル、メゾレベル、マクロレベルの各領域を構造的に理解しながら援助を展開していく。加えて、人間を一個人としてばかりではなく、地域社会を構成する要素あるいはシステムとして捉え、地域社会との相互作用にも意識を傾けて支援を行うことが求められる。このような観点によるソーシャルワーク実践をコミュニティ・ソーシャルワークという。

大橋謙策は、地域福祉が現在求められている新しい社会福祉サービスシステムに対応するには、自立支援が困難な個人や家族に対してコミュニティ・ソーシャルワークの機能をもって必要な自立支援を行うことが重要になると提起した[1]。

また、コミュニティ・ソーシャルワークは、コミュニティにおけるフォーマルおよびインフォーマルな地域ネットワークと、クライエント集団との関係性を重視し、両者を開発、援助、資源化し、さらに強化することを目標にしている。

大橋は、コミュニティ・ソーシャルワークについて「地域自立生活上サービスを必要としている人に対し、ケアマネジメントによる具体的援助を提供しつつ、その人に必要なソーシャル・サポート・ネットワークづくりを行い、かつその人が抱える生活問題が地域で今後同じように起きないよう福祉コミュニティづくりとを統合的に展開する、地域を基盤としたソーシャルワーク実践である。それは地域自立生活支援のための個別援助を核として、歴史的に構築されてきたコミュニティワークの理論、考え方を包含したものである」[2]と定義している。

ただし、1人のソーシャルワーカーのみでミクロからマクロまでの視点をもち、多様な主体へ働きかけるには限界がある。したがって、地域を基

社会福祉法の改正
「地域共生社会」の実現に向けた地域づくり・包括的な支援体制の整備として、①地域福祉推進の理念の規定、②市町村による包括的な支援体制づくりに努める旨の規定、③地域福祉計画の充実を挙げている。

ミクロレベル
クライエントまたは家族を対象とした領域を指す。

メゾレベル
親戚や近隣住民、地域や市町村を対象とした領域を指す。

マクロレベル
国や都道府県、政策を含む領域を指す。

ソーシャル・サポート・ネットワーク
社会生活を送る上でのさまざまな問題に対して、ボランティア活動者等の非専門職や専門職の連携による支援体制のことを指す。

盤としながら、関係者および機関等を組織化し、コミュニティ・ソーシャルワークによる支援が発揮できるシステムづくりが重要になる。

［1］ コミュニティ・ソーシャルワークの特徴

日本地域福祉研究所では、コミュニティ・ソーシャルワークの特徴として次の5点を挙げている[3]。

(1) 地域基盤のソーシャルワーク実践

一定のエリアで、地域と結びついて活動する。その際、利用者に即応した制度やサービスだけではなく、地域社会に潜在する人材、組織、団体、資金などを発掘し、社会資源として改善・活用・開発していく。

(2) 個別化と脱個別化の統合

個別化とは個々の利用者に対して丁寧な支援を行う。利用者の権利擁護、自己実現を含め、利用者の主体的参加を引き出すことが求められる。脱個別化とは、個々の事例から導き出される普遍性をみようとする視点である。

(3) パーソナルアセスメントとコミュニティアセスメントの連結

パーソナルアセスメントは、ケアマネジメントの手法を用いて行われるもので、ケースワークにおいて行われてきた。コミュニティアセスメントとは、コミュニティワークにおいて用いられてきたものである。コミュニティアセスメントにおいては、地域の歴史や文化、物的・人的社会資源の状況、潜在的な問題解決能力、住民同士の関係性などを把握することが重要となる。コミュニティ・ソーシャルワークでは、この両方のアセスメントを連結して理解するところに特徴がある。

(4) 専門職と非専門職の結合によるチームアプローチ

専門職により構成されるチームのみならず、利用者の自己実現のみならず、地域の中で問題解決の仕組みを構築していくために、利用者や地域住民、専門職がチームとして取り組んでいくことが重要である。

チームアプローチ
専門職、非専門職によるチームでクライエントへの支援を行うこと。

(5) 地域ネットワークの形成と地域における総合的なケアシステムの構築

コミュニティ・ソーシャルワークを志向した実践を展開するには、地域を基盤とする地域ネットワークの形成が大切である。あわせて、専門職および非専門職が協働し、地域を基盤とした総合的なケアシステムを構築していくことが求められる。

［2］ コミュニティ・ソーシャルワークの展開プロセス

コミュニティ・ソーシャルワーカーの活動プロセスにおいて、①インテ

図 5-1-1　個別支援と地域支援の循環

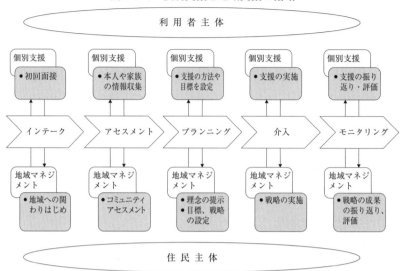

出典）　川島ゆり子「社会福祉運営管理を担う福祉専門職の展望」小松理佐子編
　　　『よくわかる社会福祉運営管理』ミネルヴァ書房，2010，p.186.

表 5-1-1　自主性と主体性の違い

主体性	何をやるかは決まっていない状況でも、自分で考えて判断し行動すること。 例）支え合いをなぜ行うことが必要なのか考え、場合によっては新たな活動を加えながら支え合い活動を行う。
自主性	単純に「やるべきこと」は明確になっていて、その行動人に言われる前に率先して自らやること。 例）支え合いをすることが目的化する。

ーク、②アセスメント、③プランニング、④介入、⑤モニタリングに至る
各プロセスにおいて、個別支援と地域支援は相互にかかわりあいながら展
開していくという視点が重要となる（図5-1-1）。あわせて、多様な主体が
チームを組み協働していくことが特徴となる。その際の留意点として、利
用者および住民の主体形成を視野に実践を行うことである（表5-1-1）。こ
の"住民の主体"については、1962（昭和37）年の全国社会福祉協議会
による「社会福祉協議会基本要項」において「住民主体の原則」として示
されたもので、この考えは、2015（平成27）年の介護保険法改正におい
ても盛り込まれ、生活支援コーディネーターの設置および住民主体の活動
支援が法律上位置づけられている。

D. 事例

[1] 事例の概要

　世帯構成はA（本人68歳）とB（夫72歳）の2人暮らしで、子どもはいない。Bが50歳代前半に若年性認知症（アルツハイマー）になる。その後、通院しながら仕事を継続していったが、Bが55歳の時に仕事の継続が困難となり退職する。退職後、Bは家の中に引きこもってしまう。

　AはBの在宅介護をしていたのだが、認知症に対する近隣の目を気にしており、夫が認知症であることを隠して生活してきた。しかし、在宅介護によるストレスも重なり、Bが70歳の時に介護保険サービスを利用することになる。現在は週に3回、通所介護（デイサービス）を利用している。

　最近、Bの症状が進行し、家の中や外を歩き回る徘徊をするようになってきた。

　在宅介護でのストレスと近隣との関係が希薄になっていることを心配して、Bを担当している介護支援専門員は、地域のなかで支えあう仕組みができないかを考え、社会福祉協議会に所属しているコミュニティ・ソーシャルワーカーに相談することにした。

[2] 働きかけ

(1) 地域のネットワークの活用

①自治会長、民生委員、ボランティア活動者等で構成されるC地区住民協議体において、地域で暮らす認知症高齢者に関する話し合いを継続的に実施した。

②C地区の地域包括ケア会議のなかでAが在宅介護の状況を話す機会を設定し、そのなかでAは在宅介護者が話し合える組織の結成（介護者の会）や、介護者や認知症高齢者が集まれる場が地域の中にほしいと訴えた。

(2) 新しいプラットフォームの設定

①C地区で実施した認知症サポーター養成講座修了者有志で地域の中で何ができるのかを話し合う場を作った。

②民生児童委員、地域包括支援センター、社会福祉協議会等の関係機関による支援会議の場を設け、情報共有の徹底を図った。

(3) 個別課題の普遍化

①在宅介護者への聞き取り調査を地域で取り組んだ。

②C地区で認知症高齢者に関する学習会を実施した。あわせて在宅介

プラットフォーム
地域福祉の担い手である市民、関係団体、事業者、行政などが幅広く参加し、情報交換や話し合いなどを行いながら、連携を図っていく場。

197

護者の声を聴く機会を持つことにした。

[3] 成果・課題

C地区では、上記の取組みをした結果、介護者と地区住民有志が主体となり認知症カフェを立ち上げた。

また、認知症カフェのなかに専門職による相談コーナーを新たに設けて、C地区内にある介護保険事業所に所属している介護支援専門員等が協力するようになった。

一方、課題としては個人情報保護の壁がある。認知症高齢者問題は特別な問題ではなく、社会一般に浸透してきてはいるが、やはり他の人に知られたくないという思いを持っている住民も存在する。地域の中で生きづらさを抱えている住民の情報をどのように共有していくか、住民の理解や仕組みづくりを含めて今後の課題である。

認知症カフェ
認知症および介護者や地域住民、専門職等が集うカフェ。自由に開設できる。

E. コミュニティ・ソーシャルワークの展望

日本においては、地域を基盤にさまざまな主体が協働するなかで、支え合いの仕組みの構築が目指されており、コミュニティ・ソーシャルワークによる援助は重要となる。しかし、コミュニティ・ソーシャルワークについては、実践事例を積み重ねるなかで援助技法の確立が求められる。

注)
(1) 大橋謙策「コミュニティソーシャルワークの機能と必要性」『地域福祉研究』33, 2005, pp.4-15.
(2) 前掲書 (1), 2005. p.12.
(3) 日本地域福祉研究所『コミュニティソーシャルワークの理論』コミュニティソーシャルワーク実践者養成研修テキスト, 2005, pp.17-19.

参考文献 ●大橋謙策・手島陸久・千葉和夫・辻浩編『コミュニティソーシャルワークと自己実現サービス』万葉舎, 2000.
●上野谷加代子・松端克文・斉藤弥生編『対話と学び合いの地域福祉のすすめ―松江市のコミュニティソーシャルワーク実践』全国コミュニティライフサポートセンター, 2014.

演習問題

①コミュニティ・ソーシャルワークの概要を整理してみよう。

②コミュニティ・ソーシャルワークの実践事例を文献やウェブサイトで調べ、その事例において用いられている援助技法を確かめてみよう。

2. 地域福祉計画

A. 地域福祉計画とは

　2000（平成12）年の社会福祉事業法の改正（現社会福祉法）以降、狭義の地域福祉計画とは市町村が策定する計画を指すものとなっている。しかしながら、社会福祉法107条に明記されるまでわが国には地域福祉に関する計画が存在しなかったわけではなく、その源流は1950年代の全国社会福祉協議会の活動理論にまでさかのぼることができる。

　その後の流れとして、わが国の地域レベルでは、社会福祉協議会と市町村のそれぞれが主体となって福祉分野の充実が図られてきた。社会福祉協議会は、地域の組織化、資源の調整、住民参加（住民参画）などに力点を置くものであり、市町村は行政計画として、地域開発の一環である福祉基盤の整備に端を発しつつ、高齢者・障害者・児童などの分野別の福祉計画へと発展してきたものであった。2000（平成12）年の改正は、それまでの社会福祉協議会および市町村の二元的体制を見つめ直すとともに、戦後の措置制度からの脱却を図ることを目指したものであり、わが国の地域福祉計画をめぐる環境は新たな段階に入ったものとして捉えられる。

　なお、行政計画としての地域福祉計画は、より親しみやすい名称を用いており、社会福祉協議会による地域福祉活動計画もまた同様である。そして、現在では小学校区または中学校区を基本単位として、地域住民による行動計画（地区福祉計画など）も策定されつつある。

　実地での理解に際しては、策定主体に着目した整理とともに、計画の内容においての整理が必要である。いずれの計画内容も一定の地域を区域として、当該地域で生活するすべての住民（対象を限定しない）の福祉の向上を目的とする計画を、地域福祉計画として捉えることができる。

B. 市町村地域福祉計画の現状と課題

　社会福祉法に市町村地域福祉計画が明記されたことを受け、2003（平成15）年度以降、全国の市区町村で地域福祉計画の策定が進みつつあるが、なおいくつかの課題を有している（**表5-2-1**）。

　全体でも16.1%、町村に限定すれば927町村の1/4以上（25.1%）で地

社会福祉法107条
（市町村地域福祉計画）

地域福祉計画をめぐる環境
これまでの地域福祉計画の支柱となった理論。
①コミュニティ・オーガニゼーション
②コミュニティ・ディベロップメント
③コミュニティ・ケア
④コミュニティ・アクション

策定主体
策定主体別に計画名称を整理することが可能である。
①市町村：「地域福祉計画」
②都道府県：「地域福祉支援計画」
③社協：「地域福祉活動計画」など
④住民：「地域福祉行動計画」など

表 5-2-1　地域福祉計画の策定状況（平成 30 年 4 月 1 日時点）

	① 策定済	② 策定済	①～②計	策定未定	計
市区（n = 814）	90.9%	3.3%	94.2%	5.8%	100.0%
町村（n = 927）	62.1%	12.7%	74.8%	25.1%	100.0%
計（n = 1,741）	75.6%	8.3%	83.9%	16.1%	100.0%

出典）厚生労働省「全国の市町村地域福祉計画及び都道府県地域福祉支援計画等の
　　　策定状況について」

域福祉計画策定の予定がない。策定義務が課せられている高齢者福祉計画
や障害者計画などとの差は歴然としている。また、都道府県別では、12
府県で策定済の市町村が 100％となる一方で、40％台にとどまっている県
もあるなど、地域差も未だ顕著なものがある。

　次に、従来の分野別計画との整理および、地域福祉計画の範囲の設定に
関する課題が挙げられる。従来は、既存の分野別計画で地域住民や団体と
の連携その他の取組みがなされてきたが、後発の地域福祉計画は、これら
の既存諸計画との整合を図る必要があるとともに、既存諸計画では対象と
ならなかった者をソーシャル・インクルージョンの視点で捉えることも必
要である。また、地域福祉計画はその最広義の場合には、市町村の総合計
画に近似する（**図 5-2-1**）。これは「地域」ではなく「福祉」の考え方を広
狭いずれの立場に置くかによるものである。広義の場合には、それらを調
整、指揮統括する部署の権限および能力とともに、住民参加（参画）と協
働が確固たるものでなければ画餅に帰すものとなろう。

ソーシャル・インクルー
ジョン
social inclusion
すべての人びとを孤立や
孤独、排除、摩擦から援
護し、社会の一員として
包み支えるという理念。
社会連帯につながる共生
社会の実現を意味してい
る。

図 5-2-1　地域福祉計画のイメージ

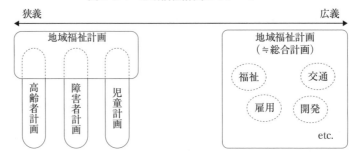

C. 地域福祉計画の必要性（事例の検証を通じて）

　関東地方の A 市では、県からの指導にもかかわらず地域福祉計画は
2015（平成 27）年 3 月まで策定されなかった。

　実は、A 市では、「（事後の）障害に対する支援」として障害を捉える
のではなく、「（将来の可能性としての）障害に対する計画」としてその視

点を180度転換することで、全市民を対象に、すべてのライフステージにわたってその支援策を講じていた。同時に、各項目では、行政だけでなく、企業・事業者や市民の役割を列挙している。A市の障害者計画・障害福祉計画は、他の自治体のそれとは異次元のものであり、地域福祉計画そのものであった（A市では障害者計画を「市民プラン」と称している）。

逆に、他県では必要に迫られ地域福祉計画を策定したものの、市民の参加が不十分、目標設定がないなど、単に財政的視点から公的責任の転嫁を目的としたものも存在する。形式的な理解でなく、内容による理解が必要と前述した理由はここにあり、確かな見きわめの眼をもつことが、地域福祉計画の必要性を理解する最適な方法であるといえる。

D. 地域福祉計画とソーシャルワーク

市町村地域福祉計画においては、住民の参画と協働は不可欠である。計画策定への参加はいうまでもなく、計画に盛り込まれた事項の推進にかかる具体的な活動、さらには計画の評価など、ほぼ全面にわたるものである。しかしながら、すべての地域で住民参加（参画）と協働が自発的に行われるわけではない。そのような場合に、ソーシャルワーカーが果たす意義と効果は大きなものがあると言える。

従来の個別の対人援助を中心としたソーシャルワークに加え、地域（コミュニティ）そのものの自立と活性化を図るための活動が求められることとなる。このような活動の拠点としては、地域包括支援センター（介護保険法）や基幹相談支援センター（障害者総合支援法）、子育て支援センター（児童福祉法）などの機関が挙げられるほか、施設において地域支援を担う部門の職員、さらにはNPO法人などで地域活動に従事する者も、コミュニティ・ソーシャルワークの重要な一翼を担っているといえる。

演習問題

次の項目について自分の住む市町村の地域福祉計画を調べてみよう。
①地域福祉計画が策定されているか。策定されていない場合には個別計画にこれに類する事項が盛り込まれているか。
②地域福祉計画の守備範囲はどうか、また、具体的な目標設定があるか。
③住民の参画・協働と公的責任の関係はどうか（公的責任の転嫁はないか）。

3. 住民参加

A. 地域福祉における参加の意義

[1] 住民参加の背景

　地域福祉における住民参加の必要性には、いくつかの異なる文脈がある。第1は、民間サービスの活用である。地域住民の多様なニーズを充足するためには、行政サービスのみでは対応できないというものである。第2は、行政職員や専門家による独善への危惧である。問題を抱える当事者の視点を踏まえて制御していかねばならない。第3は、急激な社会変動への対応である。コミュニティの崩壊から再生まで問題を共有せねばならない。

[2] 住民参加の目的と参加の形態

　「地域福祉は、住民不在の一方的なサービス活動であってはならない」[1]と指摘したのは岡村重夫であった。岡村は常に地域住民の自発的な参加と社会的成長を援助する視点を大切にしていた。また彼は、地域福祉の政策や計画を含めて、地域福祉サービス（地域福祉活動）全般に対する住民参加の目的を3つ挙げていたが、ここでは次のように5つに再整理してみる[2]。

①福祉サービスの計画や運営の方針が、少数の権力エリート層や一部の官僚によって決定されることを避ける。

②住民や福祉サービス利用者の意図や目的をサービスの計画・運営方針に反映する。

③福祉行政の専門化とそれに伴う官僚制の割拠主義ないしバラバラ行政の弊害を是正する。

④プロフェッショナリズムの閉鎖性に対するアマチュアリズムのチェック的機能を発揮する。

⑤個人生活に埋没し、政治や行政に無関心になりがちな住民に対して、必要な地域社会や福祉についての情報を提供する。

　参加の目的に視点を置いた中嶋光洋の整理によれば[3]、地域福祉への参加の形態は、①自助的な協働活動、②援助・サービス供給活動、③政策決定・計画立案、④組織的圧力行動からなる。地域福祉計画など福祉計画との関連では②と③がとりわけ重要であり、その参加機能を高める手法が求められているといえる。

自助的な協働活動
地域を基盤として行われる住民の自主的な地域組織活動、福祉サービスの利用者・対象者自身によって行われる自助的・組織的活動への参加を指す。

援助・サービス供給活動
福祉現場の従事者、制度に基づく委嘱・任命、福祉サービス供給の有償の担い手、ボランティアとしての参加を指す。

政策決定・計画立案
政策立案や政策決定に参与する行政職、審議会・政策にかかわる委員会の委員、公聴会・行政との対話集会など、社会福祉協議会などが行う計画策定への参加を指す。

組織的圧力行動
政策の変更や資源の造成を迫るソーシャルアクション、公害や事故など問題原因の発生源に対して展開する運動への参加を指す。

B. 地域福祉の推進に必要な住民参加

福祉サービスを必要とする住民誰もが完全参加ができる地域社会をつくりだそうというのが、今日的な考え方である。以下、確認しておく（**図5-3-1**）。

Ⅰでは、要支援者は何のサービスも受けておらず、地域で孤立している状態なので、ニーズ発見に結びつけなくてはならないステージである。

Ⅱでは、サービス事業者が要支援者のニーズにアプローチしており、要支援者はいくつかのサービスを受けている状態である。ただ、サービスは

図5-3-1　地域福祉推進と住民参加

○要支援者以外の地域住民（地域住民）　　・枠内は地域社会を指す。
●支援を要する地域住民（要支援者）　　　・点線はネットワークを指す。
◎サービス事業者　　　　　　　　　　　　・矢印はサービスや相互関係を指す。

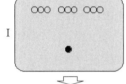

Ⅰ
- 要支援者はどんなサービスも受けていない。
- 地域で要支援者は孤立している。

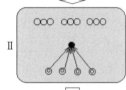

Ⅱ
- 要支援者はサービスを受けるが、サービスは個々ばらばらに提供されている。
- 地域で要支援者は、依然として孤立している。

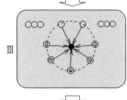

Ⅲ
- 要支援者はケアマネジメントされたサービスを受けている。
- 地域住民の一部が民間によるサービス・サポートに参加するようになる。
- しかし、要支援者は地域において「支援すべき特別な存在」である。

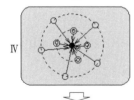

Ⅳ
- 多くの地域住民が民間によるサービス・サポートに参加するようになる。
- しかし、この場合でも、要支援者が地域において「支援すべき特別な存在」であることに変わりはない。

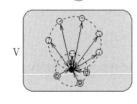

Ⅴ
- 地域住民が要支援者を「支援すべき条件を持ってはいるが、人格は平等・対等である」と意識することによって、要支援者は「特別な存在」ではなく「対等の存在」となる。これがノーマライゼーションの地域社会であり、住民の意識変革が大前提である。住民参加が不可欠とする理由はここにある。
- 要支援者は、地域の他の住民と同格の地域社会の構成員として社会に参画し、自立・自己実現を図る。

出典）社会保障審議会福祉部会「市町村地域福祉計画及び都道府県地域福祉支援計画策定指針の在り方について（一人ひとりの地域住民への訴え）」2002年1月28日.

個々ばらばらに提供されており、要支援者は依然として地域で孤立している。要支援者が住民ともつながらないステージである。

Ⅲでは、要支援者はケアマネジメントによるコーディネートされたサービスを受けている。そして、地域住民の一部がインフォーマルなサービス・サポートにも参加している。しかし、要支援者は地域において「支援すべき特別な存在」としか考えられていない。要支援者がフォーマルなサービスを中心にして支えられているステージである。

Ⅳでは、多くの地域住民が参加するようになり、サービスもきちんと組み合わせて送り届けられている。しかし、この場合でも、要支援者が地域において「支援すべき特別な存在」にみられていることに変わりはない。要支援者がサービスを、単に受けているだけのステージである。

Ⅴでは、ネットワーキングにより地域住民と要支援者とのつながりが構築されている。地域住民は要支援者を「支援すべき条件を持ってはいるが、人格は平等・対等である」と意識しているので、要支援者は「特別な存在」ではなく「対等の存在」となっている。これがノーマライゼーションの地域社会であり、住民の意識変革が大前提である。住民参加が不可欠な理由はここにある。要支援者としては、地域の他の住民と同格の地域社会の構成員として社会に参画し、自立・自己実現が図れている。個人の尊厳が保持された、自分らしくその人らしい暮らし方が可能なステージである。

注)
(1) 岡村重夫『地域福祉研究』柴田書店，1970，p.125.
(2) 岡村重夫『地域福祉論』社会福祉選書1，光生館，1974，pp.88-89.
(3) 中嶋光洋「地域福祉と参加」福武直・一番ケ瀬康子編『都市と農村の福祉』明日の福祉7，中央法規出版，1988，p.214.

参考文献 ●『住民参加による地域福祉推進に向けた人材養成のあり方』全国社会福祉協議会・住民参加の地域福祉計画づくりに関する人材開発研究委員会，2003.
●中島康晴『よくわかる 地域包括ケアの理論と実践―社会資源活用術』介護福祉経営士実行力テキストシリーズ7，日本医療企画，2014.
●鎌田實『「わがまま」のつながり方』中央法規出版，2017.

演習問題

①地域福祉の推進にはどのような住民の参加が必要か考えてみよう。
②地域福祉の推進に必要な住民参加の手法について調べてみよう。

4. 地域福祉のサービス評価

A. 地域福祉サービス（実践）の特徴

[1] 特徴と求められる視点

　複雑化する地域課題の解決において、1つのサービスが直接的に課題解決に結びつくことは期待できない。目標の達成のためには、個々の福祉活動・事業等のサービスを関連づけて再構築することが必要となる。地域福祉におけるサービス（実践）の特徴として、第1に、多様な主体の参加および働きかけにより提供（展開）される、第2に、地域福祉の推進を実現するために、各サービスを関連づけたり、種々のサービスを総合的に展開させるという特徴がある（**図5-4-1**）。

図5-4-1　地域福祉サービス提供において求められる視点

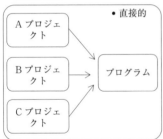

[2] 地域福祉領域の評価の困難性

　地域福祉領域を評価することの困難性については、①活動の多様性、②地域福祉領域の援助過程が長期間にわたるため成果が見えにくい、③介入していく対象が多岐にわたる、などが挙げられる。

B. 地域福祉のサービス評価

[1] プログラム評価とは

　地域福祉サービスを評価するには、前述のプログラムを意識した体系的な評価、すなわちプログラム評価の視点が重要となる。

　プログラム評価に関するさまざまな手法、考え方について、ロッシら

ニーズアセスメント
人（個人）に対してだけ
ではなく、地域に対する
ニーズアセスメントを行
う。とりわけ、地域福祉
援助を展開していくうえ
では、地域福祉に関する
活動に携わるボランティ
ア活動者やグループはも
とより、地域の社会資源
等の把握も重要な要素と
なる。

セオリー評価
すべてのプログラムは何
らかの計画や青写真に基
づいて事前に計画され
る。もし、計画段階にお
いて理論や仮説に欠陥が
あると、事業を実施して
もうまく実行されないか
失敗する可能性が高くな
る。このプログラムの計
画を、事前から事後にわ
たって行われるの評価の
こと。

プロセス評価
プログラムがどの程度当
初のデザインどおり実施
されているか、プログラ
ム実施によって計画され
た質と量のサービスがど
の程度提供されているか
の2点を評価する。

アウトカム評価
個人や集団がプログラム
により得られる利益や変
化を指し、主に利用者や
住民、受益者側の行動、
態度、知識、認識、価値
観、状態といった側面の
変化について評価を行
う。

効率性評価
投入資金によってどれだ
けの成果を算出し、社会
的便益が生み出されたの
かの評価を行う。

エビデンス
ある介入法が当該課題に
対して効果があることを
示す証拠や検証結果、臨
床結果を指す。

（Rossi, Lipsey, and Freeman）は、プログラム評価を、①ニーズアセスメント、②プログラムのデザインと理論とのアセスメント（セオリー評価）、③プログラムのプロセスと実施のアセスメント（プロセス評価）、④プログラムのアウトカム／インパクトのアセスメント（アウトカム評価という）、⑤費用と効率のアセスメント（効率性評価）、からなる5階層を示しており下層に位置する評価が成立することによって、はじめて上層に位置する評価を行う意義があるとしている[1]。

［2］評価の視点

（1）評価の目的（なぜ評価するのか）

評価の目的としては大きく2つある。第1は、評価結果を踏まえて業務を改善していくこと、第2は、サービス利用者および利害関係者に当該サービスの必要性や妥当性、サービスの改善点等を説明していくことである。これらを行うことで、当該サービスがより利用者や参加者にとってよりよい内容になっていくのである。

（2）評価の主体（だれが評価するのか）

評価の主体については、本人もしくは提供機関自身による自己評価、多様な主体により総合的に評価する参加型評価、利害関係のない第三者による第三者評価がある。評価の目的を踏まえ、適切な評価主体を選択することが大切である。

（3）評価の実施時期（いつ評価するのか）

評価をどの時点で実施するかによって大きく事前、プロセス、事後の3つに分類される。第1の事前評価については、当該サービスの実施方法や費用対効果などを踏まえ、その必要性や妥当性を検証する。第2のプロセス評価については、サービス実施から成果に至るまでの"過程（プロセス）"に着目し、サービスが本来の目的を意図して実施しているのか、サービス実施方法等に課題や問題がないかを判断する。第3の事後評価については、サービス実施後に行うもので、当該サービスを実施した結果、利用者や関係者に変化があったのか、意図した結果や成果を導きだしたかを判断するものである。

（4）評価の方法（どのように評価するのか）

評価の方法については、定量的評価と定性的評価がある。定量的評価とは、評価結果を数値で示す評価方法である。近年、当該事業の必要性や効果等について根拠を示すことが求められてきた。すなわちエビデンスの視点である。エビデンスの提示については特に客観性が重視されており、数値や統計結果を評価に活用することが求められてきた。他方、地域福祉サ

ービスは、数値や統計検定で説明できないことも多い。その際には、サービス提供によるサービス利用者の変化に関して、言語を用いて記述する定性的評価がある。

両者の方法を適切に活用しながら評価することが大切である。

[3] 評価の展望

地域福祉サービスの評価を行うには、市町村行政が策定する地域福祉計画、利用者等に提供されるサービス、住民をはじめ多様な主体が参加する地域福祉活動等、広範囲にわたる評価を実施する必要性がある。

加えて、SDGs（持続可能な開発目標）に代表されるように国際的な動向も踏まえた地域福祉領域の評価も求められる。

SDGs:
Sustainable
Development Goals
持続可能な開発目標
2015 年の国連サミットで「持続可能な開発のための 2030 アジェンダ」に掲げられた、国際的な開発目標のこと。

注）
(1) ロッシ，P. H.，リプセイ，M. W. ＆フリーマン，H. E. 著／大島巌・平岡公一・森俊夫・元永拓郎監訳『プログラム評価の理論と方法―システマティックな対人サービス・政策評価の実践ガイド』第 2 版，日本評論社，2008.

参考文献
●瓦井昇『地域福祉方法論―計画・組織化・評価のコミュニティワーク実践』大学教育出版，2011.
●山谷清志『政策評価』BASIC 公共政策学 9，ミネルヴァ書房，2012.
●ロッシ，P. H.，リプセイ，M. W. ＆フリーマン，H. E. 著／大島巌・平岡公一・森俊夫・元永拓郎監訳『プログラム評価の理論と方法―システマティックな対人サービス・政策評価の実践ガイド』第 2 版，日本評論社，2008.

演習問題

①地域福祉サービスの評価を行うことが困難な要因を考えてみよう。

②プログラム評価の 5 階層について整理してみよう。

③SDGs について調べてみよう。

第6章 演習・実習体験から学ぶ相談援助

1

相談援助の拠り所となるグローバルな
ソーシャルワークの定義、倫理綱領を理解し、
戸惑い、不安を感じるときに立ち戻れるようにする。

2

相談援助実習での個別体験がスーパービジョンを通して
より実践的な倫理・知識・技術として獲得できるようにしていく。

3

具体的な援助場面を再構成したプロセスレコードが活用でき、
相談援助技術のグレードアップができるようにする。

1. ソーシャルワークの拠り所

A. ソーシャルワークの新定義

[1] ソーシャルワーク専門職のグローバル定義

「相談援助の基盤と専門職」「相談援助の理論と方法」「相談援助実習指導」などで頻繁に出てくるものである。ソーシャルワーク実践の根拠、頼りになるものでもあり、改めて「相談援助演習」においても確認する。

ソーシャルワーク専門職のグローバル定義

ソーシャルワークは、社会変革と社会開発、社会的結束、および人々のエンパワメントと解放を促進する、実践に基づいた専門職であり学問である。社会正義、人権、集団的責任、および多様性尊重の諸原理は、ソーシャルワークの中核をなす。ソーシャルワークの理論、社会科学、人文学、および地域・民族固有の知を基盤として、ソーシャルワークは、生活課題に取り組みウェルビーイングを高めるよう、人々やさまざまな構造に働きかける。

この定義は、各国および世界の各地域で展開してもよい。

この定義の発端は、旧定義が採択された2001年以降、多数のアジア・アフリカ諸国が国際会議に参加するようになり、欧米諸国によって定義された既存のソーシャルワークに対し違和感を覚えたことによる。そうしたことがあり2014年に新たに採択されたのが「ソーシャルワーク専門職のグローバル定義」であった。

新たに採択された新定義で見られるように、社会変革、社会開発、社会的結束および人びとのエンパワーメントと解放の促進を第一文に掲げている。また、その中核をなす原理として、社会正義や人権に加え、人びとが相互および環境に責任をもつことで個人の権利が実現するといった観点から、集団的責任という考え方を明記している。さらに地域性を含めた多様性の尊重を強調していることが読み取れる。

［演習問題 1］　中核概念

ソーシャルワーク専門職の中核となる任務・原則・知・実践とは何だろう。専門職団体のウェブサイトなどを手がかりに調べてみよう。

社会変革

社会開発

社会的結束

エンパワーメント

解放の促進

社会正義

人権

集団的責任

多様性の尊重

210

［2］アジア太平洋地域における展開

　「この定義は、各国および世界の各地域で展開してもよい」という一文を根拠として、ソーシャルワークのグローバル定義は、各地域および各国において具体的展開が詳述可能な重層構造へと発展している。

　アジア太平洋地域では 2016 年に「ソーシャルワーク専門職のグローバル定義のアジア太平洋地域における展開」を採択した。

ソーシャルワーク専門職のグローバル定義のアジア太平洋地域における展開

　アジア太平洋地域は多くの異なるコミュニティと人々を代表している。本地域は、地域内移住に加え、地域固有及び植民地化の歴史によって形成されてきた。世界で最も豊かな国々の一部に加え、経済的に最も困窮している国々の一部もこの地域に含まれている。異なる宗教的・哲学的・政治的な視点をもつ西洋と東洋、また南半球と北半球が交わる地域である。気候変動、限りある資源の濫用、自然災害及び人災による深刻な影響を受けてきた地域でありながらも、地域内の人々のストレングスとレジリエンス[(1)] が繰り返し示されている。

　アジア太平洋地域におけるソーシャルワーク専門職は以下を重視する：

- ニーズが満たされ、人権と尊厳が守られることにより、全ての人々に適切な社会的な保護が提供されることを保障するにあたり、我々専門職によるケアと共感を実現する
- 人々の生活における信仰、スピリチュアリティまたは宗教の重要性を容認し、また様々な信念体系を尊重する
- 多様性を賞賛し、対立が生じた際に平和的な交渉を行う
- ソーシャルワーク実践において、クリティカル[(2)] で、研究に基づく実践／実践に基づく研究の諸アプローチと共に、地域内の民族固有の知及びローカルな知と営みを肯定する
- 環境保全において革新的で、持続可能なソーシャルワークと社会開発実践を推進する

---

(1) 困難や苦境に直面しながらも平衡状態を維持する能力とされ、「復元力」「精神的回復力」「抵抗力」「耐久力」などと訳されることもある。
(2) クリティカルとは、実践を科学的・合理的見地から吟味し、また検証を加え、常に最良の実践をめざすことを意味する。

＝＝＝＝＝＝＝＝＝＝＝＝＝＝＝＝＝＝＝＝＝＝＝＝＝＝＝＝

　2016 年 6 月ソウルにおける国際ソーシャルワーカー連盟アジア太平洋地域（IFSW-AP）総会及びアジア太平洋ソーシャルワーク教育連盟（APASWE）総会において「アジア太平洋地域における展開」を採択。日本語訳の作業は社会福祉専門職団体協議会と（一社）日本社会福祉教育学校連盟が協働で行った。2016 年 11 月 14 日、IFSW-AP 及び APASWE としての日本語訳「アジア太平洋地域における展開」を決定した。

---

［3］日本における展開

　日本では、2015（平成 27）年 7 月より「日本における展開案」の策定に着手し、各種団体主催のセミナー等において検討し、パブリックコメン

ソーシャルワーカーデー
毎年3月第3火曜日が世界ソーシャルワーカーデーである。2017（平成29）年4月1日から日本ソーシャルワーカー連盟がスタートしており、2017年世界ソーシャルワーカーデーを記念して4団体は各会長等によるビデオメッセージを作成している。日本ソーシャルワーカー連盟の前身は、社会福祉専門職団体協議会である。日本ソーシャルワーカー協会、日本社会福祉士会、日本医療社会福祉協会、日本精神保健福祉士協会で構成され、国際ソーシャルワーカー連盟に日本国体表として加盟していたが、日本ソーシャルワーカー連盟へ名称変更し、2017年3月20日に新名称の披露を東京で行った。

トの募集を行い、専門職、研究者等から広く意見が集められた。その詳細は2016（平成28）年7月のソーシャルワーカーデーにおいても報告されている。また、2016年11月に最終案がまとまり、各団体に報告がなされ、2017（平成29）年6月までに「グローバル定義の日本における展開」を承認するに至っている。

グローバル定義の日本における展開

　日本におけるソーシャルワークは、独自の文化や制度に欧米から学んだソーシャルワークを融合させて発展している。現在の日本の社会は、高度な科学技術を有し、めざましい経済発展を遂げた一方で、世界に先駆けて少子高齢社会を経験し、個人・家族から政治・経済にいたる多様な課題に向き合っている。また日本に暮らす人々は、伝統的に自然環境との調和を志向してきたが、多発する自然災害や環境破壊へのさらなる対応が求められている。

　これらに鑑み、日本におけるソーシャルワークは以下の取り組みを重要視する。

- ソーシャルワークは、人々と環境とその相互作用する接点に働きかけ、日本に住むすべての人々の健康で文化的な最低限度の生活を営む権利を実現し、ウェルビーイングを増進する。
- ソーシャルワークは、差別や抑圧の歴史を認識し、多様な文化を尊重した実践を展開しながら、平和を希求する。
- ソーシャルワークは、人権を尊重し、年齢、性、障がいの有無、宗教、国籍等にかかわらず、生活課題を有する人々がつながりを実感できる社会への変革と社会的包摂の実現に向けて関連する人々や組織と協働する。
- ソーシャルワークは、すべての人々が自己決定に基づく生活を送れるよう権利を擁護し、予防的な対応を含め、必要な支援が切れ目なく利用できるシステムを構築する。

　「日本における展開」は「グローバル定義」及び「アジア太平洋地域における展開」を継承し、とくに日本において強調すべき点をまとめたものである。

　「日本における展開」は「グローバル定義」および「アジア太平洋地域における展開」を継承し、とくに日本において強調すべき点をまとめたものである。日本のソーシャルワークは欧米から多くを学びながらも、独自の歴史や文化のなかで形成してきているが、「展開」に盛り込まれた内容は、今後10年間を見据え、日本が直面する喫緊の課題への対応を反映している。

　たとえば、世界にも稀な少子高齢社会の進展、そのなかで対応が迫られる地域包括ケアシステムの構築、地域共生社会の創造、また、経済格差の是正、社会的孤立・排除からの脱出である。一方、歴史的には、日本国内外の多様な差別や抑圧があり、その解放と平和への実践は大切である。加えて、自然災害をはじめて放射能被害を含む環境破壊への対応も重要である。

地域包括ケアシステム

地域共生社会

社会的孤立・排除

放射能被害

演習問題2 身近な地域のソーシャルワーク

自分が住んでいる身近な地域における（グローバル定義の）展開を考えて仲間と話し合ってみよう。

B. ソーシャルワークの旧定義

本定義は、新定義が採択されるまで最も標準的なものとして共通認識を得ておくべきものであった。

国際ソーシャルワーカー連盟（IFSW）のソーシャルワークの定義

（2000年7月27日モントリオールにおける総会において採択、日本語訳は日本ソーシャルワーカー協会、日本社会福祉士会、日本医療社会事業協会で構成するIFSW日本国調整団体が2001年1月26日決定した定訳である。）

定義*
　ソーシャルワーク専門職は、人間の福利（ウェルビーイング）の増進を目指して、社会の変革を進め、人間関係における問題解決を図り、人びとのエンパワーメントと解放を促していく。ソーシャルワークは、人間の行動と社会システムに関する理論を利用して、人びとがその環境と相互に影響し合う接点に介入する。人権と社会正義の原理は、ソーシャルワークの拠り所とする基盤である。

解説
　様ざまな形態をもって行われるソーシャルワークは、人びととその環境の間の多様で複雑な相互作用に働きかける。その使命は、すべての人びとが、彼らの持つ可能性を十分に発展させ、その生活を豊かなものにし、かつ、機能不全を防ぐことができるようにすることである。専門職としてのソーシャルワークが焦点を置くのは、問題解決と変革である。従ってこの意味で、ソーシャルワーカーは、社会においての、かつ、ソーシャルワーカーが支援する個人、家族、コミュニティの人びとの生活にとっての、変革をもたらす仲介者である。ソーシャルワークは、価値、理論、および実践が相互に関連しあうシステムである。

価値
　ソーシャルワークは、人道主義と民主主義の理想から生まれ育ってきたのであって、その職業上の価値は、すべての人間が平等であること、価値ある存在であること、そして、尊厳を有していることを認めて、これを尊重することに基盤を置いている。ソーシャルワーク実践は、1世紀余り前のその起源以来、人間のニーズを充足し、人間の潜在能力を開発することに焦点を置いてきた。人権と社会正義は、ソーシャルワークの活動に対し、これを動機づけ、正当化する根拠を与える。ソーシャルワーク専門職は、不利益を被っている人びとと連帯して、貧困を軽減することに努め、また、傷つきやすく抑圧されている人びとを解放して社会的包含（ソーシャル・インクルージョン）を促進するよう努力する。ソーシャルワークの諸価値は、この専門職の、各国別並びに国際的な倫理綱領として具体的に表現されている。

国際ソーシャルワーカー連盟
IFSW: International Federation of Social Workers
ソーシャルワーカーの国際的な組織で、スイスのベルンに連盟事務局がある。世界90ヵ国、約74.5万人が加盟しており、日本は約1万8000人が加盟している。

理論

　ソーシャルワークは、ソーシャルワークの文脈でとらえて意味のある、地方の土着の知識を含む、調査研究と実践評価から導かれた実証に基づく知識体系に、その方法論の基礎を置く。ソーシャルワークは、人間と環境の間の相互作用の複雑さを認識しており、また、人びとの能力は、その相互作用が人びとに働きかける様ざまな力—それには、生体・心理社会的要因が含まれる—によって影響を受けながらも、同時にその力を変えることができることを認識している。ソーシャルワーク専門職は、複雑な状況を分析し、かつ、個人、組織、社会、さらに文化の変革を促すために、人間の発達と行動、および社会システムに関する理論を活用する。

実践

　ソーシャルワークは、社会に存在する障壁、不平等および不公正に働きかけて取り組む。そして、日常の個人的問題や社会的問題だけでなく、危機と緊急事態にも対応する。ソーシャルワークは、人と環境についての全体論的なとらえ方に焦点を合わせた様ざまな技能、技術、および活動を利用する。ソーシャルワークによる介入の範囲は、主として個人に焦点を置いた心理社会的プロセスから社会政策、社会計画および社会開発への参画にまで及ぶ。この中には、人びとがコミュニティの中でサービスや社会資源を利用できるように援助する努力だけでなく、カウンセリング、臨床ソーシャルワーク、グループワーク、社会教育ワークおよび家族への援助や家族療法までも含まれる。ソーシャルワークの介入には、さらに、施設機関の運営、コミュニティ・オーガニゼーション、社会政策および経済開発に影響を及ぼす社会的・政治的活動に携わることも含まれる。ソーシャルワークのこの全体論的な視点は、普遍的なものであるが、ソーシャルワーク実践での優先順位は、文化的、歴史的、および社会経済的条件の違いにより、国や時代によって異なってくるであろう。

＊（注）

　ソーシャルワーク専門職のこの国際的な定義は、1982年に採択されたIFSW定義に代わるものである。21世紀のソーシャルワークは、動的で発展的であり、従って、どんな定義によっても、余すところなくすべてを言いつくすことはできないといってよいであろう。

社会福祉専門職団体協議会
わが国のソーシャルワーク職能団体は、特定非営利活動法人日本ソーシャルワーカー協会、公益社団法人日本医療社会福祉協会（前・日本医療社会事業協会）、公益社団法人日本社会福祉士会、公益社団法人日本精神保健福祉士協会、の4団体があり、各団体の代表者で組織されている。なお、2017（平成29）年4月より、日本ソーシャルワーカー連盟に名称変更している。

行動規範
その代表格として「社会福祉士の行動規範」がある。これは倫理基準から導かれたもので、社会福祉士の実践上の行動のためのガイドラインを示した固有の体系である。

C. ソーシャルワーカーの倫理綱領

　「ソーシャルワーカーの倫理綱領」は社会福祉専門職団体協議会を構成する4団体が共有する成果である。したがって、「ソーシャルワーカー」の主語は、たとえば「社会福祉士」と読み替えることにより活用されている。また本倫理綱領の取り扱いやそこから派生する「行動規範」の策定については各団体の判断に一任されている。

ソーシャルワーカーの倫理綱領

2005年5月21日	特定非営利活動法人日本ソーシャルワーカー協会承認
2005年5月28日	社団法人日本医療社会事業協会可決承認
2005年6月3日	社団法人日本社会福祉士会採択
2005年6月10日	社団法人日本精神保健福祉士協会承認

前　文

　われわれソーシャルワーカーは、すべての人が人間としての尊厳を有し、価値ある存在であり、平等であることを深く認識する。われわれは平和を擁護し、人権と社会正義の原理に則り、サービス利用者本位の質の高い福祉サービスの開発と提供に努めることによって、社会福祉の推進とサービス利用者の自己実現をめざす専門職であることを言明する。

　われわれは、社会の進展に伴う社会変動が、ともすれば環境破壊及び人間疎外をもたらすことに着目する時、この専門職がこれからの福祉社会にとって不可欠の制度であることを自覚するとともに、専門職ソーシャルワーカーの職責についての一般社会及び市民の理解を深め、その啓発に努める。

　われわれは、われわれの加盟する国際ソーシャルワーカー連盟が採択した、次の「ソーシャルワークの定義」（2000年7月）を、ソーシャルワーク実践に適用され得るものとして認識し、その実践の拠り所とする。

ソーシャルワークの定義

　ソーシャルワークの専門職は、人間の福利（ウェルビーイング）の増進を目指して、社会の変革を進め、人間関係における問題解決を図り、人々のエンパワーメントと解放を促していく。ソーシャルワークは、人間の行動と社会システムに関する理論を利用して、人びとがその環境と相互に影響し合う接点に介入する。人権と社会正義の原理は、ソーシャルワークの拠り所とする基盤である（IFSW; 2000. 7.）。

　われわれは、ソーシャルワークの知識、技術の専門性と倫理性の維持、向上が専門職の職責であるだけでなく、サービス利用者は勿論、社会全体の利益に密接に関連していることを認識し、本綱領を制定してこれを遵守することを誓約する者により、専門職団体を組織する。

価値と原則

Ⅰ（人間の尊厳）

　ソーシャルワーカーは、すべての人間を、出自、人種、性別、年齢、身体的精神的状況、宗教的文化的背景、社会的地位、経済状況等の違いにかかわらず、かけがえのない存在として尊重する。

Ⅱ（社会正義）

　ソーシャルワーカーは、差別、貧困、抑圧、排除、暴力、環境破壊などの無い、自由、平等、共生に基づく社会正義の実現をめざす。

Ⅲ（貢　献）

　ソーシャルワーカーは、人間の尊厳の尊重と社会正義の実現に貢献する。

Ⅳ（誠　実）

　ソーシャルワーカーは、本倫理綱領に対して常に誠実である。

Ⅴ（専門的力量）

　ソーシャルワーカーは、専門的力量を発揮し、その専門性を高める。

倫理基準

Ⅰ．利用者に対する倫理責任

1．（利用者との関係）

　ソーシャルワーカーは、利用者との専門的援助関係を最も大切にし、それを自己の利益のために利用しない。

2．（利用者の利益の最優先）

　ソーシャルワーカーは、業務の遂行に際して、利用者の利益を最優先に考える。

3.（受　容）

　ソーシャルワーカーは、自らの先入観や偏見を排し、利用者をあるがままに受容する。

4.（説明責任）

　ソーシャルワーカーは、利用者に必要な情報を適切な方法・わかりやすい表現を用いて提供し、利用者の意思を確認する。

5.（利用者の自己決定の尊重）

　ソーシャルワーカーは、利用者の自己決定を尊重し、利用者がその権利を十分に理解し、活用していけるように援助する。

6.（利用者の意思決定能力への対応）

　ソーシャルワーカーは、意思決定能力の不十分な利用者に対して、常に最善の方法を用いて利益と権利を擁護する。

7.（プライバシーの尊重）

　ソーシャルワーカーは、利用者のプライバシーを最大限に尊重し、関係者から情報を得る場合、その利用者から同意を得る。

8.（秘密の保持）

　ソーシャルワーカーは、利用者や関係者から情報を得る場合、業務上必要な範囲にとどめ、その秘密を保持する。秘密の保持は、業務を退いた後も同様とする。

9.（記録の開示）

　ソーシャルワーカーは、利用者から記録の開示の要求があった場合、本人に記録を開示する。

10.（情報の共有）

　ソーシャルワーカーは、利用者の援助のために利用者に関する情報を関係機関・関係職員と共有する場合、その秘密を保持するよう最善の方策を用いる。

11.（性的差別、虐待の禁止）

　ソーシャルワーカーは、利用者に対して、性別、性的指向等の違いから派生する差別やセクシュアル・ハラスメント、虐待をしない。

12.（権利侵害の防止）

　ソーシャルワーカーは、利用者を擁護し、あらゆる権利侵害の発生を防止する。

Ⅱ. 実践現場における倫理責任

1.（最良の実践を行う責務）

　ソーシャルワーカーは、実践現場において、最良の業務を遂行するために、自らの専門的知識・技術を惜しみなく発揮する。

2.（他の専門職等との連携・協働）

　ソーシャルワーカーは、相互の専門性を尊重し、他の専門職等と連携・協働する。

3.（実践現場と綱領の遵守）

　ソーシャルワーカーは、実践現場との間で倫理上のジレンマが生じるような場合、実践現場が本綱領の原則を尊重し、その基本精神を遵守するよう働きかける。

4.（業務改善の推進）

　ソーシャルワーカーは、常に業務を点検し評価を行い、業務改善を推進する。

Ⅲ. 社会に対する倫理責任

1.（ソーシャル・インクルージョン）

　ソーシャルワーカーは、人々をあらゆる差別、貧困、抑圧、排除、暴力、環境破壊などから守り、包含的な社会を目指すよう努める。

2.（社会への働きかけ）

　ソーシャルワーカーは、社会に見られる不正義の改善と利用者の問題解決のた

め、利用者や他の専門職等と連帯し、効果的な方法により社会に働きかける。

3.（国際社会への働きかけ）

　ソーシャルワーカーは、人権と社会正義に関する国際的問題を解決するため、全世界のソーシャルワーカーと連帯し、国際社会に働きかける。

Ⅳ.専門職としての倫理責任

1.（専門職の啓発）

　ソーシャルワーカーは、利用者・他の専門職・市民に専門職としての実践を伝え社会的信用を高める。

2.（信用失墜行為の禁止）

　ソーシャルワーカーは、その立場を利用した信用失墜行為を行わない。

3.（社会的信用の保持）

　ソーシャルワーカーは、他のソーシャルワーカーが専門職業の社会的信用を損なうような場合、本人にその事実を知らせ、必要な対応を促す。

4.（専門職の擁護）

　ソーシャルワーカーは、不当な批判を受けることがあれば、専門職として連帯し、その立場を擁護する。

5.（専門性の向上）

　ソーシャルワーカーは、最良の実践を行うために、スーパービジョン、教育・研修に参加し、援助方法の改善と専門性の向上を図る。

6.（教育・訓練・管理における責務）

　ソーシャルワーカーは教育・訓練・管理に携わる場合、相手の人権を尊重し、専門職としてのよりよい成長を促す。

7.（調査・研究）

　ソーシャルワーカーは、すべての調査・研究過程で利用者の人権を尊重し、倫理性を確保する。

D. 日本介護福祉士会倫理綱領

　日本介護福祉士会による倫理綱領は、その前文で「すべての人々」、「住み慣れた地域」、「安心して老いる」、「暮らし続けていく」をキーワードとするノーマライゼーション社会の実現を願ったものである。また「一人ひとりの心豊かな暮らし」を支える「専門職」として「最善の介護福祉サービス提供」のために努力することを宣言していることが注目できる。

　具体的内容は、①利用者本位・自立支援、②専門的サービスの提供、③プライバシーの保護、④総合的サービスの提供と積極的な連携、協力、⑤利用者ニーズの代弁、⑥地域福祉の推進、⑦後継者の育成となっている。

　介護福祉士は、単に「介護士」とされる場合も多い。しかし少なくとも「介護福祉士＝介護技術士」と考えることは妥当ではないと思われる。つまり、精神科ソーシャルワーカー、医療ソーシャルワーカーがあるように「介護ソーシャルワーカー」と捉えることも可能である。

日本介護福祉士会
全国の介護福祉士のネットワークを通じて心豊かな福祉社会を実現することを目指して活動している職能団体。社団法人としての立場から、介護福祉士の職業倫理の向上、介護に関する専門的教育及び研究を通して、その専門性を高め、介護福祉士の資質の向上と介護に関する知識、技術の普及を図り、国民の福祉の増進に寄与することを目的に掲げている。

E. ソーシャルワーカーの倫理綱領の見直し

　なお、2019（令和元）年5月27日現在、日本ソーシャルワーカー連盟（JFSW）倫理委員会によって「ソーシャルワーカーの倫理綱領（改定案）」がまとめられた。同年7月までの関係者のパブリックコメントを踏まえて JFSW 倫理綱領委員会で修正作業が行われ、最終的には JFSW 各団体の 2020 年度通常総会で採択が諮られる。

　この倫理綱領の見直しで注目できる点は、従来の「価値と原則」という見出しが「原理」に置き換えられていることが挙げられよう。そして、それぞれの構成要素としては、従来の「価値と原則」では「Ⅰ（人間の尊厳）」「Ⅱ（社会正義）」「Ⅲ（貢献）」「Ⅳ（誠実）」「Ⅴ（専門的力量）」の5項目であったのが、見直し後の「原理」においては、「Ⅰ（人間の尊厳）」「Ⅱ（人権）」「Ⅲ（社会正義）」「Ⅳ（集団的責任）」「Ⅴ（多様性の尊重）」「Ⅵ（全人的存在）」の6項目として再編成されていることが指摘できる。すなわち、これはソーシャルワークの新定義を反映した見直しとなっている。

参考文献　●秋山智久編『世界のソーシャルワーカー──養成・資格・実践』筒井書房，2012.
●ドルフマン, R. A. 著／西尾祐吾・上續宏道訳『臨床ソーシャルワーク』相川書房，1999.
●介護福祉学研究会監修『介護福祉学』中央法規出版，2002.
●宮嶋淳『日本型ソーシャルワーカーのアイデンティティ』ヘルス・システム研究所，2009.
●社団法人日本社会福祉士会倫理委員会編『社団法人日本社会福祉士会の倫理綱領解説書』社団法人日本社会福祉士会，2006.
●和気順子「ソーシャルワーク専門職のグローバル定義の日本における展開──グローカライズするソーシャルワークの再発見と構築」『学会ニュース』第75号，日本社会福祉学会，2017, pp.12-14.

　演習問題

①相談援助演習を学ぶ前と学んだ後では、何か違いがあることと思う。どのような援助技術が身についたかを点検してみよう。

②社会福祉の隣接分野、たとえば看護や臨床心理における倫理綱領を探索し、ソーシャルワーカーのそれと比較してみよう。

2. スーパービジョン

A. スーパービジョンはなぜ必要なのか—必要性と機能—

[1] 援助者を支える—支持的機能—

　対人援助の仕事は、その成果が目に見えて現れないことが多く、成果が現れても社会的に高く評価されることは多くないのが現状である。援助者は「これでよかったのか」と悩むことがある。また、対人援助には明確な手順がなく、思ったような成果を出せないこともある。そのために、援助者にはクライエントに対してだけではなく、組織や同僚、他職種との間にも過度で過剰なストレスが生じることがある。また、対人援助専門職の使命から自己覚知や社会的な規範、職業倫理が強調され、ストレスの度合いがますます大きくなる現状にあり、援助者自身が個人で行うストレスマネジメントでは限界がある。結果としてその負担を支えきれず、張りつめていた緊張がゆるみ、意欲や動機づけが乏しくなり、さまざまな心身症状となって現れることがある。このような症状のことをバーンアウト・シンドローム（燃え尽き症候群）と呼ぶ。バーンアウトを防ぎ、援助実践の質を向上させることが必要であり、支持的機能のスーパービジョンの必要性がある。

　支持的機能のスーパービジョンでは、スーパーバイザーは、援助者（スーパーバイジー）が自分自身の抱えているストレスの要因と向き合い、自らの力で改善や対処ができるよう、傾聴的に応答し支持的態度を明確に示す。

[2] 援助者を育てる—教育的機能—

　対人援助の仕事は、決まった手順で結果のわかった作業を行うものではない。生活問題を抱えたクライエントは一人ひとり固有の「人」であり、その問題も多種多様で、複雑に絡み合った状態にある。したがって、援助者は、学んできた知識と技術だけは十分とはいえず、ケースを通じて知識、技術、価値を統合していく必要があり、教育的機能のスーパービジョンの必要性がある。教育的機能のスーパービジョンでは、スーパーバイザーは、援助者（スーパーバイジー）が具体的なケースを通じて利用者や利用者の生活問題をどのように捉えているかを見極め、援助者として利用者の主観的な生活問題の捉え方を理解し寄り添うことができるように育成する。

ストレスマネジメント
ストレスと上手に付き合うための方法。予防も含めたストレス・コーピングやサポート・システムの利用などがある。

バーンアウト・シンドローム
burn-out syndrome
バーンアウトが生じる要因は、個人差要因と状況要因に大別される。近年のストレス研究では、状況要因を重視する傾向にある。

［3］組織環境や援助者を管理する—管理的機能—

　援助者は、組織やチームの中で対人援助実践を行っている。複雑な生活問題を抱えるクライエントに対して、組織内および他機関との連携、協力的な環境を整える必要がある。また、援助者は自分が所属する組織の目的や機能、その中で自分にはどのような役割が課せられているのかを知り、組織の一員として業務を遂行しなければならない。援助者が十分に能力を発揮し、組織の方針に沿った質の高い援助実践ができるように、組織環境や援助者を管理する管理的機能のスーパービジョンの必要性がある。

B. スーパービジョンはどのような形で行うのか—形態—

［1］スーパービジョンの構成要素

　スーパービジョンは5つの構成要素から成り立っている。①スーパーバイザー、②スーパーバイジー、③スーパービジョン関係、④契約、⑤過程である。

スーパーバイザー

（1）スーパーバイザー

　スーパーバイジーが専門職として成長していくように、スーパービジョンを行う人である。スーパーバイジーと契約を結んでいる間は、スーパーバイジーに対して責任を負う。スーパーバイジーを専門職として育てる一面と、スーパーバイジーが担当するクライエントに、より質の高い援助を提供するという間接的にクライエント援助を行うという側面がある。

スーパーバイジー

（2）スーパーバイジー

　スーパービジョンを受け、専門職として養成される人である。経験の浅い援助者や実習生だけでなく、ある程度経験を重ねた援助者であっても次の段階を目指したり、困難な援助場面に遭遇したり、スーパーバイザーになろうとする場合などは、スーパービジョンを受けることになる。

スーパービジョン関係

（3）スーパービジョン関係

　スーパーバイザーとスーパーバイジーの間に結ばれる関係である。スーパービジョンはこの関係を通して行われる。対人援助におけるクライエントと援助者の援助関係と、スーパービジョン関係は相互に深く影響し合っているといわれている。一方の関係で生じた感情や行動が、もう一方の関係の中で無意識のうちに同一化され繰り返される「パラレルプロセス」という現象が生じることが多い。

（4）契約

　スーパーバイザーとスーパーバイジーの間にスーパービジョン関係を結ぶ意思の確認を行うことである。意思を確認することで互いに責任が生じ

る。スーパービジョン開始にあたっては、①スーパービジョンの目標や課題の設定、②回数や時期、③実施場所、④費用、⑤形態と方法、⑥参加メンバー、⑦責任の範囲と約束、などの事項の確認が両者間で行われる。

(5) 過程

スーパービジョンは、援助者を専門職として養成する過程そのものであり、その過程を通じて、スーパーバイジー自らが自分の潜在的・顕在的な能力を活用し、成長する。スーパーバイザーはそれを側面的に援助するものである。

[2] スーパービジョンの形態

(1) 個人スーパービジョン

スーパービジョンの最も基本的な方法である。スーパーバイザーとスーパーバイジーが1対1の面接方式で行うものである。面接方式といっても、必ずしも構造化された方法だけではなく、日常的に対処困難なケースについて先輩や上司に時間を少し取ってもらい助言を受けるなども含めることができよう。この形態は、1つの事例を、援助者とクライエントの固有の援助関係を軸に、援助者であるスーパーバイジーの関心や思いに沿って深く掘り下げることができる。また、対人援助に影響を与える自己覚知に関する問題など、スーパーバイジー個人の問題を取り扱う時にも適している。

(2) グループスーパービジョン

スーパーバイザーを中心に、ケースカンファレンスや事例研究などの形式で行われていることが多い。組織内でのグループスーパービジョンでは、メンバーの仕事をしている環境や背景が同じであり、共通する関心事が多いので、相互理解がなされやすい。また、グループ内で意見交換を行うことで学習効果が高まりやすく、さらにメンバー間で支えられる体験を通してグループへの帰属意識を高めることができる。

(3) ライブスーパービジョン

スーパーバイザーがスーパーバイジーの実際の援助場面に同席したり、面接を記録した録音テープや録画映像を通じて行われる。したがって、援助技術の一般論ではなく、具体的な指導を受けることができるという利点がある。特に同席による形式では、スーパーバイジーが実際に体験している事柄に時間差なく助言できる点で有効である。

(4) ピアスーパービジョン

同僚間で行われる形態である。スーパーバイザーが存在しないが、緊張しない親しみやすい雰囲気で討論を進めることができる。ただし、各メンバーがスーパービジョンに関する基本的な知識と留意点を理解しておかな

ければ、単なるグループ学習にもなりかねない。

セルフスーパービジョン

(5) セルフスーパービジョン

　スーパーバイザーをおかず、自分自身で行う形態である。困難な援助場面を①体験した出来事、②その時に抱いた自分の気持ち、③自分の行動、④結果などに分けて記し、時間をおいて、その記録を再度読むことで、自分自身を客観視する方式である。スーパーバイザーをおかない形態であり、スーパービジョンとして確立するには今後も検討が必要であるが、スーパーバイザーが存在しない職場やスーパーバイザー自身のスーパービジョンの方法として重視されてきている。

ユニットスーパービジョン

(6) ユニットスーパービジョン

　1人か複数のスーパーバイジーに対して、複数のスーパーバイザーがスーパービジョンを行う形式である。主に、事例検討会や業務上の会議などの場で活用される。多様な指導を受けることができる点から、スーパーバイジーを育てるには有効な形態であると評価されているが、管理的機能を果たすスーパービジョンとして強く位置づけられる側面もあり、スーパーバイジーの心理的負担は大きいと考えられる。

C. スーパービジョンの進め方

[1] スーパービジョンの実施方法

　スーパービジョンでは、面接技法、グループワーク、事例研究、ロールプレイ、マッピング技法などの方法を活用する。すなわち、これらは対人援助で活用される基本的技法であり、スーパービジョン独自の実践方法があるわけではない。スーパーバイザーは、対人援助の基本技法をスーパービジョンを通してスーパーバイジーに伝授するのである。

事例研究
解決すべき問題や課題のある事象を個々に深く検討することによって、その状況や原因を明らかにする研究方法。

マッピング技法
焦点化された問題状況に対し、状況の改善に重要なきっかけを提供するために、生活環境の諸要因間の関係性とその全体相関性を地図のように表す記録方法の総称。ジェノグラム（世代関係図、家族関係図）、ファミリーマップ（家族図）、エコマップ（社会関係地図）などがある。近年はソシオグラムについても、マッピング技法の1つに位置づける傾向にある。

[2] スーパービジョンの留意点

　スーパービジョンを進める上でのいくつかの留意点があげられる。①緊急性の把握、②情報源の把握、③スーパーバイジーの取り組み能力の把握、④スーパーバイジーの評価能力の把握、⑤スーパーバイザーの評価能力の把握、⑥スーパービジョンの効果と限界の把握、などである。

[3] コンサルテーション

　スーパービジョンとコンサルテーションの区別は曖昧になりやすく、混同して使われていることがある。

　コンサルテーションとは、業務遂行上、ある特定の専門的な領域の知識

や技術について助言を得る必要がある時、その領域の専門家（コンサルタント）と相談、助言を受けることである。コンサルテーションの特徴は、①組織外あるいは他部署からの人材に依頼されて行われる、②直接、援助活動に関与しない、③専門分野に関する特別な知識や技能を教示する、④管理者としての機能を有しない、などがあり、これらの点がスーパービジョンと異なる。

参考文献
- 植田寿之『対人援助のスーパービジョン—よりよい援助関係を築くために』中央法規出版，2005.
- ニューフェルツ，S. A. 著／中澤次郎監訳『スーパービジョンの技法—カウンセラーの専門性を高めるために』培風館，2003.
- 福山和女・渡部律子・小原眞知子・浅野正嗣・佐原まち子編『保健・医療・福祉専門職のためのスーパービジョン—支援の質を高める手法の理論と実際』ミネルヴァ書房，2018.
- 一般社団法人日本社会福祉教育学校連盟監修『ソーシャルワーク・スーパービジョン論』中央法規出版，2015.
- カデューシン，A ＆ハークネス，D 著／福山和女監修／萬歳芙美子・荻野ひろみ監訳／田中千枝子編『スーパービジョン イン ソーシャルワーク（第5版）』中央法規出版，2016.

演習問題

①対人援助専門職にとって、スーパービジョンを行う必要性についてまとめてみよう。

②自分自身のスーパーバイザーとの関係を振り返り、「対等な人としての援助関係」「専門職業上の関係」「組織管理上の関係」の3側面がそれぞれどのような状況になっているか整理してみよう（実習指導者との関係も含む）。

③施設や機関にスーパービジョン体制を整えることのメリットについて考えてみよう。その際、利用者、援助者、スーパーバイザー、組織（施設や機関）等、それぞれの立場で整理してみよう。

3. プロセスレコード

プロセスレコード
process record

A. 対人援助とプロセスレコード

　プロセスレコードは信頼関係の形成や高度なコミュニケーション技術を身につける有効な学習方法の1つとして考えられる。

　プロセスレコードは当初、看護教育で用いられた。アメリカのペプロウによって開発されたのが最初であり、その後、オーランドやウィーデンバックによって改良された。1960年代に日本に紹介されて以来、近年では看護教育のみならず、介護教育、社会福祉教育そして広くはコーチングにいたるまで、その目的によってさまざまな領域で応用されている。

　ここでは、ソーシャルワークの対人援助場面にプロセスレコードを用いることの意義、また援助者のコミュニケーション技術の修得・向上を目的としたプロセスレコードの具体的記述方法について述べる。

ペプロウ
Peplau, Hildegard E.
看護しながら患者と自分について学ぶ1つの方法としてプロセスレコードを提唱。「患者の言動」「看護師の言動」「看護師の考察」「指導者による助言」で構成されたプロセスレコードを考案。

オーランド
Orlando, I. Jean
患者の言動と看護師が察知したり考えたりすることの間にどうしてもくい違いやずれが生じやすいことを指摘し、看護師自身の認識と努力の重要性について提唱。「患者の言動」「看護師の反応」「看護活動」で構成されたプロセスレコードを考案。

ウィーデンバック
Wiedenbach, Ernestine
看護場面の再構成を通して、自分の知覚したこと、考えたり感じたりしたことが自分の言動にどのように影響しているかについて自己評価するのに役立てることを提唱。看護師が「知覚したこと」「考えたり感じたこと」「言ったり行ったりしたこと」で構成されたプロセスレコードを考案。

B. プロセスレコードの意義

　援助者はプロセスレコードを用いて、利用者とかかわった場面を振り返り、利用者への理解を深めるとともに自分の言動が援助者として望ましい価値・倫理に基づいて効果的なコミュニケーション技法を用いて臨んでいるのかを省察することができる。ここで、援助者は現在の自己のコミュニケーションのパターンを知ることができ、援助者としての未熟さが具体的に確認・評価できるため、次の課題と目標へ結びつけるといった学習効果が期待できる。山口ら[1]も'体験的な「臨床経験」から「臨床の知＝経験」への高まり'の有効な手立てとしてプロセスレコードの活用を提案しており、高度なコミュニケーション技術の修得に役立つものと考えられる。

C. プロセスレコードの実際

[1] プロセスレコードの作成

　利用者とかかわった後、できるだけ早く、記憶の鮮明なうちに作成することが望ましい。援助者は自分の言動を思い起こし、やりとりの順に番号を付けて示す。また、口調や仕草など非言語も具体的に表現するとよい。

［2］ プロセスレコードの構成と内容

①利用者紹介：利用者のイメージしやすい特徴などを記述する。

②この場面の状況：かかわりの場面が理解しやすいよう、おかれている状況について簡単明瞭に要約した内容を記述する。

③利用者の言動：自分が知覚した利用者の言語的・非言語的な内容を丁寧に振り返り、順を追って記述する。

④私が考えたこと：利用者の言動に対して援助者として望ましい対応を模索する視点で考えた内容を記述する。

⑤私の言動：援助者として自分が知覚した自分の言語的・非言語的な内容を丁寧に振り返り、順を追って記述する。

⑥考察：次の４つのポイントにそって分析した内容を記述する。

焦点と態度	援助者が利用者と対話の際、その焦点がどこに向けられているか。また、援助者が利用者に対してどのような態度を示しているか。
意図と目的	援助者が利用者と行うコミュニケーションには、何らかの意図と目的を持っているか。
共感的応答	援助者が利用者に対して共感的に応答しているか。つまり、援助者が言葉・声・身体という３つのレベルから利用者がより話しやすくなるよう励ましているか。
傾聴	援助者と利用者のコミュニケーションの中で、利用者が伝えようとしている意味を、援助者が正確に受け取ろうとしているか。

⑦この場面がもつ意義と自己評価：プロセスレコードによる振り返りを通して気づいた自己のパターンや今後の課題について記述する。

演習問題

①実習で利用者とかかわった１つの場面を思い出し、プロセスレコードを作成してみよう。

②４〜５名のグループに分かれて、各自作成したプロセスレコードをメンバー同士で交換し、考察欄にコメントを付け加えてみよう。

③①と②を通して気づいた点について話し合ってみよう。

［3］ プロセスレコード事例

最後に、ある実習生のプロセスレコードの例を示す。

利用者紹介：氏名Ａ・Ｋ　　年齢82歳　　性別　女性　　要介護度3
３ヵ月前に特養入所。杖歩行だが、転倒の可能性あるため付き添いが必要。入所後、家族の面会はなく、部屋に閉じこもりがちである。

この場面の状況：食堂で昼食の配膳を待っているとき、突然立ち上がって玄関へ向かったため声をかける場面

利用者の言動	私が考えたこと	私の言動	考察
①玄関へと向かって行く。	②どうしたのだろう。声かけてみよう。	③（Aさんを追いかけて）「Aさん、どうされましたか？」	③開かれた質問を用いて状況を理解しようとしている。
④にっこり笑って「窓から私の息子の車が見えたので迎えに行くの。」	⑤とても嬉しそうだな。一緒に付き添って行こう。	⑥Aさんの肩に手を添えながら「息子さんがお見えになったのでとても嬉しそうですね。」	⑥言い替えを用いて傾聴を示すと同時に利用者の非言語に注目し感情の反映ができている。
⑦うなずきながら「早く行かないと。」といい、急ぐ。	⑧急いでいるようだ。見守りをかねて一緒に行こう。	⑨笑顔で「それでは一緒に行ってみましょうか。」	⑨非言語（笑顔）で感情の反映ができている。
⑩玄関まで行くが、誰も見あたらない。Aさんは玄関の周りを見渡す。	⑪誰かと見違えたのかもしれない。早く食堂に戻ろう。	⑫「息子さんは来ていないようなので食堂に戻りましょう。」	
⑬うつむいて小さな声で「もどらん。」	⑭困ったな。早く戻らないと食事が遅れる。	⑮「すぐ食事ですし、とりあえず戻りましょう。」	⑭⑮Aさんの気持ちを受容せず、説得している。
⑯険しい表情をし、大きな声で「あんたは何も分かっていない。」	⑰どうしよう。怒ったのかな。	⑱Aさんの表情を伺いながら「…」	⑱共感せず、黙り込んでいる。
⑲「…」しばらくして頭をうつむいたまま暗い表情で食堂へ向かって歩きだす。	⑳食事に間に合ってよかったけど、息子さんのことで落ち込んだのかな。励ましてあげないと。	㉑一歩離れて歩きながら「Aさん、息子さん早く来てくれるといいですね。」	⑳㉑共感しているものの、感情の反映ができていない。
㉒「…」			

注）
(1)　山口恒夫・山口美和「『体験』と『省察』の統合を目指す『臨床経験』──プロセスレコードを用いた『臨床経験』の研究の基本的視点」『信州大学教育学部紀要』112，2004，pp.121-131.

参考文献　●井上深幸・趙敏廷・谷口敏代・谷川和昭『対人援助の基本と面接技術──事例でわかるプロセスレコード』日総研出版，2004.
　●諏訪茂樹『対人援助のためのコーチング』中央法規出版，2007.
　●阪本恵子編『看護実践に活かすプロセスレコード──良いかかわりができるための具体展開（演習付）と事例集』廣川書店，1987.

第7章 ソーシャルワーク・マインドの実践

1. エンパワメント

A. エンパワメントとその対象

ソロモン
Solomon, B.

スティグマ
他者や集団によって個人に押し付けられた負のレッテル・烙印。

　ソーシャルワークとエンパワメントの関係性について論じたB.ソロモンによると、エンパワメントとは、「スティグマ化されている集団の構成メンバーであることに基づいて加えられた否定的な評価によって引き起こされたパワーの欠如状態を減らす（欠如を減らす＝増進する）」ことである[(1)]。現在では、多くの指摘に見られるように[(2)]、ソロモンが黒人の問題に対応するソーシャルワーク実践の中から見出したこの問題意識は、現代社会において抑圧され、「パワーの欠如状態」に追い込まれがちになっているあらゆる人びと（高齢者や障害のある人、貧困者……etc）に適用されるべき考え方となっている。また、2005（平成17）年に承認された日本ソーシャルワーカー協会の倫理綱領において「その実践の拠り所とする」とされている、

国際ソーシャルワーカー連盟（IFSW）のソーシャルワークの定義
➡ p.213 参照

国際ソーシャルワーカー連盟（IFSW）による「ソーシャルワークの定義」（2000〔平成12〕年）においても、エンパワメントの考えはその中心に据えられ、いまや特定の対象に限らず、ソーシャルワーク全般においてその基底をなす概念となっている。すなわち、エンパワメントとは、「個人、家族、集団あるいはコミュニティが、その個人的、対人関係的、社会経済的および政治的な影響力（パワー）を強め、それによってその取り巻く環境の改善を実現させていくこと、あるいはそれらが実現された状態」[(3)]のことを指している。それは利用者が、従来からのソーシャルワーカーとの「支援する─される」関係から脱却して、自らが社会資源としての力を発揮していくための過程である。ソーシャルワーカーはその過程に寄り添い、手を携えてともに進む存在として位置づけられる。

ストレングス視点
strengths perspective

B. ストレングス視点との関連

　エンパワメントという立場からの具体的な支援方法について考える際には、「ストレングス視点」に対する理解も不可欠である。ストレングス視点とは、これまでの「医学モデル」に基づいた、対象の病理や欠陥、弱さに焦点を当てる視点を批判する立場から確立された。ストレングスとは、「人が上手だと思うもの、生得的な才能、獲得した能力、スキルなど、潜

在的能力のようなもの」を意味し、ストレングス視点とは、対象の「上手さ、豊かさ、強さ、たくましさ、資源などのストレングスに焦点を当てることを強調する視点」のことをいう(4)。このストレングス視点に基づく利用者理解は、利用者が自らの持つパワーを自覚し、自らを取り巻く環境の改善へと働きかけていくきっかけをもたらす上で有効な視点である。

たとえば、「私には何もできない。私は弱い存在だ」と主張する利用者がいた場合、エンパワメントの概念にとらわれすぎると、この利用者は「パワーの欠如状態」にある存在としてのみ理解されるだけで終わってしまうかもしれない。しかし、ここにストレングス視点を導入することで、ソーシャルワーカーは「自らを弱い存在として自覚している」という利用者の自己理解のあり方を評価することができるし、また、そのことを自らにおいて主張することのできる利用者の「強さ」や「たくましさ」を評価することもできるだろう。その結果、利用者において、自らの持つパワーを自覚し、発揮する機会を獲得する可能性が拡がるのである。

以上の例で見たように、ストレングス視点は、エンパワメントという立場からの支援に、より一層の拡がりと深みを与えてくれるものとして不可欠な視点であるといえる。

C. 支援方法の実際とその習熟

前述したように、エンパワメントという立場からの支援は、それ自体がソーシャルワークそのものであるともいえるので、基本的にはありとあらゆる支援方法への習熟が求められることになるだろう。ここでは、特にエンパワメントという立場からの支援について強調しておきたい点を論じていきたい。

まず、エンパワメントという立場からの支援においては、「パワー」という概念に対する深い理解と柔軟な考え方が求められる。対象において欠如している、あるいは必要とされているパワーとは、具体的にいったいどのようなものであるか？ たとえば物質・金銭的な面での欠如もパワーの欠如であるといえるが、体力や気力の減退、さらには組織やコミュニティにおける人材（マンパワー）不足もパワーの欠如である。このように一言でパワーといっても、その具体的な内容はさまざまである。ソーシャルワーカーは、深い洞察力と柔軟な視点によって、個人、家族、集団あるいはコミュニティに欠如しており、それゆえに必要とされるパワーとはいったい何であるのかを的確に読みとっていかなければならない。これはソーシャルワークの過程におけるアセスメントの段階にかかわる領域であり、こ

の領域での習熟が、エンパワメントという立場からの支援技術向上に直結することになる。

　さらには、前述したストレングス視点による利用者理解への習熟も必須である。金銭やマンパワーなど、数値として表現することのできる「量的なパワー」だけではなく、数値では表現できないが、たとえば「利用者自身における自己覚知の深まりの度合い」といった、利用者の「上手さ、豊かさ、強さ、たくましさ」の発現であると解釈できるような「質的なパワー」というものも、ソーシャルワークを展開していく上での社会資源として十分に評価することのできるものである。このようなストレングス視点の習熟のためにはまず、詳細な事例研究や、仲間内でのディスカッションを通じて、単一的な見方に拘泥しない思考力と判断力の柔軟性を身につけることが求められるであろう。

　最後に、ソーシャルワーカー本人が他の誰かに「エンパワーされた」、あるいは「エンパワーされている」経験を自らの内面から想起し、自覚することが重要である。単純に考えて、自らがエンパワーされた経験をもたない者が、誰かをエンパワーすることは不可能ではないだろうか。言い換えると、自らがエンパワーされた経験に直面し、現在の自分のあり方が見えてくるのではないだろうか。自らを取り巻くありとあらゆる存在の支えにより成立していることを自覚すること、そのような自分自身への認識の深まりが、エンパワメントという立場からの支援技術を向上させていく一番の近道ではないだろうか。

注)
(1)　小田兼三・杉本敏夫・久田則夫編『エンパワメント実践の理論と技法—これからの福祉サービスの具体的指針』中央法規出版，1999，p.7.
(2)　前掲書 (1)，p.8.
(3)　秋元美世・大島巌・芝野松次郎・藤村正之・森本佳樹・山縣文治編『現代社会福祉辞典』有斐閣，2005，p.37.
(4)　前掲書 (3)，p.266.

演習問題

①エンパワメントの考え方が、どうしてソーシャルワーカーに必要なのか考えてみよう。

②グループのメンバー同士で、お互いのよいところをできるだけたくさん探して、それを紙に書いてプレゼントしてみよう。

③自分の「エンパワーされた」経験についてグループで話し合ってみよう。

量的なパワー

質的なパワー

2. ジェネラリスト・ソーシャルワーク

A. ジェネラリスト・ソーシャルワークの沿革

ソーシャルワークは、伝統的にケースワーク、グループワーク、コミュニティ・オーガニゼーションの3つの方法に分かれ、対象の枠の違いによって、それぞれ特有の援助展開がなされていた。しかし、これらの方法には、人間や問題を捉える視点や焦点に共通性が見られなかったという欠点があった。この課題を乗り越えようと、1970年代半ばに、一般システム理論を援用した新しいソーシャルワークの枠組みが提供されると、統合ソーシャルワーク、包括的ソーシャルワークなどの新しい視点を強調したソーシャルワークの名称が登場した。さらに、これにエコロジカルな視点が導入され、ジェネラリスト・アプローチへと変遷してきた。

同時に、1970年代、人と環境について広範で基礎的な知識をもち、問題の多様性を理解した上で必要なサービス・社会資源と結びつけ、セラピーなどの必要な専門的サービスに仲介などができるソーシャルワーカーが望まれるようになった。これが、クリニカル・ソーシャルワークの専門訓練を受け修士号をもつスペシャリストワーカーに対して、学部レベルのソーシャルワーカーとして位置づけられたジェネラリスト・ソーシャルワーカーである。

1974年、学部段階のソーシャルワーク実践として承認されたジェネラリスト・ソーシャルワークは、社会システム理論を基盤にしたピンカスとミナハンらの統合アプローチや、ジャーメインとギッターマンらのエコロジカル・パースペクティブを基盤にしたエコロジカル・アプローチによって、ジェネラリスト・ソーシャルワーカー養成の理論的枠組みとして発展してきた。統合アプローチは、個人、グループ、コミュニティを分断して捉えず、最小のシステムである個人を内包したシステムとして捉え、個人への介入、諸システムへの働きかけ、ネットワークづくり、資源開発といった活動を統一的に行うものである。また、エコロジカル・アプローチは「ニーズや問題は、人と環境の関わり合いの結果であると考え、人間と環境との相互接触面に介入し、人間の適応能力の解放と同時に人間にとって豊かな環境形成を行い、生態系（エコシステム）の有効な適合状態を図ることにより、生活の変容を促す」[1]。つまりジェネラリスト・ソーシャル

一般システム理論
1968年、生物学者ベルタランフィ（Bertalanffy, L. v.）によって提唱された、世界や自然や社会をシステムで考える思考法。システムとは、全体の中の部分同士が目的をもって組織される状態を指す。ベルタランフィは生物を「開放システム」とみなし、生命体の各部がつねに「自己」をとりまく環境との間を動的に調整しながら自己編成をしていると考えた。

社会システム理論
社会を構成しているミクロ的要素としての行為が相互作用や相互依存によって互いに関連し合うことで、全体としての固有の特性をつくり上げるという社会的全体性の秩序形式における理論。パーソンズ，T. によるものが有名である。

ピンカス
Pincus, Allen

ミナハン
Minahan, Anne

ジャーメイン
Germain, Carel B.
1916～1995

ギッターマン
Gitterman, A.
1938～

ワークは、統合アプローチやエコロジカル・アプローチが提示した、人と環境とのインターフェイスで生じている不適合の状態として把握される問題を、人の内的葛藤や不適切な対人関係・対処能力といった個人のパーソナリティ上の問題から、諸システム上の諸問題まで、幅広く多元的に理解し把握するという視点をもつ。そして、その理解に基づき複合的な介入方法を選択し、柔軟に展開するものである。

すなわち、ジェネラリスト・ソーシャルワークは「社会生活を送る上で何らかの生活課題に直面している人（クライエント）とともに、人間・環境・時間・空間の交互作用を促進することにより、利用者の社会生活機能を支援する過程の総体」をいう。そしてそれは、「すべてのソーシャルワーカーが個人、集団、コミュニティに体現してくる社会問題に対処していく場合に用いることができるような、共通した一組の原理と概念を提供しようとするもの」[2]である。

B. ジェネラリスト・ソーシャルワークの展開

[1] ジェネラリスト・ソーシャルワークの基本的技術

ソーシャルワークを展開する専門職には、共通してもっていなければならない価値観・倫理、専門知識、専門技術がある。このうち専門技術には、基本的技術が含まれ、これらを駆使して「人間・環境・時間・空間の交互作用」に介入するのがジェネラリスト・ソーシャルワークである。

主として基本的技術には観察技術、調査技術、関係形成技術、面接技術、記録技術、評価技術があり、これらがジェネラリスト・ソーシャルワークの展開過程に必要な基本的実践能力を支えている。

[2] ジェネラリスト・ソーシャルワークの支援過程

ジェネラリスト・ソーシャルワークの支援過程は、開始、アセスメント（初期評価）、契約、支援計画立案、実施・介入、再評価、最終評価、終結の段階で成り立っている。

(1) アセスメントの視点

ジェネラリスト・ソーシャルワークにおけるアセスメントとは、開始の段階から始まる客観的事実や主観的事実に関する情報の収集と、それに基づいたニーズの確定までのプロセスである。この際、観察技術が必要であるが、その観点は「クライエントの身体的、心理的、人間関係的、認知的、経済的、文化的変化を把握することを志向し、それらの変化が1つの要因によって、直接的に因果関係をもたらしているというよりも、複数の

要因が複雑に絡み合って変化が生起している」[3]とみなすところにある。介入のシステムをどこに設定するのかによってもアセスメントの範囲は異なるが、基本はクライエントと周囲の状況の把握であり、それをクライエントがどのように認識し、意味づけているかの把握である。収集すべき情報の例を挙げると、①現在の問題と関連のある歴史的事実、②問題を解決する際のキーパーソン、③クライエントの社会生活機能、④心理的機能、⑤医学的情報、⑥関係する人の属性、役割、行動パターン、⑦現在のライフサイクルの段階、⑧社会的支援ネットワーク、⑨経済的状況、⑩諸資源・諸能力などがある。専門職は、これらの情報をミクロ－メゾ－エクソ－マクロのシステムレベルに整理しながら適切な分析システムに至るまでの交互作用を理解し、ニーズ評価を適切に行うのである。なお、ミクロシステムとは、役割や活動のパターンと家族の中での直接相互的な対面関係のパターンを構成している体系であり、家族や学校といった2人以上での状況の間に生じる関係とプロセスを取り巻く体系がメゾシステムである。これに対して、職場のような大人同士の間で発生する関係と作用を含む体系をエクソシステムと呼び、マクロシステムは文化、価値観といった民族集団の支配的なパターン、あるいはより広い社会環境から成り立っている体系を言う。

(2) 支援計画の立案

計画立案の段階では、適切な介入に対しての仮説を立てる必要がある。介入は、立案した計画に基づき、多様な実践アプローチを用いてシステムに働きかける。ピンカスとミナハンが提唱した4つのシステムには①チェンジ・エージェント・システム、②クライエント・システム、③ターゲット・システム、④アクション・システム、の4つのシステムがある。チェンジ・エージェント・システムとは、援助者と援助機関で構成されるものである。クライエント・システムは、サービスを受ける個人、家族、地域社会などを含んでいる。ターゲット・システムは、変革への目標を達成するために影響を与える必要のある人や組織を含み、アクション・システムは、変革への目標を達成するために協働していく人や組織を含んでいる。これらのシステムは相互に関係し合いながら全体を構成しており、ソーシャルワーカーはこれらのシステムとの相互作用関係に基づいて幅広い介入計画を立案する。

実践アプローチは1つとは限らず、複数のアプローチを統合し用いる。例を挙げると、当面の課題を解決していくには、課題の解決に向けて期間を限定して取り組む課題中心アプローチや短期処遇アプローチが適切であろう。利用者の役割に変化をもたらすことによって問題を解決しようとす

チェンジ・エージェント・システム

クライエント・システム

ターゲット・システム

アクション・システム

るならば、役割理論に基づくアプローチを活用する。利用者や一般社会の先験的な捉え方の構成を見るには、社会構成主義アプローチが用いられるだろう。家族に介入するには、家族療法的アプローチが効果的である。利用者と環境との交互作用を捉え、適合状態を図り、生活の変容を促すには、エコロジカル・アプローチや、人びとが相互に作用する複数のシステムを考慮に入れるシステムズ・アプローチを用いることが適切であろう。あるいはミクロ、メゾ、エクソ、マクロシステムの交互作用を見据えて働きかけるエコシステム・アプローチが必要となる。

　このようにジェネラリスト・ソーシャルワークの実践は、基本原理・原則を踏まえて、諸理論および諸技術を取捨選択し、あるいは創造的に選択統合し、「人間・環境・時間・空間」に介入する。ソーシャルワーク実践は、多くの理論を選択し、効果的に統合および介入する責任を伴うのである。

C. ジェネラリスト・ソーシャルワークの実践

　地域包括支援センターのソーシャルワーカー（以下ソーシャルワーカー）に、ケアマネジャーから「訪問しているSさん（要介護高齢者）が最近、急激にやせ細ってきたことに危機感をもっている」との相談があった。ソーシャルワーカーは、概要をケアマネジャーから聞き、ケアマネジャーと同行訪問を行った。

　以下の事例の内容は、相談のあったケアマネジャーから得た情報である。ソーシャルワーカーは、あらかじめ得た情報をもとにアセスメントを行う。そうすることで、自宅でのクライエントとの面接を行ったとき、ニーズ抽出に不足する情報に焦点をあて、クライエントが生活する空間を観察したり、クライエントとの面接から情報を得ることに意識を向けることができる。面接技術、観察技術を駆使し、全体的に把握したならばアセスメントを行い、的確なニーズを抽出する。支援計画は、この的確なニーズを充足した状況を目標に掲げ、何をどのように調整し結びつけていくのか等の方策を練り、取り組んでいく。

事例　要介護高齢者を中心とした複合的ニーズをもつ家族の支援

本人・Sさん：83歳（女性）、要介護5。長男（58歳）との2人暮らし。Sさんは、結婚後すぐに長女を出産するが、栄養状態が悪く長女は死亡した。その後、長男が生まれた。Sさんの夫は、Sさんが28歳のときに亡くなった。そのため長男は、中学卒業後、塗装業の仕事に就いた。20歳

のときに独立し、1人で塗装業を営むようになった。Sさんは、身体がもともと弱く社会に出て働くことはしなかった。40歳代からリウマチに罹患し、徐々に関節の屈曲や硬縮が起こり、78歳のときから寝たきりになった。

長男はSさんの介護をしつつ、時々依頼がある塗装の仕事を行っているが、その収入は2人が食べていくのにやっとのようである。長男は、社交的ではなくおとなしい性格で、仕事を依頼してくる同業者は、仕事がないことを気にかけてくれている。

ケアマネジャーは、経済状況があまりよくないので食事が十分にとれていないのではないかと思い、福祉事務所に相談に行くように長男に勧めた。長男は、気が進まない様子であったが福祉事務所に行った。福祉事務所のケースワーカーから、家が持ち家であるという理由で生活保護法の適用にはならないと言われて帰ってきた。

Sさんは、デイサービスに週1回通っている。

[演習問題 1] 事例からわかる状況を、整理してみよう。

●ポイント

本文中にもある通り、1つの要因によって、直接的に因果関係をもたらしているというよりも、複数の要因が複雑に絡み合って変化が生起しているという視点から、クライエントの身体的、心理的、人間関係的、認知的、経済的、文化的変化を把握し状況を整理する必要がある。

[演習問題 2] ソーシャルワーカーが、介入計画立案のためにアセスメントをする際、さらに把握すべきと考えられる情報は何か挙げてみよう。

●ポイント

本文中にある収集すべき情報の例①〜⑩を参考に考えるとよい。

利用者とその環境の小さなシステムから大きなシステムに至るまでの交互作用を理解し、ニーズを適切に抽出するために必要な情報を収集する。

注)
(1) 佐藤豊道『ジェネラリスト・ソーシャルワーク研究―人間：環境：時間：空間の交互作用』川島書店，2001，p.479.
(2) 前掲書（1），p.70.
(3) 前掲書（1），p.276.

参考文献 ●山辺朗子『ジェネラリスト・ソーシャルワークの基盤と展開―総合的包括的な支援の確立に向けて』ミネルヴァ書房，2011.

3. 人権擁護

A. 人権擁護とは

　世界人権宣言（1948〔昭和23〕年採択）では、「人類社会のすべての構成員の固有の尊厳及び平等のかつ奪い得ない権利を認めることが世界における自由、正義及び平和の基礎をなすものである」として、人間の尊厳を近代社会の根底の価値であると謳っている。「人間は生まれながらにして自由・平等であり、この生得の権利はいかなる者も侵害することができない」とする、人間の尊厳に基づく人権擁護の意識は、ソーシャルワークを支える価値においても、常にその中心に位置づけられてきた。

　人権の根幹をなしているのは、いわゆる「自由権」であり、これは国家に対する精神的自由権（思想・信条の自由、学問の自由、表現の自由など）、経済的自由権（財産権、職業選択の自由など）、身体の自由（奴隷的拘束からの自由、適正手続の保障）などから構成される[1]。

　しかしその後、さまざまな社会問題（失業や貧困問題、労働争議、反独占運動など）に直面するにつれて、20世紀に入るとともに、個人の福祉を守るために国家の積極的な配慮を求める「社会権」や「生存権」が新たに加わることとなった。社会権とは、人間らしい生活を営むことができる諸条件の確保・改善を国に求めることができるすべての人の権利を指し、そこには労働権、団結権、社会保障権、生活権、健康権、教育権などが含まれている[2]。また、生存権は日本国憲法25条で示されている通り、「健康的で文化的な最低限度の生活」を営むにあたり、これを保障するシステムを国家の責任において構築するというものである。

　人権擁護とは、これらの人権に関する深い理解や感性と専門職としての価値の涵養に基づき、社会のあらゆる局面で生じている人権侵害に気づき、立ち向かい、解消していく活動であり、ソーシャルワーク実践においても、常に念頭におかれなければならない事柄である。

B. 人権擁護にかかわる具体的な問題

　21世紀は「人権の世紀」といわれ、地球規模で人権確立の運動を展開するための呼びかけがなされている。「平和のないところに人権は存在し

得ない」「人権のないところに平和は存在し得ない」といわれるように、このような動きは、人権の尊重が平和の基礎であるということが世界の共通認識になってきていることの証左であろう。

　わが国においては、2011（平成 23）年 4 月に「人権教育・啓発に関する基本計画」が一部変更され、人権教育・啓発についての方向性が示された。その中で、具体的な課題として①女性、②子ども、③高齢者、④障害者、⑤同和問題、⑥アイヌの人びと、⑦外国人、⑧ HIV 感染者・ハンセン病患者など、⑨刑を終えて出所した人、⑩犯罪被害者など、⑪インターネットによる人権侵害、⑫北朝鮮当局による拉致問題等、⑬その他、13 の課題と、これらに対する具体的な取組みが示された。

　これら 13 の課題に加え、個人情報の保護に関する法律（2005〔平成 17〕年 4 月施行）に基づき、個人情報の取り扱いや秘密保持（プライバシーの権利）の問題や国民の積極的参加意識の醸成が大きくクローズアップされることになった。ソーシャルワーク実践においては、利用者に関する情報の共有や提供のあり方がサービスの質を左右することも少なくない。個人情報をいかに管理するのか、また、その管理する際の責任主体をいかに明確にしていくのかなど、個人情報の取り扱いと人権擁護のバランスをいかに図っていくのかという点は、ソーシャルワーク実践においてもこれからますます注目すべき課題となるであろう。これに関連して、情報公開を求める「知る権利」や騒音公害などで注目されるようになった、環境権、さらには肖像権などのいわゆる「新しい人権」の問題も、人権擁護という立場からの支援において、取り扱われるべき重要な問題となるであろう。

C. 支援方法の実際とその習熟

　人権擁護という考え方は、人間を尊重するという、ソーシャルワーカーの根本的な価値を実現する実践へと直結している。そのため、ときとして、ソーシャルワーカー自身が地域へ出向き、積極的にケースを発見するとともに、利用者の人権を擁護するためにやむを得ず介入するような事態も生じる（アウトリーチ）。たとえば、児童虐待や高齢者虐待などのケースにおいて、このような実践はしばしば見られる。「利用者主体」や「自己決定」が叫ばれる現代の風潮に反して、このような介入が求められるケースはますます増加する傾向にあり、支援者には詳細な事実確認と、いかに適切なタイミングに介入するかの見極めが求められることになる。

　利用者に適切なサービスが提供されていないことが明確になった場合、ソーシャルワーカーは利用者の人権を擁護する立場から、利用者が最も適

アウトリーチ
クライエントの日常生活の場において必要な情報やサービスを提供する活動。積極的に地域に出向いていく活動。

切で最良のサービスが受けられるように行政や制度、社会福祉機関、サービス供給主体に対して積極的に働きかけることがある。特に利用者自身への人権侵害が甚だしく重篤であった場合などは、単に折衝するだけではなく、これら機関などとの対決をも辞さない姿勢が求められる。個人や家族に対するこれらの活動をケース・アドボカシーといい、特定の集団に対するこれらの活動をクラス・アドボカシーという。さらに社会に広く訴えたり、制度などの変革を迫ったりするまでになる場合は、ソーシャルアクションとして支援が展開されることになる。また、これらの人権擁護の実践は、ときとして過激なものとなる場合も少なくない。そのため、地域社会や周囲の誤解を招き、かえって支援の展開をより困難にしてしまうこともある。そのような事情もあり、ソーシャルワーカーが主体的に動くのではなく、やはり人権を侵害された人びとこそが主体的に声をあげるように支援すること、すなわちセルフ・アドボカシーへの需要も高まっている。そのためのコミュニケーション・スキル訓練として、アサーション・トレーニングなどの訓練法が支援の中で活用される場合もある。

　情報の保護とそれに伴う人権擁護に関しては、ソーシャルワーカーにおける情報のリテラシー能力の向上がますます重要な課題となっている。与えられた情報が、いかなる意味を持っているのか、また、与えられた情報が確かに「事実」であったとしても、それが果たして「真実」であるのかなど、情報そのものだけでなく、その情報を中心にして付置される多くの人びとの存在を思いやるとともに、情報を正確に吟味する能力が求められる。たとえば与えられた情報や事例が、果たして担当者の能力によって解決可能なものであるのかどうかの判断力（情報のアセスメント能力）などは、ソーシャルワーカーが利用者に対し、より適切なサービスをより適切な形で提供する際に必ず求められるものである。

　以上のような人権擁護という立場からの支援方法の習熟に関しては、人権に関する正確な認識とソーシャルワークを支える価値への正しい理解が求められるのはいうまでもないことである。そしてこれら専門職としての価値や倫理を磨き、それらに対する感性を高めるためには、専門職を目指す者における、いかにして自分自身の心の内側にある差別や偏見と向き合い、それを受容し、克服していくかという、自己覚知へのプロセスが重視されなくてはならない。また、具体的な支援の場面を設定し、そこでどのような判断をし、どのような行動を取るのかについてグループで議論するなど、実習の授業と連動させた、より現場の実態に即した事例研究が展開されなければならない。加えて、数々のストーリーが展開されている映画やドキュメンタリーなどの映像作品を数多く活用し[3]、作品を鑑賞した後

ケース・アドボカシー
case advocacy
個人や家族に対して行われる権利擁護活動。

クラス・アドボカシー
class advocacy
課題に直面する特定の集団に対して行われる権利擁護活動。

ソーシャルアクション

セルフ・アドボカシー
self advocacy
自らの権利を、自らが主張していく権利擁護活動。

アサーション・トレーニング
自らの意見や主張したい内容を明確にし誠実かつ率直に相手と対等の立場を維持しつつ、傷つけることがないように配慮しながら伝える自己表現方法についての訓練。

リテラシー
literacy
読み書き能力。識字能力。

のディスカッションやディベートにおいて、学習者相互が、人間を見つめる感性を磨いていくといった試みも、もっと広く行われるべきであろう。

注）

(1)　秋元美世・大島巌・芝野松次郎・藤村正之・森本佳樹・山縣文治編『現代社会福祉辞典』有斐閣，2005，p.213.

(2)　前掲書（1），p.188.

(3)　中村佐織「映画のビデオ・DVD に関する演習教育覚え書き」『ソーシャルワーク研究』28（3），2002，pp.43-48.

参考文献
●秋山智久・平塚良子・横山穣『人間福祉の哲学』ミネルヴァ書房，2005.
●西尾祐吾・清水隆則編『社会福祉実践とアドボカシー――利用者の権利擁護のために』中央法規出版，2001.
●芸術研究所編『映画の中に福祉がみえる』福祉文化ライブラリー，中央法規出版，1997.
●中尾健次『映画で学ぶ被差別の歴史』解放出版社，2006.
●竹原弘『映画を哲学する本――ハリウッド映画を通して哲学を読む―』電気書院，2007.
●平松正臣「福祉の目的は、偏見や差別を解消し、基本的な人権が守られる社会を構築すること」『楓』566，国立療養所邑久光明園，2015，pp.2-4.

演習問題

①ソーシャルワークの価値と人権擁護の関連について、グループで話し合ってみよう。

②個人情報の保護の問題は、支援の中であらゆる専門職と情報を共有することが求められるソーシャルワーカーにとって、どのような影響を持つだろうか。グループで話し合ってみよう。

③ドキュメンタリー作品を中心に、映画の作品などを見て、感じたことや自らの思いを発表しながら、グループで話し合ってみよう。

4. 隣る人の立場

A. ソーシャルワークを行う上での注意点

[1] 対人関係の考え方

　ソーシャルワーカーとして対人関係の視点をどのように理解しているか、またどのような考え方が必要かを紐解いていきたい。現代社会においては、心の問題を取り上げるときでも、いわゆる心の商品化や心の外在化という流れの中で、1人でも多くの人にという多数派原理が働く場合が多い。こういった現状にあって、診断主義やマニュアル主義が蔓延することになる。

　他者へのかかわり方もまた、マニュアル化の波が押し寄せてきている。平常時ならさしたる問題も起こらないかもしれない。しかし、危機的状況や見通しのきかない状況ではどうだろうか。マニュアル化に伴う機械的対応が、当事者を混乱に陥れ、不必要で過度な怒りを買う場合も少なくない。場にそぐわない奇異なかかわり方を当事者に促し、さらなる混乱を招く場合もある。これは、援助者側が一人ひとりのニーズを適確に受けとめず、むしろ画一的で機械的なかかわり方や対応に終始してしまい、利用者にとっては人間味のなさや不誠実さにさえ映る行為が、気持ちを逆なでするがために招いている混乱でもある。

慈善組織協会
COS: Charity Organization Society

友愛訪問
friendly visiting
キリスト教的な隣人愛に基づいた訪問活動のこと。"隣る人"の立場や姿勢を考える上でも重要な活動である。

　そこで、今ではソーシャルワーク史上の歴史的事実として位置づけられている COS（慈善組織協会）による友愛訪問がそうであったように、先入観や偏見を極力排そうとする対人関係を結び、きちんと相手となる当事者の立場に立って、大きな壁となっている困難な問題への積極的なかかわりや問題解決の糸口を、その当事者とともに見つけていこうとする態度や姿勢が求められるのである。そして、当事者が求めている欲求や要求を理解しながら、それらに応え、達成すべく多方面からの働きかけを試みると同時に、当事者のさまざまな潜在力や本来持っている力と可能性に注目し、それらが少しずつでも花開くように今後どのようにかかわっていくことが必要なのか考えていくことも重要である。

[2] 臨床福祉における「隣る人」としての役割

　隣る人という捉え方は、時代によって異なる。しかも時代によって、捉

え方や理解の仕方の基となる価値観にも相違がある。これらは、家族を中心とした第一次集団によって培われる場合が多い。こうして得られる価値観からの影響を受けながら、人間は自他のかかわり合いの経験から人間への認識が形成され展開される。この認識は、社会の潮流や社会思想からも影響を受け、変化していくものである。臨床福祉という営みは、当事者やその家族がどんな欲求を抱えているのか、適確に把握することから始まる。たとえば、マズローの示した所属承認の欲求・愛の欲求を満たしているにもかかわらず、その当事者に生理的な欲求を満たすべくその方法を提示したところでほとんど意味を持たないのである。

B. 隣る人になること

[1] 当事者が考えている言葉にならない言葉

　当事者自身がこうしようと考えていても言語化できない、あるいは言葉にならない言葉を、その当事者に寄り添いながら見出していくこと、ここにソーシャルワークの専門性の根幹部分があるのではないだろうか。当事者の主観的行動を排除することなくそのままに引き受け、どのような背景が隠されているのか、隣る人となって了解していくことも大切である。こうした背景を捉えるために、ブトゥリムの提出している3つの価値前提を確認しておこう[1]。

①人間尊重

　一人ひとりの人間がかけがえのない存在として大切にされることを意味するが、それはシュッディズム（完璧主義）を問うものではない。どのような人であれ無条件に尊重され、その人自身の行動が積極的に認められるということである。

②人間の社会性

　人間はそれぞれ精神的・肉体的発達を遂げ、所属する集団や社会の中で一定の役割や機能を果たし、それぞれが他者を理解していくプロセスを与えられる。他者から認められていくことは、その社会性を通してその人自身を人格的に成長させる道にもつながる。

③人間の変化の可能性

　また、人間が元来持っている変化の可能性に働きかけていくことによって、その人の自己実現を達成することに寄与できるのである。

　この根幹的な価値前提に立ち返り、人間と人間との積極的な関係を紡いでいく必要がある。この対人関係をもとに、大きな問題を抱え絶望や不信感に苛まれている当事者に変化のきっかけになるようなことを提示し、当

第一次集団
社会学者のクーリー（Cooley, Charles Horton）が提出した概念である。フェイス・トゥ・フェイス（対面的な）の相互のかかわりをもとに、我々感情（we-feeling）を互いに共有し合えるような親密な集団のこと。家族や近隣などの地縁・血縁関係の集団がそれに当たる場合が多い。

マズロー
Maslow, Abraham Harold
1908 ～ 1970

当事者の背景
背景になる問題として、何らかの不安、不信、負担、不満などが考えられる。

ブトゥリム
Butrym, Zofia T.

シュッディズム（完璧主義）
shouldism
せねばならない主義。

事者自らが、自分自身の抱えている問題から逃げずに正面から立ち向かえるような環境づくりが大切なのである。

[2] 隣る人になるためのかかわり

　人間は、生活の中でちょっとしたところに生きづらさを感じることがある。この生きづらさを感じられない援助者は、そのちょっとした弱い力に気づけず、自分自身の価値観を相手に押しつけてしまう可能性がある。援助者としては、人間である限り苦労はつきものであることも認識しておく必要がある。また、本人（当事者）はそれをさまざまな段階で、自分自身の力で解決していく必要がある。それはいわば第一義的苦労とでも規定できよう。困難を自分自身の手では解決できない場合、またそういったことが積み重なっていった場合、それに伴う不安も加速化される。弱者の立場にある人は、その上さらに障害や症状といわれるものが覆い被さっている場合も多い。そのため、一般的に言われている「普通は」あるいは「通常は」という言葉では言い表せない状況が出現する。こうした基本的なことを踏まえながら、生活支援をしていく必要がある。

　生活支援の要点を示しておこう。①主体としての生活者の認識、②自己決定を促すプラスのストローク、③主体者の問題の壁を乗り越えるための後押し、④生活のしづらさや生活に対しての壁の生起に対する除去、⑤共助・支援を考える、⑥環境と家族、個人の関係性を整える、⑦相互援助・補完的かかわり、ここに示したような認識やかかわり方は不可欠なものである。本来、人は人に寄り添って生きているはずであるが、危機的状況や余裕のない状況は、この関係の事実を理解困難にさせてしまう。しかし、自分の育った生活史や小さいときから家族とともに過ごした時間の中でプラス思考の習慣を身につけた人は、こうした困難をも乗り越える可能性を秘めている。援助者はこうした側面にも注目しておくことが求められる。

C. 隣る人に近づくためのアプローチ

[1] 事例

　Aさんは社会福祉士の資格を取得した後、B市の地域ケアプラザのコーディネーターとして配属された。コーディネーターの機能の主なものは以下の通りである。①地域活動交流事業、②地域包括支援センター事業、③居宅介護支援事業、④高齢者通所介護事業。①②の事業が充実しているところは、市民と協働してサービスを検討していくということを聞かされていた。ところが、Aさんが配属された地域では、ケアマネジャーが訪問

壁の生起
生活の中で当事者だけの行動や考え方だけではどうしても越えられない問題。

自分の育った生活史
相談を受ける人も無意識的な価値観によって自覚しないままに相手を避ける場合がある。これはその人が子どものときから親や当時の社会によって植え付けられた先入観によるものなのかもしれない。そこで、自分がどのような事象に対して負の感情や先入観、偏見などを持ちやすいのか、改めて確認しておく必要がある。

活動に忙しいため、Ａさんは事務所にて事務仕事に追われることが多かった。地域活動交流事業では、Ａさんも訪問活動のため地域に出向くことはあった。しかしそこは、元々住んでいた人びとと新興住宅地の住民とに二分されており、互いの意見が異なる地域であった。元々住んでいた人の間では「今までの環境を壊さず、地域のお祭りや他の地域活動を連携してやってもらいたい」という意見が強かった。しかし、新興住宅地の住民に対しては、「色々なイベントのチラシを配っても全然反応がないし、挨拶もない」とのことであり、「最近の人は礼儀も知らない」と怒りを露わにした。

　他方で新興住宅地の住民は、「古くから住んでいる人はわれわれに昔の規範を植えつけたいようである。そのようなことは、絶対に嫌である」とコーディネーターであるＡさんに訴えた。Ａさんは、新興住宅地の住民と元々の住民との板ばさみに陥り、どちら側につくか選択を迫られた。そのような状況下にあってＡさんは、なかなか互いのコミュニケーションを円滑に行うことができずにおり、両者から無能扱いされ、無視されるようになった。Ｂ市の示している地域の支えあいどころではなくなり、Ａさん自身がストレスを感じるようになり、職場に行くのも億劫になっていた。そのようなとき、上司から、社会福祉協議会が地域福祉コーディネーター講座を開催しているので出席してみてはどうかと打診されたので、思い切って研修を受けることにした。

［2］Ａさんの気づき

　初めは不承不承参加していたＡさんだったが、参加したメンバーのほとんどがＡさんと同じような問題を経験した人であることを聞かされて、自分だけがこのような問題に巻き込まれているわけではなかったと、安堵の気持ちと支えられている感覚を持つようになった。そこで認識したのは、まずは何よりも「今ここ」を大切にしていこうということだった。この認識に立って、自分だけの価値観で人を見るのではなく、当事者が「今ここ」で何を感じて生きているのかを見きわめていくことが大切だと理解するようになった。

　それを遂げるためには、自分自身の特性を知り（自己覚知）、他者とのコミュニケーションや他者理解の技法など、人間理解の基本を学ぶ必要があることに改めて気づいたのである。

　自分にとって不条理なことを無理に合理化していないかどうか、何かを正当化しようとするときに自分なりのパターンがあるのかどうか、会話における自分自身の短所や長所、こうした身近なことにも目を向けるように

今ここ
心理療法の１つ。ゲシュタルト療法で重要視される視点である。
後にも先にも二度とはおとずれない「今ここ」の存在を大切にして理解していこうという視点。
①今を生きる人間
②ここを生きる人間
③実際体験する人間
④喜怒哀楽を表すことをためらわない人間
これらをさしている。
序章参照。
➡ p.6 参照

自己覚知
self-awareness

なった。また、講座の中でグループ演習を実施し、同じような状況を経験している他のメンバーとの交流により、他者理解のためのプレゼンテーションやパフォーマンスの技法を学び、当事者の立場に立ったよりきめ細やかで丁寧な支援へとつなげていくための自信も出てきたのである。

注）
(1) ブトゥリム著／川田誉音訳『ソーシャルワークとは何か―その本質と機能』川島書店，1986，pp.44-50（原著：Butrym, Zofia T., *The Nature of Social Work*, 1976）．

参考文献
●秋山博介編「臨床心理福祉学―福祉臨床と臨床心理の再考」『現代のエスプリ』452，至文堂，2005年3月号．
●マズロー，A.H.著／小口忠彦監訳『人間性の心理学―モチベーションとパーソナリティ』産業能率大学出版部，1971．
●向谷地生良「セルフヘルプグループの意義と専門家の役割―無力と弱さの力の視点から」『精神療法』31，(4)，金剛出版，2005，pp.44-50．
●菅原哲男・岩崎まり子『隣る人』いのちのことば社，2016．

演習問題

「ふ」
不安，不満，負担，不振，不信などである。

①人の価値観を味わう、人の言葉を味わう、人の特性を味わう、その人の「ふ」を味わってみよう。それによって問題の背景にあるものが見えてくる。
②グループになって順番にあることについて話をして、最後にどのように感じたか、また聴き方やアドバイスが適確で安心感があったかどうか、話した相手に聴いてみよう。安心感が感じられなかった場合、どのように接してもらいたかったか話し手に語ってもらおう。

理解を深めるための参考文献

• 佐藤俊一『対人援助の臨床福祉学―「臨床への学」から「臨床からの学」へ』中央法規出版，2004．
　臨床という言葉は、規定が多く、年々実質的なものから論理づけされるようになってきている。また、現場と学者の間でやり方・考え方に温度差がある。そこで両極の立場から考えていくための基礎をつくるために読むとよい本である。
• 櫻井慶一編著『社会的養護』新保育ライブラリ〈保育・福祉を知る〉，北大路書房，2011．
　社会福祉の概論から社会福祉の言葉の説明、社会福祉援助技術、そして関連の技術も収録されており、より社会福祉の技法を深めることができる。

5. 福祉の心

A. ソーシャルワークと福祉の心

1900（明治33）年頃、ソーシャルワーカーやソーシャルワークの語が誕生したが、対人支援・援助の営み自体はそれよりも前に始まっている。

よりよい支援・援助を行うためにはどうしたらよいのか。伝統的に個人への支援（＝ケースワーク）、集団への支援（＝グループワーク）、そして個人・集団への支援をよりうまく進めるための地域への支援（＝コミュニティワーク）を含めた3つの方法がよく知られているところである。

ただし、実際の支援・援助を行うには、対象となる個人、集団、地域のニーズを把握しなければならないから調査（＝ソーシャルワークリサーチ）を行う必要がある。そしてニーズ（実態）を把握したなら、今度は将来の目標も突き合わせて計画（＝ソーシャルプランニング）を立てることになる。この計画に基づき、人・物・金などの資源が配置されることになるが、これをうまく運営（＝ソーシャルアドミニストレーション）していくことが肝要である。もし改善ないし開発すべきことがあれば、何らかの運動（＝ソーシャルアクション）もときとして必要となる。

一方、こうした取組みには、ニーズを持つ対象を中心としたつながり（＝ネットワーク）が形成され、きめ細かなサービスの組み合わせ（パッケージ）が滞りなく送り届けられるシステム（＝ケアマネジメント）が整っていることが重要である。また働く人には経験者もいれば未経験者もいるから、後者には前者による指導（＝スーパービジョン）を欠くことはできない。さらに同分野同職種の同僚仲間と片付けられそうにない難問に遭遇することがあり、これを打破するには他分野他職種からの助言（＝コンサルテーション）を得ることが必要となる。そして、そうした中で誰もがストレスを少なくしていくこと（＝カウンセリング）が大切なのである。

以上のような取組みがソーシャルワークの全貌であると考えられるが[(1)]、この支援・援助の中に「福祉の心」が貫かれねば社会連帯に結びつかず、福祉社会の創造も果たし得ないと筆者は考えている。しかし、福祉の心とは何であるかの共通認識が関係者の間で得られているわけでもない。したがって、本節では識者の見解を参考に私案としての定義づけを試みたい。

ソーシャルワーカー
social worker
教育者パテン（Patten, S.N.）が1900年につくり出した用語。彼は慈善組織協会による友愛訪問やセツルメントハウスによる活動への従事者に対してその呼び方をした。その後その呼称が定着して今日に至る。

社会連帯
social solidarity
諸個人間の相互依存関係を指す。この思想は19世紀末から20世紀初頭にかけて、フランスを中心に形成され、各国に普及した。

福祉社会
welfare society
「福祉的な社会」と「社会による福祉」という2つに大別できる。「福祉的な社会」という意味での「福祉社会」とは、社会の構成員が福祉に対して十分な理解と関心をもっている社会ということができる。一方、「社会による福祉」という意味での「福祉社会」とは、「人びとの福祉の実現や福祉サービスの供給に対して、社会の側が一定の責任をもった社会」ということを指す。

B. 社会サービスにおける心の態様

　福祉の心といっても、さまざまな捉え方、立場があるように思う。たとえば、社会サービスという観点から見てみよう。社会サービスというのは社会福祉・社会保障の総体であると言ってよいわけであるが、その代表格として「介護」や「医療」なども例にして考えてみてもよいかもしれない。さしあたって、ここでは福祉の心を取り囲んでいるであろうと考えられる概念をいくつかめぐらしてみた（図7-5-1）。

①まずは「担い手」の福祉の心という側面があるのではないか。担い手とはそこで働く者のことを指すが、どのような心の持ち主であるかで、その後の展開は決定的なところがある。ただし、精神的報酬に加え物質的報酬も大切であると指摘できる。

②次にサービスを少なくするか、多くするかという「選別・普遍」という側面がある。狭めるのか広げるのか、低くするのか高くするのか、その過程においても結果においても福祉の心はかかわる。

③続いてスピード重視かバランス重視かの「効率・公平」がある。前者を重んじれば正確さを欠くきらいがあるが、後者を重んじれば即応できない可能性も出てくる。福祉の心が試される。

④そして、一人ひとりをかけがえのない存在として扱っているのかという「尊厳の尊重」がある。個々人を大切にする福祉の心である。

⑤さらに、お金を支給するのが望ましいか、お金でないものを支給するのが望ましいか、あるいは両方か。モラルハザードを踏まえた「給付」の形態もかかわる。

⑥なお、公費か保険料かという財源の「方式」も福祉の心と関係がある。

精神的報酬
仕事のやりがい、達成感、成長することの喜びなどを指す。誉められること、励まされること、存在を認められることといった小さなことも含まれる。

物質的報酬
賃金報酬と地位報酬がある。賃金報酬は文字通りお金のことで、月給、賞与、各種報奨金、退職金などを指す。地位報酬は地位や名誉、役職や肩書きを指す。

モラルハザード
moral hazard
規律の喪失、倫理観の欠如した状態のこと。危険回避のための手段や仕組みを整備することにより、かえって人びとの注意が散漫になり、危険や事故の発生確率が高まって規律が失われることを指す。

図7-5-1　社会サービスにおける「福祉の心」の位置

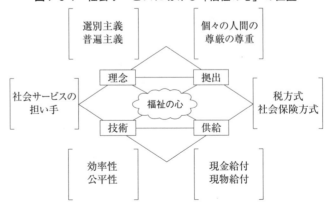

C.「福祉の心」の意味と使われ方

　そもそも福祉の心という言葉が使われるようになったのは1970年代に入ってからである。かつて1970年代後半には福祉関係の2つの主要雑誌において"特集"もくしは"座談会"が組まれている。1つは『月刊福祉』61(4)(全国社会福祉協議会、1978年4月)、もう1つは『社会福祉研究』21(鉄道弘済会、1977年10月)である。しかし、これ以後今日までに、およそ主要テーマとして脚光を浴びたことがない。

　では、辞典の中で福祉の心はどう定義されているのだろうか。「個人の尊厳と人権の尊重を前提にした思いやり、優しさ、いたわりなどの豊かな人間性のもとに培われた福祉意識」と表現した阪野貢(2)、「社会的条件に恵まれない人々(クライエント)やその周辺の人々と人格的にふれあい、思いやりの態度をもってそれらの人々と共に生きようという社会連帯の意志と情念をいう」とした京極高宣(3)、また、「社会的条件に恵まれないマイノリティの人々と、人格的にふれあい、自己も他者も、すなわち、相互に変革される温かい人間的態度と、福祉問題を生み出す社会に本質を問い、福祉社会を創造していく共同の社会的努力を育てる豊かな人間の意志と情念を指している」という阿部志郎(4)によるものなどがある。

　阪野は「豊かな人間性」を、京極は「社会連帯」を、阿部は「福祉社会の創造」を挙げている点が特長と考えられる。なおこの定義はかつて阿部が福祉の心の意味と使われ方を9つに分けて見解を示していたところにそのルーツを求められると思われる(5)。それは次のように整理できる(6)。

　①制度を支えるべき市民に福祉意識が育つこと
　②行政責任が後退することに対する批判
　③物で覆うことができない人間の心の面
　④伝統的ボランティア活動の根源としてのボランタリズム
　⑤新しい責任主体による福祉へのかかわり姿勢
　⑥地域を基盤とした福祉の再編成
　⑦人間の善意、思いやりを掘り起こすこと
　⑧福祉従事者としての自己の人格確立に向けた態度
　⑨互いに福祉を探究することで構築する福祉哲学

　①から⑨までのうち、「福祉の心」のコア(核)といってよいのはどれか。それは見る人によって異なり、1つだけでは物足りないかもしれない。

　なお、前項で紹介した炭谷の社会福祉における心の態様と同様に、阿部の示したパターンについても相互関連性をもっているということができる。

月刊福祉
1961年創刊。福祉の新しい方向を探る総合月刊誌。社会福祉をめぐる諸課題、制度・政策の動きやさまざまな実践事例などが紹介されている。『慈善』『社会と救済』『社会事業』『厚生問題』『社会事業』をその前身とする。

社会福祉研究
1967年創刊。財団法人鉄道弘済会社会福祉部の編集による社会福祉の専門誌。年3回(4月、7月、10月)発行。

京極高宣
1942〜
全国社会福祉協議会 中央福祉学院院長。
国立社会保障・人口問題研究所名誉所長。
社会福祉法人 浴風会理事長。

マイノリティ
minority
ある国の中で少数派の人で、社会的に弱い立場にある人のこと。対義語としてマジョリティ(majority)がある。

阿部志郎
1926〜
横須賀基督教社会館館長、日本社会福祉学会会長などを歴任。

ボランタリズム
voluntarism／voluntaryism
自由意志に基づき、自らの資金で報酬なしに社会的活動を行う思想のことで、その活動を動機づけるエートス(スピリットあるいはマインド)を指す。

D. 福祉の心の定義（私案）

　最後に「福祉の心」の定義を私案で示すことで一区切りしておきたい。この定義は、小島蓉子の見解も参考にして筆者なりにまとめたものである。小島は「福祉の心」をもつことは、対人援助に携わる専門職を目指す者にとって、知識・技術を身につける以前の必須条件であると述べている[(7)]。

> 　他者の問題を冷たく他人事として見過ごさないで、自分の問題として捉える態度であり、しかも個人的な心情を抑えて、社会のあらゆる資源を活用しながら、危機状態にある人の人生の再建のために力を貸していこうとする姿勢である。

注）
(1)　井村圭壯・谷川和昭編『社会福祉援助の基本体系』勁草書房，2007.
(2)　阪野貢「福祉の心」砥川眞旬監修『国民福祉辞典』金芳堂，2003，p.335.
(3)　京極高宣『社会福祉学小辞典』ミネルヴァ書房，2000，p.144.
(4)　阿部志郎「福祉の心」京極高宣監修『現代福祉学レキシコン』雄山閣出版，1993，p.128.
(5)　西村秀夫・日高登・井岡勉・阿部志郎「座談会　なぜ"福祉の心"が強調されるのか」『社会福祉研究』21，鉄道弘済会，1977，pp.64-75.
(6)　谷川俊「相手の立場に立とうと努力すること―"福祉のこころ"に何が社会的に要請されているのか」『月刊福祉』61（4），1978，pp.36-41.
(7)　小島蓉子「福祉の心(2)：福祉の心を育てる家庭と社会」『OTジャーナル』23，1989，p.891.

参考文献　●谷川和昭「福祉人材養成と福祉の心」日本社会事業大学福祉学会編『社会事業研究』第48号，2009，pp.153-157.
　　　　　　●阿部志郎『信念に、生きる。―隷属から自立へ』燦葉出版社，2018.

演習問題

①あなたが一番関心をもった福祉の心は、どんな福祉の心に相当するかグループで話し合ってみよう。

②ケースワーク、グループワーク、コミュニティワークなど各方法における適当な事例を踏まえて福祉の心の具象について考えてみよう。

③福祉の心からイメージされる歴史上の人物と業績を調べてみよう。

第8章 相談援助演習と体験学習の意味

1. 相談援助演習の基本的考え方

本書第1章1節
➡ p.14 参照

すでに本書第1章でも詳しく述べられている通り、相談援助演習のねらいは、大学や専門学校などの社会福祉士養成機関で学ぶ学生が「卒業するまでに相談援助方法や実践能力を十分に身につける」ことにある。そしてこの目的を遂げるための方法として、①総合的かつ包括的な援助および地域福祉の基盤整備と開発に係る具体的な相談援助事例を体系的に取り上げること、②個別指導ならびに集団指導を通して、具体的な援助場面を想定した実技指導(ロールプレーイングなど)を中心とする演習形態により行うこと、の2点が示されている。この方法に関してより端的に言えば、①は事例研究、②は体験学習、それぞれをより洗練させ体系化した形で推し進めていくことを意味しているといっても大きな逸脱とはならないだろう。ここでは、②の体験学習の意義を整理することにより、①の事例研究の位置づけを明確にした上で、相談援助演習の全体としての意義を検討してみよう。

2. 体験学習に求められるもの

体験学習と聞いたら、どんなことが思い浮かぶだろうか。社会福祉の分野であれば、具体的な相談援助場面を設定し、それをロールプレイという形で、それぞれの役を設けて、学生が実際に演じてみることなどが思い出されるかもしれない。社会福祉の現場実習を思い浮かべる人もいるだろう。ともあれ、社会福祉の分野に限らず、さまざまな分野で体験学習の手法が取り入れられ、それなりの成果を収めてきたのは事実である。筆者の身近なところで言えば、講義を進めているときに、どんなに綿密に準備してきても、聴講している学生にとって具体的なものとして実感できないことばかり話していると、ほとんど身につかないだけではなく、ボーっとしている学生や居眠りをし出す学生が少なからず出てきてしまう場合がある。ところが、学生にとって実感できる具体例や、ちょっとした手作業(描画、図形操作など)を効果的に取り入れると、学生の目の色がてき面に変化してくることがある。もちろんこれが本格的な体験学習とは異なる

ことは当然であるが、学生にとって身近な事柄を講義の中に取り入れることは、これからの実践にとって意味があること、筆者はこのことをそれこそ体験的に理解している。

体験学習とは、一般的に、「私たちが日常生活の体験から、あまり意識せずに学んでいる学び方を、教育方法として構造化したもの」[1]である。たとえば、小中学校や高校で実施される教育実習や社会福祉の現場で実施される社会福祉実習などの、社会の現場に出かけて行われるものや、職場の日常的な体験を通して、仕事の仕方や自分自身のあり方などを問い返し明確化していくOJTなどは、体験学習の典型的なものである。これら体験学習は通常、学習者による体験から始まり（①体験）、体験したことを指導者や同僚が多面的に指摘し合い体験の共有化を図る（②指摘）。指摘し合い共有化された事柄の意味や生起した理由、背景を探り分析し明確化する過程を経て（③分析）、得られた知見や発見から自分なりの考えをまとめ明確にし仮説を立てる（④仮説化）。そして立てた仮説を次の機会に試み、新たな体験へと発展的につなげていく、といった循環過程をたどるとされている。こうした一般的な体験学習の特徴は、体験学習を行う学習者中心あるいは当事者中心の学習であること、またある意味では、生きている限り自分なりの生き方を模索する人にとっては、生涯続く学習スタイルでもある、ということがいえよう。この意味での体験学習の学習者に期待される態度は、他ならぬこの私が行う主体的な学習であること（①主体性）、今ここに起きていることを見極め精一杯かかわること（②現実性〔リアリティ〕）、学習に参加するものの相互性を認め、必要な場合は助け合うこと（③協働性）、苦労してでも自分なりの工夫を加えたり創造的な発想を大切にすること（④創造性）、自分なりの創造的な発想やちょっとした工夫を実践に移し、試みること（⑤試行性）、などとなる。

以上、一般的な体験学習として指摘されている事柄を要約してみた。以下ではこれらをさらに再吟味して、対人的な相談援助演習に求められることをより端的に3つの点に絞ってみる。

A. 身体的リアリティ

相談援助演習における体験学習の意義が、単なる知識や型通りの技術の修得にあるのであれば、それは本来相談援助演習の場で実施される必要はない。他の講義型式の授業や技術修得のための演習などで行えば十分なはずである。体験学習の意義は、概念や知識として、たとえば社会福祉制度に関する知識や相談援助技術の方法論に関する概念を学ぶことにあるので

OJT: On the Job Training

はない。現場に行ってみて、あるいは簡単なことでも実際に自分の身体を動かして、身体で感覚的に味わうことから、さまざまな問題を考えていくことがまず最初に求められることである。見て、聴いて、味わって、この身体で感じ取る身体的リアリティ[2]を学習の出発点にするということが求められるのである。それは、理論的枠組みから出発する概念的リアリティ[3]や、擬似世界を演出するバーチャル・リアリティからは、得にくい類いのリアリティである。一例を挙げてみよう。

　ある老人ホームを訪れ、目の不自由な女性のお年寄りと話した小学生の女の子が実際に語った言葉である。「私は話す間、ずっとおばあちゃんの方を見ていました。そしたら1つ、とっても大事なことに気がつきました。それは、私は目で見たり聞いたりできるのが当たり前だと思って、今まで過ごしていました。だけどこのおばあさんは、目で見ることは失われているけど、残りの聞くことを大切にして、私みたいな子供の話を体全体で楽しんで聞いてくれているのです」[4]。このエピソードを紹介している金子郁容は、同じ老人ホームのスタッフが次のように指摘していることも紹介する。「お年寄りに話しかけることに関しては、たまに実習や訪問で来る高校生や大学生より小学生の方がずっと上手だというのだ。『子どもたちは、とにかく部屋にいって話しはじめるんですよ。』ところが、高校生や大学生は、まず『お年寄りには何を話せばいいのか、どうあるべきか…』と考え込んでしまい、なかなか自然に話しかけられないことがしばしばあるという」[5]。概念的リアリティから出発する高校生や大学生と、身体的リアリティの中から大切なことを発見している小学生の、それぞれの様子が極めて対照的に把握できるエピソードである。

　ここで大切なことは、人との具体的なかかわりの中で展開される対人援助活動は、このかかわりの中から身体でもって感じ取られる身体的リアリティを土台にしているときにこそ、的を射た、その意味で適切な援助活動として機能するということである。相談援助演習の中で体験学習を取り入れることの第1の意味は、この身体的リアリティを得、これを土台にして援助活動の意味を多面的に理解していく道へとつなげていくことにあるといってもよいだろう。

B. 体験の概念化

　相談援助演習における体験学習の意義は、前述してきた通り、身体的リアリティを基盤や土台にし、そこからいかに具体的な対人援助活動へとつないでいけるのかということにある。しかし、体験学習における体験や身

体的リアリティが、そこだけにとどまってしまうとしたら、あるいはそれだけで終わってしまうとしたら、それは単なるその場限りの体験主義や刹那主義の域を一歩も出ないことになってしまう。「ああ楽しかった」「ああしんどかった」「でもこれですべて終わり」、といった態度につながりかねない。「今ここで」を精一杯大切にすることが、これから先の自分自身のあり方にも大きくかかわってくるといった、将来へと開かれた体験やリアリティということではなく、「今ここさえ」気分よければ、あるいは凌げれば、といった刹那主義の態度は、同じ「今ここ」という言葉を使っても、それは、「今ここ」だけに閉じられた、したがって将来につながることのないその場限りの限定的な態度なのである。

　体験学習で得られるような体験や身体的リアリティは、それらを正確に記述し明確化していく中ではじめて、対人援助活動への発展的展開へと結びつけられることである。しかしそれは、体験学習で得られた知見や発見への一方向的なかかわりに基づいて、それを分析（analysis—a separating or breaking up any whole into its parts）し、説明（explain—to make plain〈平らにする、一般化する〉）[6]することを意味するものではない。分析−説明−一般化とは、既存の理論によって、生きた現実をいわば加工された現実として移行させていくための１つの道筋にはなりえても、体験したことや身体的リアリティをも内包する生きた現実をそのままに把握することにはならないのである。それは、研究者による事象に関する一般的な傾向を客観的に把握する態度にはなり得ても、目の前にいる具体的な人間存在としての利用者の現実を現実のままに把握しかかわっていくといった、援助者に求められる基本的態度には結びつかない、といっても過言ではないだろう。援助者に求められる態度とは、まさに援助の対象となる事象（利用者やその状況をも含む）との相互的なかかわりに基づいて、それを了解（understand—to stand among, to have a sympathetic rapport with）し、記述（description—a marking out〈輪郭・特徴づける〉）[7]する姿勢そのもののはずである。相談援助演習における体験学習に求められる体験の概念化とはまさに、そこにおいて得られる体験や身体的リアリティの了解−記述−明確化を意味し、援助サービスの利用者およびその現実をあるがままに引き受け、実際の援助活動へとつなげていこう、という明確なプロセスを言うのである。

　筆者は、担当する相談援助演習において、社会福祉の現場実習を経てきた学生がその体験を報告・発表する機会を設けている。それは、学生が現場で得てきた体験や感覚を１人だけの主観に閉じ込めておくのではなく、他の学生に向けて発表することによって、似た体験や全く異なる異質の体

体験主義
全く同じ体験をしなければその体験は理解できないとする、その体験だけに閉じられた人間の態度一般。

刹那主義
過去や将来を考えず、その一瞬の快楽さえ満たせればそれでよしとする、その時その場限りの人間の態度一般。

験を経てきた学生が質問や意見をぶつけ合う機会にもなっている。その善
し悪しはともかく、こうした学生自身による一種のグループスーパービジ
ョンの体験を経ることによって、1人の学生が体験してきたことやそこで
得られた身体的リアリティが、さまざまな角度からの意見のぶつけ合いや
質疑応答のやり取りによって、参加する複数の学生による共同主観的な身
体的リアリティにまで高められることが多い。筆者自身も驚き、そして毎
年のように学生から学ばされることの大きさに頭を垂れるばかりである。
体験の概念化ということの大きな成果であると認識している。

C. 生活の再検討

　社会福祉の現場実習を終えた学生から、言葉は違っても毎年のように聞
くことのできることがある。「私は、今回、実習を体験して、将来ソーシ
ャルワーカーになる、ならないとは関係なく、自分について学び、知るこ
との大きなきっかけを得ることができました。私は、もっと普段の自分の
生活を大事にしなくてはと、つくづく思いました」[8]。
　これと同様なことは、相談援助演習において、たとえば家族問題を抱え
たある親子のロールプレイを演じた後の学生などからも、時に聞くことが
ある。
　体験学習で得てきた体験や身体的リアリティなどを概念化した後、ある
いは体験の概念化のプロセスとともにその最中において、自分自身のあり
方や自分の生活のあり方を問わざるを得なくなるということがどうして起
こるのだろうか。それは、社会福祉の現場において、自分自身の生をどん
な形であれ精一杯生きようとしている人間（利用者）に、実習生である学
生が直に触れ、身体に刻みつけてきた身体的リアリティが蠢くがため、と
は言えないだろうか。というのは、知識や理論による概念的リアリティ
は、いわゆる頭で理解することはできても、それを具体的な生活に結びつ
けることは困難なことが圧倒的に多いのが普通である。ところが、社会福
祉の実習先で得てきたような身体的リアリティは忘れようにも忘れられ
ず、むしろその身体に刻みつけられたリアリティは、自分自身にも当たり
前になり自明視されて問うこともなかった、自分自身の存在のあり方や自
分自身の生活のあり方に向けられ、それらを振り返らないわけにはいかな
くする、あるいはそれらに疑問符を投げかけずにはいられなくする、とい
う事態へと導いていくことになる。
　筆者は、将来ソーシャルワーカーを志す人であれば、こうした振り返り
はむしろ不可欠であると考えている。なぜならば、自分自身のあり方をそ

の存在の次元や生活のあり方から問うことなしに、他者への生活へのかかわりや介入は不可能であると考えるからである。言葉の真の意味での、「相手の立場に立つ」援助とは、自他の存在の根本の次元から互いの生（活）を問うことなしにはありえないからである。

3. 相談援助演習の意味

ここでは、体験学習に求められることを中心に述べてきた。相談援助演習の方法のもう１つの核となる事例研究にも、実は同様のことがあてはまると考えている。本書でも多視点的・多面的に実践事例が数多く取り上げられている。そこで読者に求められるのは、多くの事例の中から共通点を探し当て、その共通点を抽象化し一般化する、そして新たな事例にその一般化された知見や考えを当てはめ、分析し、説明するという態度ではない。一つひとつの事例で現れてくる事象やその事象の意味を正確に把握し、多面的に検討し、そこに現れてくる人間なり問題を明確化するといった態度である。援助活動はそこからしか始まらないのである。さらには、事例の中に登場する援助者自身の利用者へとかかわっていく態度にも注目しておく必要があるだろう。必要に応じてその援助のひとコマをロールプレイすることによって、体験学習していくことも有効なはずである。それは先にも指摘した通り、身体的リアリティとして体験学習する人の、存在の根となる身体そのものに刻みつけられるからである。

相談援助演習とは、このような機会がふんだんに設けられている１つの“装置”である。

注）

(1)　南山短期大学人間関係学科監修／津村俊充・山口真人編『人間関係トレーニング―私を育てる教育への人間学的アプローチ』ナカニシヤ出版，1992，p.5.
以下，体験学習に関する一般的説明は上述書による.
(2)　早坂泰次郎『人間関係学序説』川島書店，1991，第16章.
(3)　前掲書（2），p.225.
(4)　金子郁容『ボランティア―もうひとつの情報社会』岩波書店，1992，p.34.
(5)　前掲書（4），pp.31–32.
(6)　足立叡「対人援助とソーシャルワーカーになること」足立叡・佐藤俊一・平岡蕃編『ソーシャル・ケースワーク―対人援助の臨床福祉学』中央法規出版，1996，pp.196–197.
(7)　前掲書（6），p.203.
(8)　前掲書（6），p.204.

執筆者（続き）

谷口泰司	（たにぐち たいじ）	関西福祉大学社会福祉学部　教授	第5章2節
趙　敏廷	（ちょう みんじょん）	岡山県立大学保健福祉学部　准教授	
		第3章7節、第4章5節、第6章3節	
土屋昭雄	（つちや あきお）	群馬医療福祉大学短期大学部医療福祉学科　教授	第4章15節
中村正巳	（なかむら まさみ）	北海道情報大学経営情報学部　教授	第2章1-2節
西尾敦史	（にしお あつし）	愛知東邦大学人間健康学部　教授	第3章3-4節
平松正臣	（ひらまつ まさおみ）	ノートルダム清心女子大学人間生活学部　教授	
		第4章12-13節、第7章1・3節	
福﨑千鶴	（ふくざき ちづる）	九州看護福祉大学看護福祉学部　准教授	第4章6節
福田幸夫	（ふくだ さちお）	静岡福祉大学社会福祉学部　教授	第4章4・14節
三好明夫	（みよし あきお）	京都ノートルダム女子大学現代人間学部　教授	第3章5節
安田誠人	（やすだ よしと）	大谷大学教育学部　教授	第4章10節
山田克宏	（やまだ かつひろ）	秋田看護福祉大学看護福祉学部　助教	第2章9節
吉弘淳一	（よしひろ じゅんいち）	福井県立大学看護福祉学部　教授	第2章7節、第4章2節
渡部孝子	（わたなべ たかこ）	群馬大学教育学部　教授	第4章11節

相談援助演習 ［第4版］―ソーシャルワーク演習
【社会福祉士シリーズ21】

2008（平成20）年11月30日　初　版1刷発行
2014（平成26）年1月30日　第2版1刷発行
2018（平成30）年3月15日　第3版1刷発行
2020（令和2）年2月15日　第4版1刷発行

編　者　谷川和昭・柳澤孝主
発行者　鯉渕友南
発行所　株式会社 弘文堂　101-0062　東京都千代田区神田駿河台1の7
　　　　　　　　　　　　　TEL 03（3294）4801　振替 00120-6-53909
　　　　　　　　　　　　　https://www.koubundou.co.jp
装　丁　水木喜美男
印　刷　三美印刷
製　本　井上製本所

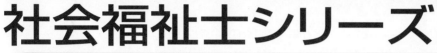
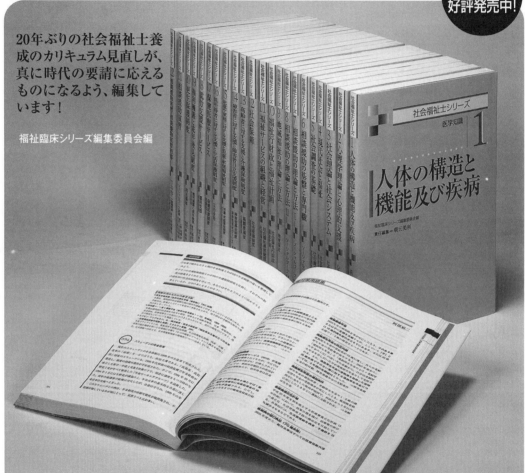

国家試験科目全巻に「国家試験対策用語集」を収録。

福祉臨床シリーズ編集委員会編　　　　　　　　　　　　　　● = 2020年1〜3月　改訂

精神保健福祉士シリーズの特徴

I 新カリキュラムに準拠しながら、ソーシャルワークの観点が貫かれていること

本シリーズは、新しい精神保健福祉士の養成カリキュラムに準拠し、できるだけ精神保健福祉士の養成機関で使いやすい編集を行っています。

また、それだけではなく、精神科ソーシャルワークの視点から、臨床現場の仕事のおもしろさや大変さ、今後の課題などを盛り込み、現場の精神保健福祉士や関連職種の方、当事者や家族の方にも役に立つシリーズになるよう工夫しています。

II 各学問領域の背景を明確化すること

新しい精神保健福祉士の養成カリキュラムは、旧カリキュラムが精神医学や精神保健学など、主に学問体系の分類に基づいて科目が構成されていたのに対して、精神科リハビリテーション学が相談援助の展開に位置づけられるなど、主に知識や技術の体系によって分類されています。

精神科ソーシャルワークの領域は多くの学問分野が相互に乗り入れる領域のため、複数の学問領域から実践技術を取り入れています。

しかし、それぞれの学問分野には、独自の価値や理念が存在しています。

精神科ソーシャルワーカーは、一方でソーシャルワーク独自の技術と他分野から取り入れた技術とを峻別しながら、一方で他分野の技術をソーシャルワークの価値と理念のもとに統合していく必要があります。

したがって、本シリーズでは種々の理論や援助技術の学問背景をできるだけ明確にしながら紹介していきます。

編集者一同